NOTICES

SUR

LA CHIRURGIE DES ENFANTS

EXTRAIT DU BULLETIN GÉNÉRAL DE THÉRAPEUTIQUE.

Paris. — Typographie de HENNUYER ET FILS, rue du Boulevard, 7.

NOTICES

SUR

LA CHIRURGIE DES ENFANTS

PARIS. — TYPOGRAPHIE HENNUYER ET FILS, RUE DU BOULEVARD, 7.

NOTICES

SUR

LA CHIRURGIE

DES ENFANTS

PAR

M. P. GUERSANT

CHIRURGIEN HONORAIRE DE L'HÔPITAL DES ENFANTS MALADES,
MEMBRE HONORAIRE DE LA SOCIÉTÉ DE CHIRURGIE, ETC.

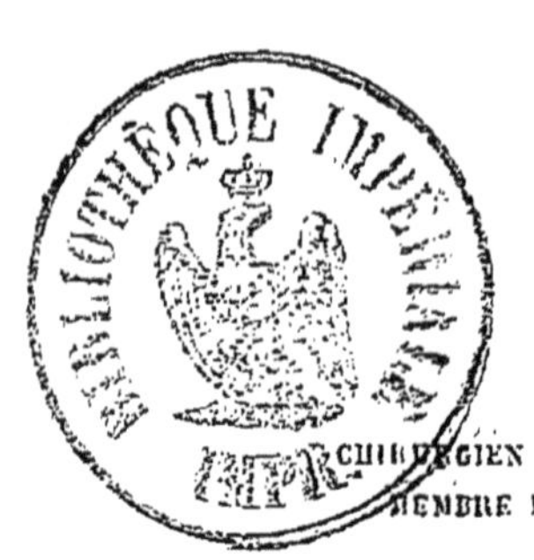

PARIS

P. ASSELIN, SUCCESSEUR DE BÉCHET JEUNE ET LABÉ
LIBRAIRE DE LA FACULTÉ DE MÉDECINE
Place de l'École-de-Médecine.

1864-1867

NOTICES

SUR

LA CHIRURGIE

DES ENFANTS

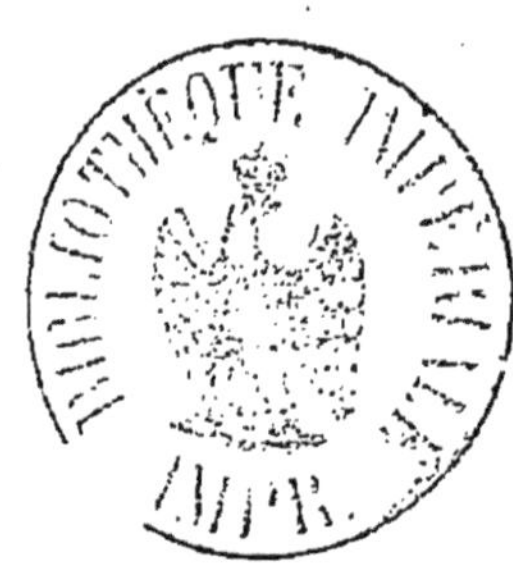

PAR

M. P. GUERSANT

CHIRURGIEN HONORAIRE DE L'HÔPITAL DES ENFANTS MALADES,
MEMBRE HONORAIRE DE LA SOCIÉTÉ DE CHIRURGIE

PARIS

P. ASSELIN, GENDRE ET SUCCESSEUR DE LABÉ

LIBRAIRE DE LA FACULTÉ DE MÉDECINE

Place de l'École-de-Médecine

1864

PRÉFACE

Notre but, en publiant ces notices sur les maladies chirurgicales observées chez les enfants, n'a pas été de parler de la chirurgie entière de l'enfance. Nous avons voulu seulement résumer nos opinions sur les cas que nous avons vus le plus souvent et qui nous ont servi de sujets dans nos leçons cliniques faites à l'hôpital des Enfants de 1840 à 1860. Nous avons voulu faire connaître le résultat de notre pratique et indiquer et nos succès et nos revers.

Si nous avons omis plusieurs points, c'est que nous avons craint de parler de vices de conformation très-rares, que nous avons à peine rencontrés; de maladies observées très-rarement chez l'enfant : anévrismes des artères, varices, varicocèle, dont nous n'avons vu qu'un exemple opéré avec succès par le procédé de M. Ricord. Il en est de même des luxations congénitales, que nous avons peu vues, si ce n'est la luxation de l'articulation coxo-fémorale, celle de l'extrémité supérieure du radius, celle de la clavicule et à peine quelques autres que nous n'avons pu observer assez.

Nous avons mieux aimé ne pas parler de ces sujets, sur

lesquels nous ne pouvions avoir d'opinions bien pratiques, et nous nous sommes borné à offrir aux élèves et aux praticiens, dans nos descriptions concises, qui laissent beaucoup à désirer, sans doute, ce que nous avons appris par l'examen et l'étude, ce que nous avons fait, ce que nous avons vu sur nos petits malades un grand nombre de fois.

NOTICES

SUR

LA CHIRURGIE DES ENFANTS

I

DE LA MÉDECINE OPÉRATOIRE CHEZ LES ENFANTS

Après avoir été pendant vingt ans chargé du service chirurgical à l'hôpital des Enfants, nous avons eu à faire un assez grand nombre d'opérations pour pouvoir présenter, d'après notre propre expérience, quelques réflexions sur la manière de pratiquer, en général, les opérations dans le jeune âge. 1° Préparation des malades ; 2° exécution des opérations ; 3° soins consécutifs : tels sont les trois points que nous voulons traiter dans cet article.

I. *Préparation des malades.* — Quelques vices de conformation, des imperforations d'ouvertures naturelles surtout, doivent être opérés sans préparation, à la naissance. D'autres, comme tous ceux qui ne sont pas un obstacle à l'accomplissement des fonctions et au développement de l'enfant, peuvent être opérés à une époque plus ou moins éloignée ; tels sont les pieds-bots, les phimosis, les doigts palmés, les doigts surnuméraires, certains becs-de-lièvre compliqués, la division du voile du palais, etc., etc. En général, nous pensons que les opérations, même celles qu'on croit utile de pratiquer de bonne heure, réussiront mieux quinze jours, trois semaines ou un mois après la naissance, époque à laquelle on peut voir si l'enfant se nourrit bien, si ses fonctions s'exécutent convenablement, en un mot s'il est vivace : il y a plus de chances de succès dans ces circonstances qu'un jour ou deux après la naissance. Grâce à ce délai, on peut même, s'il y a lieu de craindre la variole, vacciner l'enfant quelques jours avant de procéder à l'acte chirurgical.

Si les opérations ne sont pas urgentes et peuvent être remises à un temps plus ou moins reculé, il faut, en bonne chirurgie, choisir à l'hôpital, et même en ville, l'époque de l'année où il y a le moins de maladies, et surtout le moment où il n'y a pas de maladies épidémiques : varioles, rougeoles, scarlatines, diphthérites, etc., etc. Rarement il y aura lieu d'opérer au printemps, comme on le conseillait autrefois ; en général, on devra préférer à cette saison les mois de juin, juillet, août, septembre et même octobre, qui présentent d'ordinaire, actuellement, une température plus régulière et moins variable que dans les autres époques de l'année. Dans ces cas il faut, avant tout, préparer les petits malades par la vaccine, s'ils n'ont pas été vaccinés, et même, ceux qui ont atteint quinze ou seize ans, les faire revacciner pour plus de précaution ; sans quoi l'on s'expose à voir mourir de variole des opérés en pleine voie de guérison de l'opération qu'ils ont subie.

Nous avons eu occasion de faire, chez un enfant de cinq ans, une désarticulation de la cuisse pour un ostéosarcome du fémur, dont la pièce pathologique est déposée dans le musée Dupuytren : la plaie était presque cicatrisée et la guérison semblait désormais assurée, lorsque l'enfant, qui malheureusement n'avait pas été vacciné, fut pris de variole et mourut trente jours après l'opération.

Il est de la plus haute importance, avant de se déterminer à opérer, que le chirurgien agisse en médecin et examine le sujet avec l'attention la plus scrupuleuse, afin de bien s'assurer s'il n'existe aucune maladie interne, aucune disposition particulière qui soit de nature à compromettre le résultat de l'opération et la vie du malade. Ainsi, il est extrêmement utile de savoir s'il est sujet aux convulsions, s'il est d'une constitution disposée aux hémorrhagies. On sait qu'il est des individus chez lesquels les plus petites plaies donnent des écoulements de sang extrêmement difficiles à arrêter, et nous avons eu plus d'une occasion de rencontrer la même prédisposition chez des enfants. Dans un cas de ce genre, nous dûmes ajourner une excision d'amygdales chez un petit malade qui avait un purpura hemorrhagica ; ce ne fut qu'après qu'il eut été deux mois durant traité par les astringents, par le fer, que nous nous décidâmes à l'opérer ; malgré cette précaution, après l'excision des amygdales, une hémorrhagie survint qui nous donna beaucoup d'inquiétude. Aussi croyons-nous utile de préparer les enfants sujets aux hémorrhagies par l'usage du perchlorure de fer à l'intérieur, 1 à 2 gramme par jour, pendant huit jours au moins. Une autre fois, nous avons perdu de convulsions, après une excision des amygdales également, un enfant sujet à cette affection nerveuse, auquel on avait pratiqué très-fréquemment des cautérisations de ces glandes pour le guérir de l'hypertrophie dont elles étaient le siége.

Il faut ajouter qu'il est souvent indispensable de préparer les jeunes malades de telle ou telle manière, suivant l'opération qu'on a à leur pratiquer. Ainsi, doit-on établir un anus chez un enfant imperforé, il faut vider la vessie ; doit-on faire la taille, il faut vider le rectum ; dans toutes les opérations, il faut que la digestion soit accomplie et les intestins évacués autant que possible.

Sous le rapport du moral, le plus ordinairement nous n'avons pas à préparer les enfants. Quelques-uns, cependant, ayant l'âge de raison, doivent être amenés à l'opération par le raisonnement, en leur faisant comprendre que, si on a quelque douleur à leur causer, c'est dans le but de les guérir. Mais la plupart doivent être opérés par surprise. Dans tous les cas, il est indispensable d'être entouré d'aides capables de bien maintenir les malades et de déployer une force proportionnée à celle des patients. Il en est ainsi parfois, même pour un simple examen, celui de la gorge surtout, qu'il faut faire promptement et par surprise, en portant hardiment l'abaisse-langue sur la base de l'organe. Quelquefois, si l'on se propose de se servir du chloroforme, il faudra en essayer l'emploi avant le jour de l'opération.

II. *Exécution des opérations.* — Dans un assez grand nombre de cas, on peut se dispenser d'anesthésier les malades ; pour ouvrir un abcès, pour sonder la vessie, pour toucher le rectum et enlever un petit polype de cette région, nous opérons d'ordinaire sans chloroforme. Il est même des opérations dans lesquelles on doit rejeter l'emploi de cet agent : ainsi, chez des individus très-nerveux, très-impressionnables. Dans quelques cas, alors, on peut faire l'anesthésie locale au moyen du chloroforme, ou mieux de la glace appliquée un certain temps sur le point où l'on doit opérer. Mais il est des cas dans lesquels on ne peut employer aucun anesthésique, par exemple dans les excisions d'amygdales, dans la trachéotomie.

Il est une foule de circonstances où le chloroforme nous paraît très-indiqué, et nous devons dire que, l'ayant mis en usage chez plus de cinq ou six mille enfants, nous ne redoutons jamais d'anesthésier; mais nous le faisons toujour avec l'instrument Charrière, comme l'a conseillé Robert. Cet instrument permet quelquefois de chloroformer les malades malgré leur résistance. On peut aussi employer l'éponge en champignon traversée par une ouverture assez large pour laisser passer librement l'air pendant qu'on la tient devant la bouche. Jamais nous n'avons eu d'accident à déplorer.

Le très-jeune âge n'est pas une contre-indication : nous avons employé le chloroforme chez les sujets les plus jeunes; entre autres, pour deux cas de hernies étranglées chez deux enfants de moins de quatre mois.

Nous avons souvent endormi, uniquement dans le but d'examiner convenablement les organes malades, des enfants qui, atteints d'affections des yeux, refusaient obstinément d'ouvrir leurs paupières. Nous avons agi de même aussi pour examiner certaines coxalgies très-douloureuses.

Enfin, nous dirons que nous sommes très-désireux de chloroformer dans certaines opérations qui donnent lieu à beaucoup de douleur, et qui surtout demandent beaucoup de précision dans l'exécution, comme la taille, par exemple. Une fois les jeunes patients endormis, qu'ils le soient d'ailleurs incomplétement ou tout à fait, nous avons soin de les faire maintenir pendant que nous procédons à l'opération; car, bien qu'étant insensibles et ne percevant pas la douleur, ils peuvent néanmoins faire des mouvements et gêner ainsi l'opérateur.

Au moment de l'exécution, dans les opérations chez les enfants, nous devons dire que la manœuvre réclame de la part du chirurgien des connaissances d'anatomie plus précises; car, les régions étant moins étendues, les espaces plus petits, il faut souvent limiter les incisions et ne leur donner que la dimension strictement nécessaire. Ainsi, le cou d'un enfant de deux ans, lorsqu'il s'agit de la trachéotomie, ne permet pas d'agir aussi largement que chez l'adulte; l'incision du périnée, chez un sujet du même âge, réclame plus de soins de la part du chirurgien qui pratique la taille. En un mot, on doit bien se persuader, ce que beaucoup de personnes ignorent, que les opérations sont plus difficiles chez les enfants que dans un âge plus avancé.

Dans certains cas, il faut s'écarter du précepte qui recommande d'opérer lentement ; car les enfants supportent moins longtemps la douleur que les adultes, et les pertes de sang sont d'ordinaire plus dangereuses chez eux. Ainsi, presque toujours, il faut enlever les amygdales très-rapidement. Dans quelques cas, il importe de pratiquer lestement la trachéotomie, si l'on veut éviter que le malade ne vous meure entre les mains, surtout si des veines sont ouvertes et donnent beaucoup de sang. C'est pour cela que les connaissances anatomiques doivent être positives, afin de permettre au chirurgien d'agir avec une entière confiance.

III. *Soins consécutifs aux opérations.* — La ligature ou la torsion des vaisseaux sont les premiers soins locaux à donner aux opérés ; et, à cet égard, lorsqu'on n'a fait qu'un petit nombre de ligatures ou de torsions après une grande amputation ou l'extirpation d'une tumeur qui a nécessité une large perte de substance, nous croyons qu'on se trouvera bien, et nous nous sommes toujours bien trouvé de faire le pansement tardivement, une demi-heure ou une heure après l'opération.

Ce précepte, donné par Dupuytren, a le grand avantage de laisser à la circulation le temps de se rétablir, et prévient les hémorrhagies qui arrivent si souvent quelque temps après le pansement et qui nécessitent le changement de l'appareil, chose très-pénible pour les adultes et plus pénible encore pour les enfants. Si, après certaines opérations, on croit utile de tamponner la plaie avec du perchlorure de fer, il faut l'employer avec partie égale d'eau, si l'on veut éviter le sphacèle de la plaie.

Nous nous sommes toujours bien trouvé de tenter, dans toutes les opérations, la réunion par première intention.

Fidèle à un précepte donné d'abord pour certains cas par Dupuytren, et généralisé ensuite par Lisfranc, nous avons presque toujours pansé à nouveau nos malades le lendemain de l'opération. Cette pratique, dans laquelle on enlève seulement la charpie et le linge dont on a recouvert les plaies, en respectant les bandelettes et les points de suture, met à l'abri d'une foule d'accidents : l'érysipèle d'abord, en ne laissant pas sur la peau de la charpie imprégnée de sang et de sérosité; — la rétention de la suppuration entre les lèvres de la plaie, s'il s'en est formé; l'étranglement de la plaie, si l'on a trop multiplié ou trop serré les points de réunion, car on peut alors les enlever ou les desserrer. Par ce demi-pansement fait dès le lendemain, on reconnaît souvent la cause d'une fièvre qu'on ne s'expliquait pas. S'il y a érysipèle, on peut employer le collodion, qui, dans ces érysipèles traumatiques chez les enfants, nous a souvent réussi. Cette application employée de suite, en y joignant à l'intérieur l'alcoolature d'aconit à la dose de 1 à 2 grammes dans les vingt-quatre heures, nous a quelquefois préservé des résorptions purulentes, accident assez rare, il est vrai, chez les enfants, mais que nous avons observé.

Si les plaies deviennent blafardes, grisâtres, l'application de charpie imbibée de chlorure d'oxyde de sodium étendu d'eau nous a été très-utile; le jus de citron pur nous a réussi pour donner du jour au lendemain un bon aspect à une plaie de mauvaise nature.

Mais si les soins locaux que nous venons d'indiquer, si les pansements renouvelés souvent dans le principe lorsqu'il y a beaucoup de suppuration, et faits plus rarement ensuite si la suppuration diminue, sont d'une grande importance pour le succès des opérations, les soins consécutifs généraux sont encore plus nécessaires dans une foule de cas.

En général, lorsqu'il ne survient pas de convulsions, et c'est un accident que nous avons observé rarement, même après les plus grandes opérations chez les enfants, ou s'il n'y a pas d'indications particulières, nous nous sommes bien trouvé de nourrir les malades dès le jour même de l'opération.

Dès le premier jour, il faut présenter le sein aux enfants qui sont à la mamelle, de préférence au biberon, à moins d'impossibilité; il faut les laisser teter plus ou moins, suivant qu'ils le désirent, mais cependant en mettant deux heures d'intervalle entre chaque fois. Pour les autres enfants, il convient de commencer par une nourriture liquide: d'abord, le premier jour, du lait ou du bouillon, et dès le lendemain des potages, du vin; puis, graduellement, l'alimentation à laquelle ils étaient habitués, en y joignant quelquefois des toniques, du chocolat, du café, souvent du quinquina sous diverses formes.

Ce régime nous paraît indispensable, si ce n'est quand il existe des maladies internes qui arrivent consécutivement, et qui réclament alors de la part du chirurgien tout à la fois des connaissances médicales, pour ne pas méconnaître ces affections et pour les combattre convenablement ; sans cela point de succès en chirurgie.

Ainsi donc, il ne faut jamais perdre de vue qu'avant d'opérer il faut être médecin, chirurgien dans l'exécution, et enfin médecin pour terminer et même pour mener à bien beaucoup d'opérations chirurgicales.

Enfin, tous les moyens que nous venons de préconiser peuvent encore échouer, si l'on néglige d'entourer constamment les malades de soins hygiéniques. Aussi, toutes choses égales d'ailleurs, les enfants qui sont opérés en ville, chez des parents aisés, qui sont dans des chambres bien aérées et bien chauffées, suivant les indications, sont dans de meilleures conditions que ceux que nous opérons dans les hôpitaux, où de nombreux malades sont réunis dans une même salle, dont l'air est plus ou moins vicié, quoi qu'on fasse.

II

DES ADÉNITES CERVICALES CHEZ LES ENFANTS

Les adénites du cou chez les enfants se rencontrent si fréquemment dans la pratique, et laissent si souvent des traces fâcheuses de leur passage, que je crois utile de parler de cette affection, qu'on voit malheureusement ou négligée ou mal traitée.

Les engorgements qui siégent dans les ganglions lymphatiques du cou, soit en avant, soit sur les côtés, soit à la partie postérieure, sont quelquefois symptomatiques de plaies ou de coups sur le cuir chevelu ou sur la face; ils sont très-souvent la conséquence d'affections de diverses nature de la peau de la tête ou de la face; on en voit dont on ne peut attribuer la cause qu'à quelque maladie de la bouche, des lèvres, des dents ou de la gorge; enfin, il en est qui sont symptomatiques d'une constitution plus ou moins lymphatique.

Quelle que soit la condition étiologique, générale ou locale, il est toujours indiqué de combattre d'abord la cause. Est-ce une petite plaie de la tête ou de la face, il faut traiter cette plaie. Est-ce un eczéma du cuir chevelu, il faut le combattre convenablement. Est-ce une dent malade, et dans ce cas l'engorgement siége dans le voisinage du maxillaire inférieur ou supérieur, il est nécessaire d'extraire la dent. Enfin, est-ce une cause générale, comme la constitution lymphatique, il est indiqué de mettre en usage les moyens convenables.

Dans tous les cas, il faut en même temps agir localement, soit pour obtenir la résolution de l'engorgement, soit pour en avancer la suppuration, soit pour modifier l'induration, qui souvent est une terminaison de ces adénites.

Les symptômes locaux de cette affection sont quelquefois à l'état aigu, et marchent rapidement; d'autres fois la marche est lente ou chronique. Dans tous les cas, on peut remarquer trois périodes :

1re Période. Gonflement, rougeur sur le siége des ganglions, sensibilité et comme symptômes généraux, fièvre et malaise plus ou moins prononcés.

2e Période. Douleur plus circonscrite, avec augmentation de sensibilité, diminution de volume, et souvent fluctuation appréciable, venant avec plus ou moins de rapidité; ouvertures spontanées, décollement, fistules, cicatrices irrégulières, lentes à se produire; quelquefois ulcération de longue durée, et cicatrisation plus ou moins difforme.

3e Période. Diminution de la douleur, sans suppuration notable, induration, état de dureté plus ou moins considérable, et terminaison par une tumeur, qui se résout graduellement. Enfin quelquefois l'engorgement reste stationnaire, dur et sans douleur, et peut même passer à l'état d'enchondrome; mais cela ne se rencontre que dans des cas exceptionnels.

1° *Pour obtenir la résolution*, nous ne comptons plus, comme autrefois, sur les applications réitérées de sangsues, et si, dans quelques circonstances exceptionnelles, ce moyen était mis en usage, nous n'oserions l'employer qu'en cas d'adénite pour cause locale, blessure ou contusion, et chez un individu non lymphatique; autrement, nous craindrions de n'obtenir qu'un simple soulagement de peu de jours; nous retarderions la suppuration, et dans tous les cas nous affaiblirions en pure perte l'individu.

Nous comptons plutôt sur les résolutifs, tels que l'onguent napolitain pur ou associé à l'extrait de belladone; ou bien, pour remplacer l'onguent mercuriel, nous conseillons d'avoir recours à une pommade au calomel. Les pommades iodurées nous ont aussi rendu service; mais il y a toujours nécessité, pour mettre en usage ces agents, de les associer à la glycérine, et d'observer s'ils ne détermineront pas des rougeurs sur la peau délicate des enfants; il faut alors savoir les suspendre et les reprendre en temps opportun. Quelquefois les cataplasmes émollients et faits surtout de farine de guimauve rendent service; si l'on craint de les employer, on les remplacera avantageusement par de l'ouate et même de la laine en suint, qui contient des sels de soude. Des couches de teinture d'iode pure appliquées avec un pinceau tous les deux jours peuvent hâter la résolution. Ce moyen est souvent préférable aux cataplasmes, qui peuvent devenir aigres ou se refroidir. C'est en agissant ainsi qu'on peut prévenir la suppuration et l'induration.

2° *Pour hâter la suppuration.* Quand la suppuration commence à se manifester, on ne peut plus compter sur les résolutifs ; quelquefois, mais rarement, les vésicatoires peuvent faire avorter l'abcès. Nous nous contentons alors des émollients, le plus ordinairement sous forme de bains entiers, de cataplasmes très-gras et très-maturatifs. Enfin, lorsque la fluctuation devient évidente, même avant que la peau soit trop rouge, nous sommes partisan, comme beaucoup de nos confrères, d'ouvrir les abcès, pour prévenir les ouvertures spontanées, quelquefois multiples, qui déterminent des décollements de la peau et des stigmates fâcheux.

Nous ne repoussons pas absolument l'emploi du bistouri ; il est quelques cas où nous y avons recours ; mais nous préférons de beaucoup un procédé préconisé par MM. Alquié et Bonnafont, à savoir le séton filiforme, qui ne laisse pas de traces.

Nous employons pour cela trois ou quatre fils de soie, que nous passons à travers l'abcès, à l'aide d'une aiguille fine et plate, dans une direction convenable, celle indiquée par l'incision, de manière que l'une des piqûres soit plus déclive et que les fils se trouvent dans le sens des plis de la peau, ou suivant la direction des fibres musculaires, comme par exemple celle du sterno-mastoïdien.

Lorsque le petit séton, qu'on noue d'ailleurs dès qu'il a été passé, a été introduit alors que la fluctuation était manifeste, on voit le pus sortir par les piqûres, et l'on peut en augmenter l'évacuation au moyen de la pression ; on continue l'usage des cataplasmes, et chaque jour on a soin de remuer le fil ; de cette façon l'abcès se dégorge en plus ou moins de jours. On retire le séton quand il n'y a plus ni pus ni engorgement ; car s'il y a encore de la tuméfaction, la présence du séton hâte la fonte de la partie dure de l'abcès. Il reste à la suite deux piqûres qui, plus tard, ne laissent aucune trace.

3° *Contre l'induration.* Lorsque, dans certains cas, l'adénite se termine par induration, nous employons alors tous les résolutifs conseillés, les pommades iodurées, les emplâtres de *Vigo cum hydrargyro*, etc. Mais si ces moyens joints au traitement interne par les préparations iodurées échouent, nous employons avec avantage le séton appliqué dans plusieurs points pour déterminer alors de l'inflammation et de la suppuration. Nous avons obtenu ainsi par quatre ou cinq petits sétons la suppuration et la fonte de ces adénites chroniques; contre l'enchondrome, nous n'avons que l'extirpation.

Tout ce que nous venons de dire s'applique aux adénites superficielles; mais nous devons ajouter que nous avons vu assez souvent chez des enfants, même à la mamelle, des adénites profondes; d'autres que nous en ont observé : le docteur Fleeming, MM. Velpeau et Bouvier en ont rapporté des exemples. Nous avons constaté plusieurs cas dans lesquels les ganglions profonds, après s'être enflammés, venaient à suppurer et à former des abcès le long du larynx, de la trachée, et d'autres fois derrière l'œsophage et le pharynx. Les véritables abcès rétro-pharyngiens se déclarent par une tuméfaction générale du cou, qui quelquefois se manifeste plus d'un côté que d'un autre, et quelquefois du côté de l'arrière-bouche. Les malades ont de la fièvre, quelquefois du délire, de la gêne dans les mouvements du cou, de la difficulté dans l'émission de la voix, dans la déglutition, et souvent l'état de gêne est tel, qu'il y a asphyxie. Lorsque les malades sont d'âge à parler, ils ont la voix nasillarde comme les enfants qui ont les amygdales hypertrophiées. On m'a même présenté des enfants pour leur enlever les amygdales qui avaient un abcès rétro-pharyngien. En examinant les petits malades, en abaissant la langue, si l'abcès est sur la ligne médiane, on remarque une tumeur rosée, lisse, fluctuante.

D'autres fois ces abcès font saillie sur les parties latérales du larynx, refoulent le sterno-mastoïdien plus ou moins en dehors. Dans ces cas, les émollients sous forme de bains entiers, de cataplasmes autour du cou, doivent être mis en usage dans le principe. Mais dès que la fluctuation est évidente, il faut ici faire des incisions de bonne heure, soit le long du sterno-mastoïdien, soit dans l'arrière-gorge, sur la paroi postérieure du pharynx; ces opérations sauvent la vie à quelques malades qui pourraient, sans cela, mourir asphyxiés.

Très-souvent, ces abcès étant ouverts, se dégorgent parfaitement, et les malades guérissent sans récidive.

Il ne faut pas confondre ces collections purulentes qui marchent assez rapidement, avec celles qui sont symptomatiques d'une carie des vertèbres cervicales. Celles-ci, qui se développent avec beaucoup plus de lenteur, sont toujours précédées de symptômes différents, qui s'observent surtout dans les parties osseuses; elles offrent une bien plus grande gravité à cause de la destruction des articulations ou des vertèbres elles-mêmes, qui sont la source de ces abcès.

Nous ne dirons qu'un mot de ces ganglions lymphatiques profonds, tuberculeux, développés le long du larynx et de la trachée. Ces tumeurs, scrofuleuses, de consistance variable, ayant une marche chronique, se rencontrent sous forme de chapelet sur les parties latérales du tube respiratoire, le long des gros vaisseaux du cou; elles sont plus ou moins volumineuses, plus ou moins nombreuses, ayant la consistance de marrons crus ou de châtaignes ramollies; elles vont souvent se confondre avec les ganglions bronchiques de même nature.

La chirurgie a quelquefois tenté, pour arrêter l'asphyxie qui peut en résulter, d'enlever ces tumeurs dégénérées. Ces opérations, qu'on doit rarement exécuter, peuvent, dans le cours de leur exécution, faire courir au malade les plus grands dangers, et souvent même elles restent à moitié terminées. Il vaut donc mieux, presque toujours dans ces sortes de cas, s'abstenir du bistouri et s'en tenir aux moyens antiscrofuleux généraux.

III

DU PHIMOSIS ET DE SON TRAITEMENT CHEZ LES ENFANTS

L'étroitesse du prépuce est de tous les vices de conformation congénitale le plus fréquent ; et, dans certaines contrées, il entraîne de si nombreux inconvénients, qu'on a vu le législateur de la nation juive ne pas hésiter à faire de la circoncision une pratique religieuse.

Le phimosis ne se rencontre pas moins souvent dans nos contrées, et quelques chirurgiens, se basant sur les avantages que les israélites retirent de cette opération, voudraient la voir introduire chez nous à titre de mesure hygiénique. C'est un point de vue que nous ne voulons pas discuter ici ; nous reconnaissons toutefois que certains praticiens repoussent avec trop de persistance le traitement curatif de cette infirmité.

Le phimosis présente des différences assez considérables : ainsi, tantôt le prépuce est long et rétréci, d'autres fois il est court, mais toujours rétréci. Lorsque l'orifice est fort étroit, l'urine s'accumule entre le gland et le prépuce, dilate celui-ci, et les enfants se livrent à des efforts considérables pour faciliter l'écoulement du liquide. Dans ces cas, une petite quantité d'urine reste emprisonnée et provoque une inflammation répétée de la muqueuse ; de là la production ou de sécrétions ou de fausses membranes qui provoquent l'adhérence du gland et du prépuce.

Alors même que l'ouverture du prépuce laisse libre le méat urinaire, tout danger n'a pas disparu, si la miction se produit sans obstacle ; l'enfant est quelquefois porté à mettre le gland à nu, et pour peu qu'il laisse cet organe découvert, un étranglement survient et amène un paraphimosis.

Si les prépuces étroits se dilatent le plus souvent d'une manière graduelle à mesure que l'enfant se développe, il est loin d'en être toujours ainsi. Dans les cas où le prépuce est long et son ouverture très-étroite, il n'y a aucune chance pour que l'orifice s'ouvre naturellement et finisse par permettre de découvrir le gland. Même lorsque cet orifice n'est pas très-fortement rétréci, on voit encore fréquemment des sécrétions se produire et devenir une cause incessante de balanites. Ajoutons, enfin, que tous les glands habituellement recouverts sont plus impressionnables et plus aptes à contracter des inflammations herpétiques ou vénériennes.

En présence de semblables éventualités, on comprend qu'il serait regrettable de ne pas intervenir; aussi, pour nous, dès que nous avons constaté quelques accidents de balanite, nous n'hésitons pas à opérer le phimosis. Nous le faisons même dans les cas où l'ouverture du prépuce ne permet de découvrir le gland qu'imparfaitement et expose les enfants au paraphimosis. Une dernière circonstance qui nous invite à agir est lorsque nous avons lieu de soupçonner que ces enfants se livrent à la masturbation. L'opération, dans ces cas, agit sur le moral du petit malade, en même temps qu'elle le met dans l'impossibilité de se toucher la verge pendant plusieurs jours de suite. Si cette pratique n'a pas toujours atteint le but que nous nous proposions, elle nous a réussi assez souvent pour que nous ne craignions pas d'engager nos confrères à suivre notre exemple.

L'opération du phimosis peut se faire à tout âge : nous la pratiquons rarement avant celui de quatre ou cinq ans, parce que seulement à cette époque il est possible de juger si l'ouverture du prépuce finira par se dilater assez pour découvrir le gland.

Les procédés opératoires dont le chirurgien peut faire choix appartiennent à deux méthodes principales : la circoncision et le simple débridement.

Quand le prépuce est exubérant, il faut recourir à la première; lorsque le prépuce n'est pas trop long, on peut se contenter de mettre en œuvre la seconde.

Pour la circoncision chez les adultes, on peut employer indifféremment les procédés de M. Ricord et de Vidal (de Cassis), ou celui de M. Chassaignac; chez les enfants, nous préférons en général mettre en pratique celui de M. Bonnafont. Il consiste à introduire dans l'orifice du prépuce un dilatateur qui permet d'ouvrir et d'étendre le prépuce, on emploie ensuite des ciseaux pour faire d'un seul coup la section en avant du gland, dont on ménage la surface. Par ce procédé, la peau du prépuce et la muqueuse qui le tapisse se trouvent tranchées sur la même ligne, et le gland largement découvert. Nous plaçons ensuite des serres-fines en plus ou moins grand nombre, pour réunir la peau au bord de la muqueuse. Dans l'espace de vingt-quatre heures, on obtient souvent une réunion par première intention et on peut enlever les serres-fines.

La pose des serres-fines demandant un temps assez long, on fait bien de chloroformer l'enfant et on prolonge l'anesthésie pour faire l'application des serres-fines. Dans le cas où l'on ne voudrait pas chloroformer le petit patient, le temps qu'on emploie à placer les serres-fines est si considérable, qu'on devra se contenter d'appliquer le pansement suivant :

Une compresse de linge fenestré, taillée en croix de Malte, présentant au centre un trou assez large pour y engager le gland, mais sans l'étrangler ; on repousse en arrière de la base du gland le prépuce à l'aide de cette compresse, on applique par-dessus une couronne de charpie, en laissant toujours le gland à découvert, enfin une nouvelle compresse trouée au centre permet de rejeter tout le pansement en arrière, en découvrant toujours le gland sans l'étrangler ; un suspensoir complète l'appareil. De cette manière le malade, en se mettant debout ou à genoux, peut uriner sans mouiller son pansement. Il est important de ne lever ce pansement qu'au bout de quarante-huit heures, en mettant l'enfant dans un bain ; on détache alors doucement les diverses pièces d'appareil pendant que le malade est dans l'eau pour éviter la douleur. Rarement on obtient une cicatrice prompte, et tous les jours il faut renouveler le pansement avec soin pour éviter le retour du prépuce sur le gland, jusqu'à parfaite cicatrisation ; c'est en négligeant cette précaution qu'on voit quelquefois une récidive se produire et réclamer une nouvelle opération. On évite toujours cet écueil en faisant soi-même les pansements : comme ils sont douloureux pour les enfants, ils se trouvent mal faits par les personnes étrangères à notre art et qui craignent de les faire pleurer. Ce sont surtout ces soins consécutifs qui font le succès de l'opération bien plus que tel ou tel procédé opératoire.

Lorsque le prépuce n'est pas trop long, il est inutile de faire la circoncision. Le débridement du prépuce en avant ou en arrière, le long du frein, laisse des difformités ; il vaut mieux pratiquer des débridements multiples, ou bien faire une excision triangulaire d'une portion du prépuce de la manière suivante : on passe une branche de pince à artères sous le prépuce jusqu'à la base du gland, on fait avec des ciseaux deux incisions de manière à circonscrire un triangle sur la face dorsale du prépuce, le sommet du triangle correspondant à la couronne du gland et sa base au limbe du prépuce; de cette manière on a une large échancrure, qui donne à l'orifice du prépuce une ouverture de forme ovale; on fait ensuite le pansement, soit avec les serres-fines, soit avec l'appareil que j'ai indiqué.

Nous ne donnons ici que les procédés qui nous paraissent le mieux réussir chez les enfants, sans rejeter cependant ceux conseillés par MM. Ricord, Vidal (de Cassis) et Chassaignac, procédés qui ont chacun leur valeur, mais que nous regardons comme plus convenables pour les adultes.

Nous devons, pour compléter ce sujet, dire qu'il existe quelquefois chez les enfants une complication assez commune chez ceux qui ont un phimosis, même avec une ouverture du prépuce assez considérable : ce sont les adhérences qui se développent entre le gland et la face interne du prépuce. Elles sont ordinairement très-minces, très-faciles à détruire, et l'on peut, avec l'extrémité mousse de la pince ou des ciseaux fermés, les séparer très-facilement.

Il arrive souvent chez les enfants, dont l'orifice du prépuce n'est pas complétement rétréci, que ceux qui se livrent à la masturbation rejettent quelquefois le prépuce en arrière de la base du gland et ne peuvent plus le ramener : il y a paraphimosis. Dans ce cas, nous commençons toujours par le réduire avant de songer à opérer le phimosis ; cette réduction nous a presque toujours paru facile en mettant en pratique le procédé de Dupuytren.

Ce procédé de réduction consiste à envelopper toute la verge, le gland et le bourrelet formé par le prépuce, avec une compresse enduite de cérat ou d'huile, à saisir à pleine main par-dessus la compresse qui comprime déjà l'organe, et à serrer graduellement en ramenant à soi le bourrelet qui franchit le gland, attendu que lui-même, étant comprimé, prend une forme conique qui lui permet de rentrer par où il était sorti. Des compresses imbibées d'eau froide, des lotions d'eau blanche suffisent pour faire disparaître le gonflement des parties.

Ce procédé est douloureux ; mais, d'une part, il permet la réduction complète, et d'autre part, la douleur provoquée sert toujours de leçon qui peut profiter aux enfants et les guérir de leur mauvaise habitude ; plus tard il y a souvent lieu de les opérer du phimosis.

IV

DES FRACTURES CHEZ LES ENFANTS

Les fractures, ou solutions de continuité des os, qui s'observent dans l'enfance presque aussi souvent qu'aux autres âges de la vie, se divisent, comme chez les adultes et les vieillards, en fractures directes ou indirectes, fractures du corps de l'os, de ses extrémités, et en fractures intra-articulaires. Elles peuvent être transversales, obliques, longitudinales, simples, compliquées et comminutives.

Nous n'avons pas encore observé la fracture en coin décrite par M. Gosselin, et, si elle existe chez l'enfant, elle doit être moins fréquente que chez l'adulte.

Mais les os des enfants n'étant pas arrivés à une entière ossification nous présentent une variété de fracture, celle dite *incomplète.*

Nous comprenons sous ce nom deux états qui diffèrent au point de vue anatomo-pathologique ; dans l'un, l'os se courbe et se rompt à la manière d'une baguette de bois vert, c'est-à-dire qu'il est brisé dans une moitié seulement de son cylindre ; dans l'autre, il est entièrement fracturé, et cependant la fracture reste incomplète. C'est que le périoste, plus ou moins complétement conservé, retient les fragments dans leur position respective, que le système musculaire, trop faible chez l'enfant, ne pourra détruire seul, tant que des violences extérieures ou des manœuvres maladroites n'achèveront pas de rompre l'os, ou ne déchireront pas la partie du périoste qui maintient les fragments.

On comprend déjà toute l'importance de ce fait. La fréquence des fractures incomplètes chez les enfants explique la rareté relative du chevauchement et des changements de rapport entre les surfaces fracturées, condition éminemment favorable à la rapidité et à la régularité de la consolidation que nous sommes habitués à rencontrer chez les jeunes sujets.

Une longue pratique nous a appris que les enfants subissent tout aussi souvent des fractures que les vieillards.

L'étude comparée des causes prédisposantes rend assez bien compte de cette égalité de fréquence. Ainsi, au point de vue de la texture des os, nous trouvons une analogie importante aux deux périodes extrêmes de la vie. Chez les enfants, comme chez les vieillards, le canal médullaire des os longs est plus large, et les parois de la diaphyse sont plus minces ; mais, tandis que chez les vieillards le tissu osseux est sec et fragile, il est mou et flexible chez les enfants.

Les propriétés physiques des os de ces derniers sembleraient devoir leur donner plus de résistance aux causes fracturantes ; il n'en est rien cependant, car l'expérience démontre que les os des enfants, malgré leur souplesse, ne peuvent être fléchis sans se rompre que dans une étendue fort restreinte.

Une autre cause prédisposante commune aux enfants et aux vieillards se trouve dans l'état de la force musculaire. Chez les uns comme chez les autres, en effet, les muscles sont faibles ; les sujets les plus exposés à faire des chutes, et par cela même à se fracturer, sont donc les enfants et les vieillards, parce qu'ils ne savent se retenir ni les uns ni les autres, ils se laissent aller dans les chutes qu'ils font ou ne peuvent résister aux violences extérieures.

Au contraire chez les adultes, les masses musculaires peuvent amortir davantage les causes directes. Ils peuvent, d'une part, se contracter pour se retenir ; mais, en contractant leurs muscles, s'ils évitent certaines chutes, ils peuvent aussi déterminer certaines fractures.

Aussi les chutes amènent-elles plus souvent chez eux des accidents que chez les enfants et les vieillards qui se laissent tomber, comme les sujets paralysés qui peuvent, en se laissant aller, éviter certaines fractures.

Il est à remarquer aussi que la plupart des accidents frappent des enfants ou des vieillards ; cela tient à la témérité des uns, qui méconnaissent les dangers, et à l'irréflexion des autres, qui, oubliant que les années ont diminué leurs forces et ralenti leur marche, traversent les rues au milieu des voitures qui s'entre-croisent.

Parmi les causes prédisposantes spéciales à l'enfance, nous devons signaler le rachitisme qui s'observe souvent chez des enfants très-jeunes, et qui tombent plus que d'autres à cause de leur faiblesse, et chez lesquels le tissu osseux est plus disposé à se rompre.

Nous n'avons pas observé que la scrofule fût une cause prédisposante de fracture, et, en effet, le tissu osseux des scrofuleux offre la même densité et la même solidité que chez les individus sains, tant qu'il n'est pas devenu le siége des manifestations de cette diathèse. En général, toute maladie constitutionnelle ne prédisposera aux fractures qu'autant que le principe morbide aura attaqué le système osseux.

Si nous passons maintenant aux causes déterminantes, nous retrouvons la longue liste des violences que les auteurs classiques ont indiquées pour les adultes. Mais ce sont les chutes que nous devons mettre en première ligne, à cause de la marche peu assurée des plus jeunes sujets, des jeux, des courses, des luttes chez les enfants plus avancés en âge.

Relativement aux os fracturés, sur 70 à 80 fractures que nous sommes à même d'observer par an à l'hôpital, nous avons constaté que celles de la cuisse étaient de beaucoup les plus fréquentes ; puis viennent celles de l'avant-bras ; celles du coude et de l'humérus ; puis celles du tibia seul, quelquefois du péroné ; enfin, celles de la clavicule, des côtes et de la mâchoire. Celles de la rotule sont très-rares, nous en avons vu seulement deux cas.

Pour le bras, on rencontre des fractures du corps de l'os ; mais souvent la partie inférieure de l'humérus est divisée obliquement ou longitudinalement, de telle sorte que l'épitrochlée et l'épicondyle se trouvent détachés. Ces fractures sont souvent intra-articulaires.

En général, la partie moyenne des os des membres est le siége de la lésion, et nous devons attirer plus spécialement l'attention sur un point relatif à l'avant-bras. Il se fracture de préférence à sa partie moyenne ou à sa partie supérieure. Contrairement à ce qui se passe chez les adultes, on observe plus rarement la fracture de l'extrémité inférieure du radius. La cause de cette inversion de fréquence nous paraît tenir à la manière si différente dont les enfants et les adultes résistent aux violences extérieures. Dans une chute, les adultes tendent instinctivement la main pour se garantir le plus possible (il se produit alors une fracture indirecte du radius à son extrémité inférieure), tandis que les petits enfants se laissent tomber, de sorte que le membre supérieur porte directement sur le sol ou sur un corps dur quelconque, et ainsi la fracture se fait souvent par cause directe et n'intéresse quelquefois que le cubitus seul.

Il faut encore noter que les fractures du col du fémur sont extrêmement rares, et que nous n'avons observé que le décollement épiphysaire de la tête de cet os, et cela très-rarement.

Puisque l'on trouve toutes les variétés de fractures chez l'enfant, il doit présenter, et il présente en effet tous les signes qui dénotent les fractures chez l'adulte. Cependant chez l'enfant elles sautent, pour ainsi dire, moins aux yeux que chez l'adulte et le vieillard, en raison surtout des dimensions moindres des membres et de la rareté plus grande des déformations.

Ceci a surtout lieu dans les fractures incomplètes.

La crépitation manque quelquefois, lorsque l'os est complétement brisé et que le périoste retient les parties fracturées. Si, toutefois, on obtient ce signe, il est plus obscur que dans les fractures complètes. Mais il y a douleur, quelquefois plus ou moins de gonflement, et toujours gêne dans les mouvements du membre et mobilité anomale, car la portion d'os fracturée et retenue par le périoste pourra éprouver une légère flexion plus ou moins marquée.

Dans la fracture compliquée, on peut observer des plaies, même l'issue de fragments, et pourtant avoir affaire à une fracture incomplète. Dans ce cas, le périoste aura été déchiré en plusieurs endroits par les pointes de l'os brisé, mais il sera encore assez résistant pour maintenir les fragments par quelques points.

Quoi qu'il en soit, dans les fractures simples, il faut chercher le lieu où la douleur est à son maximum ; c'est en ce point qu'on peut reconnaître la mobilité et la crépitation.

Mais souvent les enfants crient et se mettent en fureur aussitôt qu'on les touche, et alors il est impossible de se rendre compte de l'influence de la pression sur la douleur. Dans ce cas, nous ne saurions trop recommander d'être sobre de manœuvres exploratrices ; car, indépendamment de la fatigue que l'on occasionne au jeune malade, on court le risque de rompre les parties incomplétement divisées, c'est-à-dire de transformer une fracture incomplète en une fracture complète : il vaut mieux rester dans le doute.

On voit combien il est parfois difficile de diagnostiquer une fracture chez l'enfant, car souvent il n'y a pas de déformation, pas de crépitation, par conséquent impossibilité de se rendre un compte exact du siége et de l'intensité de la lésion ; aussi, dans bien des cas, y a-t-il examen très-laborieux et souvent incomplet. Ajoutez que, si l'enfant est indocile, l'état ferme et rebondi du tissu cellulaire qui recouvre les parties lésées gêne l'exploration. Cependant il n'en est pas toujours ainsi, et la vue suffit dans beaucoup de cas où il y a difformité, ce qui se rencontre encore assez souvent, ou s'obtient en fléchissant légèrement l'os que l'on suppose atteint.

La fracture étant reconnue, quel en est le pronostic ? Nous n'hésitons pas à dire que, lorsqu'elle est simple, elle n'est qu'un accident de peu d'importance. Aussi faut-il, en général, rassurer les parents et leur dire que les fractures à cet âge n'ont rien de comparable à ces mêmes lésions observées chez les adultes et chez les vieillards.

Terme moyen, la consolidation est obtenue en dix-huit ou vingt jours : chez les nouveau-nés, quinze jours suffisent pour que la fracture soit consolidée.

En général, dans les cas simples, lorsque les sujets sont en bonne santé, les fractures se réunissent avec une régularité parfaite, sans raccourcissement apparent, pourvu toutefois que le traitement soit bien dirigé.

Nous recevons souvent la visite de conscrits qui viennent, à l'époque de la révision, réclamer des certificats attestant que nous les avons traités à une époque antérieure, plus ou moins éloignée, pour des fractures de cuisse. Nous ne pouvons, dans beaucoup de cas, constater qu'il y a eu fracture, bien que les registres attestent qu'ils ont été traités à l'hôpital ; presque tous ces jeunes gens sont reconnus propres au service militaire.

Lorsqu'il y a raccourcissement du fémur, à la levée de l'appareil par exemple, il cesse bientôt d'être apparent, et l'on ne peut s'en assurer que par une mensuration rigoureuse.

D'ailleurs, les individus ne boitent pas longtemps ; ils s'habituent promptement à équilibrer la marche par une déviation compensatrice du bassin.

Nous avons vu une petite fille âgée de quatre ans, qui resta en traitement vingt-cinq jours, en 1858, pour une fracture de cuisse. Il était impossible, en 1860, de retrouver la moindre trace de cette lésion.

Lorsqu'il nous est arrivé de voir des enfants mutilés par les roues des fabriques ou écrasés dans la rue, nous avons pu constater, toutes choses égales d'ailleurs, que les complications offrent moins de danger chez eux qu'aux autres époques de la vie.

Lorsque la fracture est compliquée, qu'il y a nécrose et élimination de séquestres, le travail se fait beaucoup plus vite que chez les adultes.

Y a-t-il complication générale, maladie aiguë, débilité, diarrhée..., etc., alors le travail de consolidation est plus long et le pronostic souvent fâcheux. Un garçon, ayant une fracture de cuisse, meurt de la variole trente jours après l'accident qui avait déterminé la solution de continuité : il n'y avait pas à l'autopsie le moindre commencement de consolidation. Si la fracture a lieu chez un scrofuleux qui n'a pas de manifestations diathésiques dans ce moment, le pronostic ne sera pas plus défavorable que chez un autre; dans le cas contraire, surtout si le système osseux est attaqué, le pronostic sera grave.

Quant aux rachitiques, ils peuvent arriver très-vite à la consolidation. On voit le cal, chez eux, se former aussi promptemeut que chez les meilleures constitutions; quelquefois, au contraire, le rachitisme retarde beaucoup la soudure des os. Cette différence nous semble tenir au degré de l'affection. Si la fracture surprend le malade dans la dernière période du rachitisme, le cal se formera rapidement, comme chez les enfants bien portants, tandis que la consolidation pourra se faire attendre un temps indéfini, si le rachitisme est à son début, à la première ou à la seconde période.

De même que chez les adultes, on voit quelquefois chez les jeunes sujets des fractures qui ne se consolident pas, sans que l'on puisse en découvrir la cause. Nous avons eu dans nos salles une petite fille qui a subi l'amputation de la jambe pour une pseudarthrose. Nous avons fait, comme on doit le penser, de nombreuses tentatives avant d'en venir à ce moyen extrême. Nous avons essayé les appareils inamovibles, les cautères sous forme d'aiguilles rougies à blanc, introduites entre les extrémités osseuses non consolidées, les sétons, les ruginations des extrémités osseuses, la perforation des extrémités des os par la méthode de M. Brainard (de l'Illinois). Ces opérations graves ont été faites sans accidents, mais aussi sans résultats. Nous avons pour ainsi dire forcé cette enfant à marcher avec une jambe mécanique pendant deux ou trois ans. Au bout de ce terme, la malade, fatiguée de l'appareil, ainsi que les parents ont demandé l'amputation de la jambe; elle a été pratiquée avec succès, elle marche très-bien avec une jambe de bois. (C'est la malade que nous avons présentée à la Société de chirurgie, et dont M. Bouchut a cité le cas dans son ouvrage.)

Le traitement des fractures dans l'enfance peut être chirurgical, hygiénique et médical.

Pour le traitement chirurgical, il peut se présenter trois cas : la fracture est douteuse, elle est simple ou compliquée.

Nous savons que l'on peut méconnaître une fracture lorsque, celle-ci étant incomplète, on ne trouve ni déformation, ni crépitation; lorsqu'étant voisine d'une articulation, on ne saisit pas bien la mobilité anomale; lorsque, dans une jambe ou un avant-bras, un seul des deux os est fracturé et que l'autre lui sert de point d'appui; ou bien enfin quand, le chirurgien étant appelé trop tard, un gonflement considérable est survenu.

Notre avis est qu'on doit agir comme s'il y avait fracture, mettre un appareil contentif d'abord et employer les moyens propres à faire disparaître le gonflement, s'il y en a.

Il n'y a pas d'inconvénient à mettre l'appareil; en effet, quelques jours après le chirurgien peut examiner le membre et porter son diagnostic avec précision.

Y a-t-il fracture, il continue ce qu'il a commencé. Avait-on affaire à une simple contusion, à de la tuméfaction, le malade a gardé un bandage qui ne serait même pas inutile dans ce cas, puisque la compression modérée n'a pu qu'aider à faire disparaître plus tôt cette tuméfaction.

Quoi qu'il en soit, on doit se contenter des signes indispensables au diagnostic des fractures et ne pas chercher à les constater tous; car, outre les dangers dont nous avons déjà parlé, on irrite et on fait souffrir le petit malade par des mouvements trop répétés.

La fracture étant reconnue, on la réduit comme chez les adultes, et souvent plus facilement; et c'est ici le lieu d'examiner si l'on peut traiter les fractures des enfants par la position seule, et si l'on doit appliquer les appareils de bonne heure.

L'indocilité des enfants ne permet que rarement l'exclusion d'un appareil.

L'usage des appareils contentifs nous paraît utile dans presque tous les cas. Les enfants, en effet, ne tenant en général aucun compte de ce qu'on leur dit, se remuent, s'agitent, malgré la douleur que provoquent les mouvements, et s'exposent ainsi, entre autres accidents, à rompre les adhérences qui maintiendraient encore les rapports des surfaces fracturées.

De plus, comme il n'est pas rare de voir survenir chez eux des convulsions à la suite des fractures, et même, dans des cas rares, il est vrai, le tétanos, lorsqu'elles sont accompagnées de plaies, on se trouvera toujours bien de ne pas traiter ces fractures par la position seulement, mais bien d'immobiliser les fragments.

Ainsi l'application des appareils sera constamment avantageuse, même appliqués le plus tôt possible, ne fût-ce que pour prévenir des accidents, tranquilliser les parents, et donner de la sécurité au chirurgien.

Mais faut-il appliquer les appareils immédiatement après l'accident ou bien temporiser?

Dupuytren les appliquait le plus tôt possible, pour éviter les accidents dont nous venons de parler, et pour rassurer au plus vite les malades ayant l'âge de raison, qui n'attendent pas sans appréhension l'application d'un appareil. Mais il n'exerçait d'abord qu'une constriction modérée, et il n'hésitait pas à lever le soir un appareil qu'il avait appliqué le matin et dont le malade se plaignait. Il faisait à l'hôpital tous les jours une visite du soir, très-souvent pour voir les malades auxquels il avait appliqué un appareil le matin.

Lisfranc, au contraire, ne mettait ses bandages qu'au bout de quelques jours et appliquait, pendant ces quelques jours, des réfrigérants et des émollients.

Nous sommes de l'avis de Dupuytren, et à moins d'indications spéciales, nous pensons qu'il est au moins prudent de maintenir de suite les fractures chez les jeunes sujets, surtout en appliquant des appareils très-peu serrés.

Le traitement des fractures compliquées est le même que pour les adultes. S'il y a contusion et que celle-ci soit peu intense, on applique immédiatement l'appareil, en ayant soin de peu le serrer. Si la tuméfaction était considérable, on pourrait modifier l'appareil en supprimant une ou deux attelles, en ayant soin de donner au membre une position régulière et de le recouvrir de compresses imbibées de liqueur résolutive ou d'eau froide.

Quand la fracture se complique de plaie, il faut d'abord combattre l'inflammation par des moyens appropriés, l'eau froide principalement, et appliquer l'appareil modifié en laissant la plaie à découvert, que ce soit celui de Scultet ou de Seutin ; on fera sur la plaie un pansement simple, qu'on lèvera chaque jour pour remplacer les linges souillés par le pus.

Lorsqu'il existe de grandes mutilations, nous employons de préférence à tout autre moyen les irrigations continues, que nous avons soin de supprimer graduellement, car nous avons tout lieu de redouter la suppression brusque des réfrigérants appliqués sur les plaies de nos jeunes malades. Il est à remarquer que les plus grandes mutilations guérissent mieux que chez les adultes.

Il reste à traiter la question très-grave de savoir quand la fracture réclame l'amputation.

On sait que chez les adultes il y a nécessité de la pratiquer quand l'articulation est largement ouverte, quand il y a écrasement du membre et fractures multiples ; quand une plaie large, communiquant avec le foyer de la fracture, peut occasionner une longue suppuration et par suite épuiser le malade ; quand, avant même que les accidents inflammatoires aient eu le temps de se déclarer, la gangrène survient dans une grande étendue.

Chez les enfants on suivra les mêmes indications, et dans le cas où l'on pourrait redouter une terminaison funeste, il y aura moins d'hésitation à avoir que pour les adultes, les amputations réussissant infiniment mieux chez nos petits malades.

Nous avons souvent eu à regretter de ne pas nous être décidé promptement à des amputations dans certains cas de broiement d'un membre. Les amputations tardives ne nous ont pas réussi ; en un mot, quand il y a indication d'amputer, nous préférons les amputations primitives que consécutives aux accidents : c'était l'opinion de Dupuytren.

Nous faisons une exception pour les écrasements des doigts et des orteils. Dans certains cas, nous nous sommes très-bien trouvé des irrigations froides, en les prolongeant jusqu'à la séparation complète des parties broyées au point de se sphacéler. Nous avons conservé ainsi des portions de doigts qui ont encore pu rendre des services.

Examinons maintenant comment il faut procéder pour réduire et pour maintenir réduites les fractures chez les enfants.

Nous n'insisterons pas ici sur la manière de procéder à l'extension, la contre-extension et la coaptation, qui se pratiquent comme pour les adultes.

Les fractures chez les enfants présentent ceci de particulier, qu'il n'est pas besoin d'une grande force pour vaincre le déplacement. Même chez les blessés de treize à quatorze ans, il suffit de tractions modérées pour opérer la réduction.

Du reste, nous avons déjà dit que les fragments ont peu de tendance à se déplacer chez les jeunes enfants.

La fracture étant réduite, ou n'ayant pas besoin de l'être, nous employons les appareils amovibles ou les appareils inamovibles.

Nous préférons les appareils amovibles toutes les fois qu'il y a à surveiller le siége de la fracture. Or il en est ainsi non-seulement dans une fracture compliquée, lorsque les parties molles ont été divisées ou que l'on a des raisons de craindre la reproduction des déplacements, mais encore dans une fracture simple. Un autre motif encore nous fait souvent préférer les appareils amovibles chez les enfants; lorsque la fracture siége au membre inférieur, il arrive fréquemment que l'appareil est souillé par les excréments et par l'urine. Si l'on applique dans ce cas un appareil dextriné ou plâtré, il s'imbibe et devient irritant pour la peau, et quelquefois il se ramollit et cesse de remplir les indications.

Lorsqu'on lève l'appareil chez l'enfant, pour le changer ou pour vérifier à ciel ouvert l'état des parties, on éprouve beaucoup moins de difficultés que chez l'adulte à maintenir les fragments en rapport. Le volume peu considérable des membres favorise mieux l'immobilisation, pendant le changement, que chez les grandes personnes. En usant de quelques précautions, on ne court aucun danger à visiter les parties recouvertes par le pansement; on voit s'il n'existe ni phlyctènes ni excoriations; cela sert enfin à constater l'état du cal, qu'on peut redresser s'il y a lieu.

Cette surveillance active ne doit pas être négligée chez les jeunes sujets, car chez eux surtout la peau est facilement blessée par les appareils, et ces blessures peuvent être le point de départ d'accidents graves, tels que l'érysipèle, des eschares profondes, dont la suppuration abondante retarderait la consolidation.

Toutes les fois au contraire qu'il n'existe pas de plaie, que l'on n'a pas à craindre de déplacement ni le contact d'un liquide pouvant ramollir l'appareil ou l'empêcher de durcir, nous ne rejetons pas les appareils inamovibles.

Nous avons recours aux mêmes moyens contentifs, lorsque les inconvénients qui précèdent ne sont plus à craindre. Voilà pourquoi sur le même malade nous commençons quelquefois le traitement par les premiers appareils et nous terminons par les seconds.

En résumé, nous pouvons dire que nous préférons dans le plus grand nombre de cas les appareils amovibles, qui nous permettent de voir au moins deux ou trois fois pendant le traitement le point de la fracture : ce qui nous permet de modifier, s'il y a nécessité, la formation du cal, et de combattre plus sûrement les raccourcissements.

Passons rapidement en revue la manière dont nous appliquons dans nos salles les divers appareils appropriés à telle ou telle fracture.

Nous ne décrirons pas chaque fracture en particulier, ces descriptions sont dans tous les traités de chirurgie ; il en est de même pour les appareils. Nous parlerons seulement de quelques appareils sur lesquels nous croyons utile d'insister. On peut à ce sujet consulter avec fruit le *Traité des fractures chez les enfants*, publié en 1861, par M. le docteur Coulon, élève de mon collègue M. Marjolin.

Les fractures du crâne, de la mâchoire, de l'omoplate, des côtes, des vertèbres et du bassin ne donnent lieu à aucune considération spéciale chez les enfants.

Il n'en est pas de même des fractures de la clavicule, qui sont loin d'être rares chez eux.

Elles sont en général incomplètes, le périoste et même quelques fibres osseuses ont résisté à l'action traumatique.

Pour les enfants comme pour les adultes, on a imaginé plusieurs genres de pansements pour la fracture de la clavicule ; de tous ces bandages le plus simple est celui de Desault, modifié par Dupuytren, celui que nous lui avons vu mettre constamment à l'Hôtel-Dieu, et que nous mettons toujours chez les adultes et chez les enfants.

Il consiste en : 1° un coussin cunéiforme de laine recouvert de toile assez fine et demi-usée; 2° deux bandes de toile de trois travers de doigts de large, et de 4 à 5 mètres de long, et d'un morceau de linge assez large pour envelopper la poitrine, le bras étant appliqué le long du tronc, l'avant-bras étant fléchi au-devant de la poitrine.

Pour l'appliquer, il faut procéder à la réduction, qui consiste à placer le malade debout, ou mieux assis sur un tabouret, s'il est possible. On écarte légèrement le bras du côté malade, on place dans le creux de l'aisselle la base du coussin qui est soutenu par un aide au moyen de rubans cousus à la partie antérieure et postérieure de cette base. Nous le supprimons très-souvent, sans inconvénients, chez les enfants. Un aide abaisse le bras sur le coussin, en portant le coude du malade en dedans et appliqué le long de la poitrine; on porte ainsi l'extrémité supérieure de l'humérus en haut, et l'extrémité inférieure en avant, en fléchissant l'avant-bras et le plaçant, la main à plat, au-devant de la poitrine. Il faut préalablement saupoudrer l'aisselle, l'avant-bras et la main avec de l'amidon.

La première bande est destinée à former des doloires qui embrassent circulairement la base de la poitrine en maintenant le coude, l'avant-bras et la main sur cette partie. Pendant ce temps l'aide maintient le coude et le porte en avant, en poussant l'humérus en haut. Les tours de bande circulaire doivent monter seulement jusqu'à l'insertion du deltoïde pour ne pas presser l'extrémité supérieure de l'humérus en dedans, en appliquant les tours de bande trop haut.

La seconde bande est placée en doloires au-devant et en arrière de la poitrine, obliquement, en passant du coude à l'épaule du côté sain, et en soutenant fortement le membre dans cette position, de manière qu'après l'application de cette bande, l'épaule du côté malade soit fortement élevée et portée en arrière. Ainsi se trouve remplie l'indication de la réduction, et l'épaule tire ainsi sur le fragment externe, qui est le seul mobile. En poussant le coude en avant on fait porter l'extrémité interne du fragment externe en avant, et l'on combat ainsi sa disposition à se diriger en arrière du fragment interne.

Dans beaucoup de circonstances, surtout chez les enfants de quelques mois ou les nouveau-nés, nous nous contentons seulement des bandes appliquées convenablement pour tenir le bras et l'avant-bras à demi fléchis contre la poitrine, et dont les doloires sont maintenues par des points de fil, afin d'éviter que l'appareil ne glisse.

Le bandage Mayor remplit assez bien le même but; aussi l'employons-nous quelquefois au lieu de bandes.

Nous nous sommes servi souvent, avec succès, de la fronde de Delpech et de l'appareil de Desault. Mais lorsqu'il n'y a pas de chevauchement, nous supprimons le coussin cunéiforme, destiné à fournir un point d'appui à l'humérus, qui agit comme levier sur l'omoplate, et tire ainsi en dehors le fragment externe de la clavicule. En ne l'employant pas, on évite la compression des vaisseaux axillaires, ainsi que celle de la poitrine, qui peut être nuisible surtout chez de très-petits enfants.

Dans les fractures de la partie moyenne du bras, nous employons le bandage roulé ordinaire avec trois attelles appliquées sur les premiers tours de bande qu'on fait d'abord sur le bras ; nous tenons toujours l'avant-bras fléchi sur le bras.

Nous ne mettons pas d'attelles à la face interne du membre, de peur de comprimer les vaisseaux et les nerfs. Les membres des jeunes enfants sont arrondis, sans creux ni saillies, d'où il résulte que les compresses graduées ne sont d'aucune utilité.

Nous commençons par envelopper tout le membre de circulaires, en ayant soin de garnir le pli du coude avec un peu d'ouate. Puis, avec le reste de la bande, nous fixons les attelles par de nouveaux circulaires.

On peut employer avec avantage le bandage inamovible, s'il n'y a pas d'inflammation ni de gonflement.

Lorsque la fracture a son siége à l'une des extrémités humérales, nous nous contentons d'immobiliser le membre par un bandage roulé.

Quand le col est fracturé, un bandage de corps ou des tours de circulaire maintenant le bras sur le thorax comme pour la clavicule, remplissent très-bien les indications..

Dans ces derniers cas les attelles ne serviraient à rien, puisqu'elles ne porteraient qu'imparfaitement sur les deux fragments.

Pour les fractures de la partie moyenne de l'avant-bras, il nous suffit, comme pour les adultes, de comprimer dans le sens de l'espace interosseux, avec des compresses graduées et deux attelles, une à la face antérieure, l'autre à la face postérieure de l'avant-bras, maintenues par des tours de bande, ou bien avec trois bandelettes de sparadrap diachylon gommé, appliquées en haut vers la partie supérieure au-dessous du coude, en bas vers le poignet et au milieu entre les deux autres.

Dans ce dernier cas on peut visiter les parties malades sans le secours d'aides et sans déranger l'appareil. On peut même desserrer une bandelette sans enlever le bandage en totalité, et l'on voit l'avant-bras presque à nu entre les bandelettes qui maintiennent les attelles.

Si l'extrémité inférieure du radius est fracturée, on doit avoir soin de porter obliquement la main du côté du cubitus, soit à l'aide de la bande ou de la bandelette convenablement appliquée, soit à l'aide de l'attelle coudée de Dupuytren ou de celle de Blandin.

Les fractures du coude s'observent fréquemment dans le jeune âge, et méritent la plus grande attention de la part du chirurgien. Elles sont toujours compliquées, car elles n'ont lieu que par cause directe. La tuméfaction est bientôt si considérable, qu'il est difficile de porter un diagnostic certain.

Mais, une fois la fracture reconnue, que faut-il faire?

Lorsque l'articulation est très-douloureuse et fortement tuméfiée, il est prudent d'appliquer quelques sangsues et de ne rien négliger pour empêcher ou modérer les effets de l'arthrite traumatique, toujours sérieuse chez les enfants. En agissant ainsi, je n'ai jamais vu d'inflammations graves après les violences extérieures.

Une fois les accidents inflammatoires conjurés, on s'occupe de la fracture. Alors les indications sont différentes, suivant le siége de la solution de continuité de l'os.

Lorsque c'est l'olécrane qui est séparé du cubitus, on maintient l'avant-bras dans l'extension formée avec un coussin et une attelle étendue sur le bras et l'avant-bras.

Le triceps brachial se trouve ainsi relâché, et les fragments éprouvent moins d'écartement que dans toute autre position. Mais il ne faut pas prolonger trop longtemps cette extension, et en renouvelant le pansement, imprimer à l'articulation des mouvements de flexion, et dès que la consolidation est faite, mettre l'avant-bras en demi-flexion.

Pour l'arrachement de l'apophyse coronoïde, il faut au contraire fléchir l'avant-bras et le maintenir par une écharpe, ou mieux encore par une série de huit de chiffre jetés du bras à l'avant-bras.

Lorsque la fracture du coude est multiple ou comminutive, s'il existe une contusion très-violente, s'il est à craindre que l'inflammation n'amène la perte des mouvements de l'articulation, il faut placer celle-ci dans la demi-flexion, car dans cette position, une ankylose est bien moins gênante que si le membre était étendu.

Les accidents inflammatoires étant passés, c'est dans ce cas que nous nous sommes bien trouvé des bandages inamovibles, en n'oubliant pas qu'après vingt-cinq ou trente jours au plus, il faut retirer l'appareil et combattre avec précaution l'ankylose.

Les fractures de la main et des doigts se présentent dans les mêmes conditions que chez les adultes et sont traitées de même, c'est-à-dire que l'on fixe la main sur une palette de bois.

Dans les fractures de cuisse, nous n'appliquons souvent pour les tout jeunes enfants qu'un simple bandage roulé avec trois attelles, dont l'une est en dehors de la cuisse, s'étend du grand trochanter au-dessus du condyle externe ; l'autre en dedans du pli de l'aine, au-dessous du condyle interne ; enfin, la troisième, en avant du pli de l'aine, au-dessus de la rotule. Ces attelles sont placées par-dessus les premiers tours de bande appliqués autour de la cuisse. Les premiers tours de bande couvrent tout le membre, sur lequel les attelles exercent une compression modérée, régulière ; le second fixe les attelles.

L'application de ces dernières doit être faite avec le plus grand soin. Il faut prendre garde qu'elles ne portent sur les saillies osseuses, car chez les jeunes sujets la pression amène vite la gangrène des téguments.

L'attelle externe doit être assez longue pour dépasser l'os iliaque, être prise dans des tours de bande ou dans un bandage de corps, et servir ainsi à fixer le bassin. En procédant ainsi, on évite l'application des coussins de balle d'avoine que les enfants salissent si vite. Une fois l'appareil posé, on le recouvre d'une toile cirée pour le garantir de l'urine et des déjections.

Chez les enfants déjà un peu grands, nous donnons la préférence à l'appareil de Scultet, et nous employons toujours les attelles immédiates de Dupuytren, appliquées sur les premières compresses qui entourent la cuisse et qui n'empêchent pas l'emploi des coussins et des grandes attelles ordinaires. C'est à ces attelles immédiates que nous devons la régularité du cal chez les enfants comme chez les adultes. C'est surtout au moment de l'application des petites attelles qu'il faut faire tous ses efforts pour obtenir une réduction et une coaptation parfaites. Pour compléter cet appareil, nous ne négligeons jamais l'emploi d'un bandage de corps, qui doit préalablement entourer la partie supérieure de la grande attelle externe, et qui embrasse ensuite le bassin, en venant se fixer solidement, par de nombreuses épingles ou par des points de fil, sur la portion du bandage qui enveloppe l'attelle externe.

Dans les fractures de la jambe, nous appliquons également trois attelles avec le bandage roulé. Nous évitons avec le plus grand soin de faire porter les attelles sur la crête du tibia. Lorsqu'il n'y a pas de complications, et que rien ne fait craindre un déplacement consécutif, nous appliquons volontiers dès le commencement un appareil inamovible.

Les fractures de la rotule sont rares chez les jeunes enfants. Nous en avons observé trois ou quatre seulement depuis que nous exerçons à l'hôpital de l'Enfant-Jésus. Nous n'avons rien de particulier à dire sur le traitement. Il faut tenir le membre dans l'extension.

Les fractures du pied offrent ici les mêmes indications que chez les adultes. Comme pour ces derniers, nous fixons les parties lésées sur des semelles de bois convenablement matelassées. Si les parties molles sont divisées, nous avons recours, avec grands avantages, aux irrigations continues.

Pour toutes les fractures que nous venons de passer en revue, nous arrosons habituellement tous nos bandages, au moment de leur application, avec un liquide résolutif, tel que l'eau blanche ou l'eau-de-vie camphrée étendue d'eau, pourvu qu'il n'existe pas de plaies.

Quand faut-il lever définitivement les appareils? Chez les nouveau-nés, douze jours suffisent à la consolidation. Pour les enfants de deux ans environ, il est prudent d'immobiliser le membre pendant vingt jours. Entre douze et quinze ans, il faut en moyenne maintenir l'appareil pendant vingt-cinq jours.

Il est rare, après ce temps, de trouver une fracture non consolidée. Cela s'observe cependant dans les cas de fractures compliquées ou de causes locales ou de causes générales. La consolidation peut se faire attendre plus ou moins longtemps ; c'est au chirurgien à reconnaître quelle peut être la cause. Si la fracture est compliquée d'une plaie, il peut se faire que cette plaie soit entretenue par la présence d'une portion d'os qui se nécrose, et alors il faut s'en assurer par l'examen de la plaie, et attendre que le séquestre sorte.

Si c'est une cause générale, il faut la combattre par les moyens appropriés.

Si une fracture ne se consolide pas et qu'on ne trouve aucune cause pour expliquer la non-consolidation, on peut employer des moyens chirurgicaux.

Ces cas de non-consolidation se présentent rarement chez les enfants. Cependant il faut successivement mettre en usage l'immobilité prolongée dans des appareils inamovibles.

Si ce moyen ne suffit pas, on pourra essayer l'acupuncture de la pseudarthrose avec des aiguilles rougies à blanc, les sétons, la rugination des fragments, la résection des extrémités osseuses. Le docteur Rainard a réussi à enflammer des extrémités osseuses en les perforant dans différentes directions. Nous devons dire que tous ces moyens ont échoué dans nos mains pour une fracture de jambe chez une petite fille dont nous avons parlé plus haut.

Quant aux cals vicieux, on peut, dans certaines fractures des membres, même au bout de trois ou quatre mois, les redresser plus facilement chez les enfants que chez les adultes, en appliquant les appareils ordinaires, plus ou moins modifiés, suivant les circonstances.

Traitement hygiénique et médical. — Il faut que la pièce où se trouvent les petits malades soit bien aérée et maintenue à une température convenable.

La propreté est indispensable, et il faut changer le linge des enfants toutes les fois qu'il est souillé, sans quoi on ne tarderait pas à avoir là un foyer d'infection. Une bonne nourriture est de la dernière importance, lorsqu'il n'existe aucun phénomène de réaction générale ; les enfants se trouvent toujours bien d'un régime tonique. Il faut se garder de sevrer ceux qui sont au sein.

On comprend qu'il est toujours indiqué de combattre la cause qui paraît pouvoir retarder la consolidation. Ainsi, lorsque le malade est atteint de scrofule, de syphilis, de rachitisme, il faut prescrire un traitement approprié à chacune de ces affections. C'est pourquoi nous prescrivons souvent l'huile de foie de morue, l'iodure de potassium, etc., à nos fracturés.

Lorsqu'il survient des complications, il faut, en règle générale, s'empresser d'y remédier, même en négligeant momentanément le traitement de la fracture, s'il y a nécessité ; des deux maux, il faut choisir le moindre.

V

DE LA TRACHÉOTOMIE DANS LE CROUP

La trachéotomie, qui consiste dans l'ouverture de la traché-artère, pratiquée dans le but de faire respirer un malade qui s'asphyxie par la présence de fausses membranes dans le larynx, doit toujours être considérée comme une opération indispensable, puisqu'elle ramène à la vie un malade qui étouffe et qui va expirer. Cette opération, qui n'est facile, comme toutes les opérations, que pour ceux qui en ont l'habitude, doit cependant être pratiquée par tous les praticiens, chirurgiens ou médecins, car nulle n'est plus urgente dans une foule de cas. A ce titre, on nous pardonnera l'étendue que nous donnerons à cet article, ainsi que les détails dans lesquels nous ne craindrons pas d'entrer pour indiquer les moyens d'assurer le succès de l'intervention de l'art.

L'opérateur doit connaître : les indications, les contre-indications, le manuel opératoire, les soins consécutifs.

I. *Indications.* — Il semblerait que l'asphyxie soit la seule et unique indication qui doive commander l'opération. Oui, sans doute, et elle ne doit être pratiquée que lorsqu'il y a asphyxie continue avec ou sans anesthésie plus ou moins complète ; mais la condition de succès qui prime toutes les autres, comme l'a dit M. Millard dans sa thèse, c'est la prédominance des caractères de l'asphyxie. S'il en est ainsi pour l'opérateur purement et simplement exécutant, il n'en est pas de même pour celui qui connaît la terrible affection qui détermine le croup. Ce n'est pas malheureusement une maladie purement localisée au larynx ou à l'appareil respiratoire ; mais trop souvent, bien qu'elle ne soit caractérisée que par la présence d'une fausse membrane bornée en apparence au larynx seul, elle est déterminée par un état général qui existe dans toute l'économie, et qui, à l'exemple d'un poison, l'infecte avec plus ou moins d'intensité.

La première indication est que le malade soit à la période de suffocation et d'asphyxie à l'état de permanence et sans intermittence. La seconde indication est que la maladie soit localisée et non généralisée.

Dans le premier cas, le malade est dans des conditions plus favorables ; sans cela il y a peu de chance de succès. En effet, s'il y a des fausses membranes dans le nez, derrière les oreilles, où il existe souvent des ulcérations, s'il y en a à la vulve, s'il y a beaucoup de ganglions sous-maxillaires, et si les urines sont albumineuses, il faut que l'opérateur sache qu'il a fort peu ou point de chances de succès.

Quant à la troisième indication, c'est que le malade soit âgé au moins de deux ans. On a un très-petit nombre d'opérations faites avec succès avant cet âge. C'est par exception que la trachéotomie a réussi chez des enfants de six mois, d'un an et de dix-huit mois. Le cas de succès obtenu par M. Scouttetten sur un enfant de six mois, celui de M. Maslieurat Lagémar engagent cependant à ne pas renoncer toujours à opérer des enfants au-dessous d'un an.

Il y aura d'autant plus d'indications à l'opération, que le malade n'aura pas été débilité par un traitement antérieur mal appliqué : sangsues, diète, émétique, vésicatoires, etc. Ces derniers moyens sont sans aucun effet pour combattre le mal, et mettent le malade dans des conditions très-fâcheuses qui font échouer l'operation. Au contraire, lorsque l'on aura été sobre de cautérisations, qui n'agissent que sur le mal visible et nullement sur celui qui empoisonne l'économie, lorsqu'on aura employé les moyens modificateurs généraux, tels que le chlorate de potasse ou le perchlorure de fer, joints aux aliments et aux toniques, le malade sera dans des conditions favorables, et l'on devra se décider à agir.

II. *Contre-indications.* — La diphthérie généralisée, fausses membranes dans le nez, derrière les oreilles, à la vulve, sur un vésicatoire existant, ganglions cervicaux volumineux et nombreux, épistaxis, sphacèle de l'arrière-gorge qui complique la diphthérie, sont des causes qui font échouer l'opération et qui peuvent la faire rejeter.

L'asphyxie avec intermittence sera une contre-indication, dans quelques circonstances on devra au moins faire différer. Nous avons vu des croups avec asphyxie intermittente guérir sans opération. Les fausses membranes qui pénètrent jusque dans la trachée-artère et les bronches ne sont pas une contre-indication ; nous avons vu des malades expulser spontanément des fausses membranes représentant la cavité de la trachée et des bronches, et guérir sans opération ; d'autres en ont rendu après la trachéotomie et ont aussi guéri.

Les maladies, même les plus graves, pneumonies, affections cutanées, fièvre typhoïde, variole, scarlatine, rougeole, etc., et même les affections chroniques, phthisie pulmonaire, sont loin de mettre les malades dans les conditions de ceux qui guérissent, mais ne sont pas absolument des contre-indications. Car, dans ces cas, on modifie toujours, au moins momentanément, par l'opération l'état fâcheux des malades, et en les faisant d'abord respirer par l'opération, on peut quelquefois les sauver. On peut donc, dans ce cas, tenter l'opération : *melius anceps quam nullum.*

III. *Manuel opératoire.* — On ne saurait trop insister sur tous les temps de cette opération, qui est tout aussi difficile que les autres, et qui réclame d'autant plus de soins, que l'enfant est plus jeune. Comme toutes les opérations, elle demande de l'exercice, et je pense que non-seulement il faut l'essayer sur le cadavre, mais surtout sur des animaux vivants, chiens, moutons, etc. C'est une de ces opérations délicates qu'on fera bien mieux après l'avoir pratiquée sur des animaux vivants, au milieu du sang et des cris, qu'après les manœuvres sur le cadavre. A cette occasion, je crois que les chefs de service des hôpitaux d'enfants devraient faire opérer les internes de l'hôpital sur des animaux, lapins, chiens, comme l'a dit M. Bouvier à l'Académie, dans une discussion récente, car on sait qu'ils sont obligés de faire tous cette opération. Bien qu'on doive se servir des instruments les plus convenables, il faut avant tout qu'un opérateur qui trouvera des difficultés s'en prenne le plus souvent à son peu d'habitude, plutôt qu'aux instruments qui sont en usage et qu'il ne sait pas encore bien employer. Ce n'est pas parce qu'un instrument n'est pas bien manié par un individu peu exercé qu'il faut le modifier ou le changer.

Examinons successivement les instruments, la position du malade, la disposition des aides, la manœuvre du chirurgien.

Les instruments nécessaires pour opérer sont : un bistouri droit, un bistouri boutonné, une sonde cannelée, une pince à ligature, un tenaculum, une pince dilatatrice, une pince courbe en bec de grue, une canule double mobile (1), un morceau de taffetas gommé, des rubans de fil pour fixer la canule, une sonde courbe de gomme élastique entrant dans la canule librement, pour servir de conducteur, une petite tige de baleine garnie d'une éponge fine, une plume de corbeau fine pour écouvillonner la trachée, une sonde de gomme élastique sans cul-de-sac, pour aspirer le sang qui tomberait dans la trachée, des éponges, enfin une seringue si on craint de se servir de la bouche pour l'aspiration, et des fils à ligature en cas de besoin.

On a modifié à l'infini les canules et les dilatateurs. Nous reconnaissons des avantages aux canules imaginées d'abord par Bretonneau en principe; M. Trousseau les a heureusement modifiées à mesure que l'opération s'est vulgarisée.

Mais, sans parler des nombreuses canules imaginées par les uns et par les autres, nous donnerons seulement la préférence aux canules doubles, préconisées, à l'exclusion de toutes autres, par M. Trousseau, terminées par une extrémité trachéale coupée légèrement en biseau et à bords arrondis et non tranchants, indiquée par M. Barthez, garnies à leur extrémité externe d'un pavillon muni d'ailes latérales pour les fixer. Il faut que la canule soit faite de manière à pénétrer dans la direction verticale au milieu de la trachée, sans être trop courbée, pour ne pas blesser la paroi antérieure, et cependant de manière à ne pas porter par son extrémité sur la paroi postérieure. Il faut, comme l'a dit M. Bouvier dans un excellent travail sur les canules (2), que la plaque dont elles sont garnies soit disposée de manière que le tube se dirige le plus possible dans la direction de la trachée; il faut aussi que la canule soit mobile, par le procédé indiqué par M. Roger et exécuté par M. Lüer. A l'aide de ces précautions, on rend moins fréquentes les ulcérations de la trachée. Le diamètre des canules doit varier suivant les âges. A cette occasion M. Morax, interne de M. Bouvier, vient de prendre avec beaucoup de soin les mesures des trachées chez les enfants de deux à quinze ans. Ces données, qui indiquent, pour cette période, de 7 à 15 millimètres,

---

(1) Sur nos trente-deux premiers opérés traités avec une canule simple, nous avons sauvé seulement deux enfants.

(2) *Bulletin de Thérapeutique*, t. LXIII, p. 299 et 346.

nous permettent de dire qu'il suffit de quatre numéros pour les différents âges chez les enfants, savoir :

1° Canule de 6 millimètres de diamètre et 5 centimètres de longueur; 2° canule de 8 millimètres de diamètre; 3° canule de 10 millimètres de diamètre; 4° canule de 12 millimètres de diamètre, les deux dernières ayant 6 centimètres de longueur. Le numéro 1, pour les enfants depuis un an jusqu'à quatre ans; le numéro 2, pour ceux de quatre à huit ans; le numéro 3, pour ceux de huit à douze ans; et le numéro 4, pour ceux de douze à quinze ans. Un cinquième numéro, ayant 15 millimètres de diamètre, est utile pour les adultes, chez lesquels le diamètre de la trachée varie de 16 à 17 millimètres.

On a fait plusieurs dilatateurs, on les a modifiés à l'infini : M. le docteur Pouquet propose même de les supprimer et de ne se servir que du doigt comme conducteur.

Nous préférons, et même nous regardons comme indispensable le dernier dilatateur que nous avons imaginé il y a environ une dizaine d'années et qu'on emploie journellement à l'hôpital des enfants. C'est le dilatateur, bien modifié, de M. Trousseau, plus long et n'ayant pas de crochets à son extrémité, garni d'un ressort qui permet de l'ouvrir par pression et non en écartant les branches ; ce dilatateur est courbé à son extrémité à angle droit ; les deux branches, étant rapprochées, forment à l'extrémité un bec aplati et qui s'introduit facilement par l'incision de la trachée. Il peut servir de tenaculum mousse et de pince dilatatrice ; de cette manière il ne sorpas de la plaie, comme le faisait le premier dilatateur imaginé par M. Trousseau.

Position du malade. — Quelle que soit la position qu'on donne au malade, la lumière ne venant jamais par en haut, à moins qu'on ne se trouve dans une pièce éclairée par une lumière en suspension directement au-dessus du malade, on se trouvera toujours mal éclairé, car il faut que le malade soit sur le dos, et quoi qu'on fasse, on dirigera très-mal le jour au-devant du cou ; l'enfant, étant couché de préférence sur une table ou sur une commode recouverte d'un matelas, un traversin résistant sera placé de manière à renverser la tête en arrière.

Disposition des aides. — Un aide tiendra la tête renversée sur le traversin, de manière à faire saillir le col : cet aide appliquera ses deux mains sur les parties latérales de la tête et de la face et se gardera bien de gêner l'opérateur en passant la main sous le menton.

Un second aide pourra maintenir les deux jambes du malade d'une main en les appuyant sur le lit, et de l'autre il prendra les deux mains de l'enfant.

Un troisième aide sera placé à la gauche du malade pour aider le chirurgien; il aura d'une main une éponge pour absterger la plaie, et de l'autre un crochet mousse qui lui servira à écarter la lèvre de la plaie de son côté. Il doit avoir quelques ligatures, en cas de nécessité.

Un quatrième aide serait utile pour donner les instruments; on pourra s'en passer en mettant les instruments à la portée de l'opérateur.

Manœuvres du chirurgien. — Le malade étant tenu immobile, le chirurgien, placé à la droite du sujet, doit se rappeler l'anatomie de la partie superficielle et profonde de la région antérieure du col, principalement sur la ligne médiane où l'incision doit être faite. Ainsi, en examinant la partie antérieure du cou depuis l'os hyoïde jusqu'au sternum, on trouve d'abord la peau, au-dessous le fascia superficialis, puis le premier feuillet de l'aponévrose, s'étendant sur les bords antérieurs des deux sterno-mastoïdiens. Entre les deux bords de ces muscles se trouve un écartement, une couche de tissu cellulaire dans laquelle on voit de haut en bas les deux veines jugulaires antérieures; elles se réunissent au bas du cou pour se rendre dans un tronc qui passe au-dessous des deux sterno-mastoïdiens et dans les deux jugulaires externes.

On voit le second feuillet aponévrotique qui recouvre les muscles sterno-hyoïdiens, sterno-thyroïdiens. Un peu plus profondément on rencontre une aponévrose profonde : en haut de cette région, le corps thyroïde, au niveau des premiers anneaux de la trachée; ce corps thyroïde est peu développé chez les enfants; en bas de cette région, vers la fossette sternale, il y a la veine jugulaire gauche, couvrant obliquement le tronc brachio-céphalique; enfin, sur la ligne médiane, d'avant en arrière et superposés, la trachée, et, de chaque côté, les veines et les artères carotides, derrière la trachée l'œsophage un peu à gauche, puis les vertèbres cervicales. N'oublions pas les artères thyroïdiennes supérieures et inférieures se rendant au corps thyroïde, et le plexus veineux au-dessous du corps thyroïde; dans quelques cas rares, l'artère de Neubauer, qui monte le long de la partie antérieure de la trachée en partant de la crosse de l'aorte.

Ces connaissances étant présentes à l'esprit, le chirurgien doit d'abord se convaincre que, dans cette opération, il faut peut-être compter plus sur son doigt que sur ses yeux, et qu'après l'incision de la peau et du premier feuillet aponévrotique divisés, tout en se servant de ses yeux, il faut ne pas faire une incision sans porter le doigt pour écarter les espaces intermusculaires jusqu'à la trachée.

Le chirurgien fait une incision longitudinale sur la ligne médiane, dans toute l'épaisseur de la peau et de haut en bas. Cette première incision doit varier d'étendue de haut en bas en longueur, suivant l'étendue du cou; elle doit être plus longue si l'enfant est gras que si l'enfant est maigre, car, dans ce dernier cas, on arrive plus facilement sur les parties profondes. Elle doit commencer un peu au-dessous du cartilage cricoïde et se prolonger plus ou moins loin du sommet du sternum. Cette première incision étant faite, on doit diviser le feuillet aponévrotique avec le bistouri, en se servant ou non de la sonde cannelée. Alors la sonde cannelée et le doigt indicateur gauche peuvent servir à diviser le tissu cellulaire sous-jacent et à écarter les vaisseaux superficiels, comme on doit le faire quand on veut découvrir une artère profonde. On peut arriver ainsi sur la partie antérieure de la trachée, sans crainte d'ouvrir les veines. On sent la partie antérieure de la trachée avec l'indicateur gauche; on se rappelle, avant d'inciser, qu'il faut bien éviter de se dévier à gauche ou à droite, pour ne pas diriger le bistouri vers les artères carotides; on doit aussi ne pas oublier que, chez les très-petits enfants, en incisant trop près du sternum on peut rencontrer le tronc brachio-céphalique, qui croise en bas la trachée; enfin, si des veines ouvertes donnent du sang, il faut faire absterger la plaie, ne pas attendre qu'on voie la trachée, si le sang la masque; et, sentant bien avec le doigt l'élasticité du tube trachéal, on fait le long du doigt une ponction avec beaucoup de légèreté pour ne pas le transpercer, ouvrir la paroi postérieure et l'œsophage. Aussitôt l'incision faite, qu'elle soit longue ou petite, il ne faut cesser de tenir l'indicateur sur l'ouverture, par laquelle du sang pourrait pénétrer. On doit porter le dilatateur directement sous le doigt et l'entrer dans l'ouverture. De cette manière, on prend de la main droite le dilatateur, qui est en forme de crochet mousse terminé par une extrémité lenticulaire, on glisse le crochet vers l'angle inférieur de la plaie de la trachée; on peut le retenir comme si on avait introduit un tenaculum double, on rapproche les anneaux pour écarter la plaie; les mucosités et le sang sortant de la trachée, on fait mettre le malade sur son séant et on lui donne le temps de tousser et d'expulser les fausses membranes de la trachée; de cette manière, l'enfant assis devant le jour ou devant les lumières, l'opérateur peut à ce moment se servir de ses yeux, car, dès que le dilatateur est écarté, le malade respire et, la circulation se rétablissant, le sang veineux cesse de couler. On voit à ce moment s'il y a nécessité de lier les vaisseaux qui donneraient du sang malgré le rétablissement de la respiration. Si la plaie est assez grande, on ne met pas en question de la débrider; si au contraire elle paraît trop petite pour le volume de la canule, on l'incise avec le bistouri boutonné, soit par en haut, soit par en bas, suivant qu'on veut avoir plus d'étendue dans un sens ou dans un autre; il faut, pour ce débridement, ne pas changer de main le dilatateur, qui facilite cette opération et qui est tenu toujours de la main droite; c'est la main gauche qui doit tenir le bistouri boutonné.

Quant à l'introduction de la canule, qui préalablement a été garnie d'une rondelle de taffetas gommé placée entre la peau et le pavillon ainsi que de rubans pour la fixer au cou, c'est un temps très-difficile de l'opération.

On pourrait bien se servir du doigt comme conducteur ; mais il vaut mieux laisser le dilatateur toujours tenu en place de la main droite, soit celui que nous employons à l'hôpital des Enfants, soit celui de M. Marjolin, tenaculum double, soit celui imaginé par M. Garnier, qui est une pince à branches croisées élastiques dont les extrémités recourbées à angle droit restent en contact par le seul ressort des branches, et s'écartent par la pression au-dessus de leur point de croisement. Ce dilatateur tient moins de place dans la trachée que l'autre et offre réellement des avantages.

On doit alors introduire de la main gauche la canule, qui est garnie d'une sonde conductrice dépassant son extrémité de quelques centimètres. Elle peut très-bien entrer dans l'écartement des branches du dilatateur, dont les extrémités sont dirigées en bas. C'est après que cette sonde conductrice a pénétré et a été poussée un peu loin dans la trachée qu'on retire le dilatateur; la canule n'est plus gênée par le dilatateur et glisse facilement sur le conducteur si la plaie a la dimension nécessaire. Lorsqu'elle est bien dans la trachée, ce qu'on reconnaît par le bruit de l'air qui passe par la sonde, on la retire, de cette manière on réussit et bien mieux que sans conducteur. Seulement, il faut s'exercer à cette manœuvre, comme à toute autre opération, et agir sans précipitation, pousser le conducteur assez loin, retirer le dilatateur avant de faire glisser la canule, car il gênerait si elle était entrée avant de l'enlever.

On peut, comme je l'ai dit, sans ces moyens, entrer directement la canule en la conduisant avec le doigt, ou avec notre sonde conductrice, comme nous l'avons fait et comme le conseille M. le docteur Pouquet, ce qu'il regarde comme plus facile. Mais, ayant fait plus de trois cents trachéotomies, nous croyons que la meilleure manœuvre est de se servir du dilatateur et de la sonde de gomme élastique pour faire entrer facilement la canule. Ce n'est que le soir ou le lendemain de l'opération, lorsque la plaie n'est plus saignante, qu'on peut se priver de dilatateur et de conducteur, parce qu'on voit bien alors l'ouverture de la trachée en mettant le malade sur son séant. J'ajouterai que le dilatateur à trois branches imaginé par M. Laborde me paraît tenir plus de place dans la trachée que le dilatateur qui a deux branches, et rend ainsi l'introduction du conducteur et de la canule plus difficile.

Il ne faut pas passer sous silence les accidents qui peuvent survenir pendant l'opération.

Le premier est l'ouverture des veines superficielles, qu'on évitera en faisant d'abord lentement la première incision, en écartant avec les crochets mousses celles qui se présentent, et surtout en cessant de se servir du bistouri, dès qu'on sera arrivé au point où elles se rencontrent; on se trouvera très-bien de les écarter avec une sonde cannelée mousse. Lorsqu'on arrivera plus profondément, il faudra introduire le doigt qui permettra d'écarter le tissu cellulaire qui est au-devant de la trachée, comme on le fait quand on veut arriver sur une artère profonde que l'on doit découvrir; pendant ce temps on recommande à l'aide de se servir de son crochet mousse. Un second accident est de piquer la trachée-artère, et qu'elle vous échappe : on l'évite en faisant l'incision de ce conduit au-dessous de l'indicateur gauche, qui doit fixer la trachée et qu'on doit appliquer de suite sur cette première incision. Lorsque, malgré cette précaution, cette ouverture étant trop petite vous échappe, il faut ne pas perdre de temps à chercher cette ouverture, qui, dans ce cas, est trop petite, et en faire une nouvelle. On doit, à l'aide de l'indicateur, introduire l'extrémité du dilatateur; l'instrument étant bien fermé, l'extrémité lenticulaire de la pince, qui peut glisser dans une incision de quelques millimètres, vous permet, une fois introduite, de tenir la trachée sans qu'elle vous échappe. On peut, s'il le faut, débrider avec le bistouri boutonné, en tenant toujours le dilatateur de la main droite et le bistouri de la main gauche; sans cela, en changeant de main, on peut faire sortir le dilatateur de la trachée et rendre très-longue une opération qui a besoin d'être faite, sinon rapidement, au moins, en général, sans perte de temps. Un accident qui arrive quelquefois, c'est de faire l'incision sur les côtés de la trachée : c'est alors que le doigt indicateur, tenu sur la plaie, vous permet de diriger convenablement le dilatateur, qui lui-même peut servir à ramener vers la ligne médiane la plaie, qui est latérale.

Quelquefois il est arrivé de faire l'incision plus longue qu'on ne la voulait; il ne faut pas oublier dans ce cas que, si on a une canule ordinaire, elle peut basculer et tendre à sortir de la plaie; ce n'est qu'avec une canule longue qu'on remédie à cet accident.

Lorsque, après avoir ouvert la trachée, on ne peut retrouver de suite son ouverture, il s'infiltre de l'air dans le tissu cellulaire voisin, de manière à tuméfier le col et même les parties inférieures de la face. Il n'y a pas autre chose à faire qu'à chercher l'ouverture de la trachée avec le doigt indicateur gauche, à introduire le dilatateur et à écarter les lèvres de la plaie pour faciliter la respiration par la plaie. On se donne ainsi le temps de tenir la plaie de la trachée écartée et d'introduire tranquillement la canule sur son conducteur.

L'emphysème disparaît avec le temps, quand la respiration est bien rétablie et la canule bien placée.

Quant à la crainte d'introduire le conducteur de la canule dans le tissu cellulaire ambiant de la plaie, cela ne s'observe que parce qu'on place mal le dilatateur ; ce qui n'a pas lieu quand on n'oublie pas que cet instrument sert de crochet double pour retenir la trachée et qu'il faut le retirer après la sonde conductrice bien introduite.

Dans la trachéotomie, un accident grave peut compromettre la vie du malade, lorsqu'on passe un certain temps avant d'ouvrir la trachée et qu'on a ouvert des vaisseaux qui donnent du sang. Si on a ouvert quelques vaisseaux artériels dont le sang jaillit par saccades, il faut les lier; si on a ouvert des veines, on doit s'en abstenir, mais on doit se hâter d'ouvrir la trachée, et le sang veineux cesse de couler. Pour éviter l'introduction du sang dans la trachée, on met aussitôt le doigt sur l'incision faite à la trachée : sans cette précaution, le sang qui est entré dans les voies respiratoires pourrait asphyxier le malade. Il faut alors introduire dans la trachée une sonde de gomme élastique et aspirer le sang avec la bouche, ou avec une seringue appliquée à l'extrémité de la sonde.

IV. *Soins consécutifs.* — Les uns sont médicaux, les autres chirurgicaux : nous débutons par ces derniers.

Quelques instants après avoir placé la canule, il faut poser devant son orifice une cravate légère, faisant fonction de cache-nez, et qui a l'avantage d'empêcher l'air d'entrer directement; sans cela, on voit se sécher les mucosités qui arrivent dans la canule et déterminer de la difficulté dans la respiration et de l'irritation sur les bronches.

Il faut aussi retirer souvent la canule interne, lorsqu'elle s'engoue de mucosités, et la nettoyer dans l'eau chaude, en passant dans son intérieur un écouvillon de crin. Cette petite opération se fait très-facilement, quand on a examiné la manière dont se fixe la canule interne. Chaque fois qu'on la retire, il faut la nettoyer vite pour que la canule externe ne s'embarrasse pas, pendant le temps qu'on essuie celle qu'on doit remettre.

Si des fausses membranes embarrassent la trachée-artère ou la canule, on doit les extraire avec la pince à bec de grue, qui peut entrer et suivre la courbure de la canule jusque dans le tube respiratoire : elle est préférable pour cela à la petite baleine garnie d'une éponge, qui a l'inconvénient de refouler et non d'extraire. Si le malade n'expectore pas par la canule, on peut quelquefois passer rapidement l'extrémité de la barbe d'une plume fine de corbeau, elle peut exciter la toux et favoriser ainsi l'expulsion de fausses membranes ou de mucosités.

Quelquefois l'expectoration ne se fait pas, la trachée et la canule sont sèches, une ou deux gouttes d'eau tiède introduites dans la canule peuvent faire cracher le malade. Mais ce qui est préférable est de faire respirer de l'air humide. Pour cela, il est important que l'air de la chambre ne soit pas sec, et par conséquent qu'elle ne soit pas chauffée par un poêle ou par une cheminée dans laquelle on brûle du coke. Il y a souvent avantage, s'il y a de la sécheresse dans le tube respiratoire, à mettre de chaque côté du lit du malade de larges terrines d'infusions bouillantes de plantes émollientes, dont la vapeur charge l'air que respire l'opéré.

Si la trachée s'engoue de mucus concrété ou de fausses membranes qui empêchent l'enfant de respirer, il est très-utile de retirer la canule et d'aller hardiment saisir dans la trachée, avec la pince à bec de grue, tout ce qui peut obstruer le canal aérien ; faute de ce soin, des malades en voie de guérison peuvent succomber asphyxiés. Aussi il est de la plus haute importance que les opérés soient surveillés, dans les premiers jours, par des personnes capables de faire cette extraction.

Quant au premier pansement, qui consiste à enlever la canule externe pour la nettoyer et changer les cordons, il doit se faire au bout de vingt-quatre ou de quarante-huit heures; alors on profite de ce moment pour cautériser la plaie avec le nitrate d'argent. Les jours suivants, on peut, tous les jours ou tous les deux jours, retirer la canule pour nettoyer la plaie, et chaque fois on peut s'assurer si l'air commence à passer dans le larynx. Pour cela, on doit appliquer quelques instants une éponge devant la plaie, et si l'enfant respire sans suffoquer, s'il peut, pendant que la plaie est fermée, éteindre avec la bouche une lumière, on doit penser que le larynx est libre. D'ailleurs, on ne retire définitivement la canule qu'au bout de trois ou quatre jours au plus tôt, souvent huit ou dix, quelquefois plus.

Il est toujours avantageux de retirer le plus vite possible la canule, car, sa courbure est telle, qu'elle détermine par son extrémité une ulcération le plus souvent à la paroi antérieure de la trachée, quelquefois à la paroi postérieure; c'est dans le but d'éviter cet accident que notre collègue, M. Roger, a fait faire par M. Luër des canules mobiles, qui sont portées facilement dans tous les sens suivant les mouvements du cou, et qui empêchent que l'extrémité de la canule ne presse constamment sur un même point. A l'aide de ce perfectionnement, les ulcérations produites par la canule sont rares; cependant, nous avons vu des canules mobiles produire encore des ulcérations. Nous pensons qu'on reconnaît cet accident à l'expulsion de crachats sanguinolents sortant par la canule. On les fait cesser en retirant la canule; et, dans le cas où le malade ne pourrait pas encore respirer par le larynx, il faudrait employer une canule courbée à angle droit, dont l'extrémité se dirige dans la direction verticale de la trachée. Dans ces cas, les canules qu'on emploie ordinairement n'ont pas une courbure convenable, et alors il serait avantageux d'avoir tout à la fois une canule mobilisée par le procédé de M. Luër et courbée presque à angle droit par le procédé de M. Charrière.

Dans ce genre de modèle, on ne peut mettre l'une dans l'autre des canules de la même courbure. Il faut que le tube interne, pour pouvoir entrer, présente une extrémité articulée mobile qui se prête à la flexion pour pénétrer.

Il est des circonstances où la canule reste plus qu'on ne le voudrait, et cela dépend quelquefois de ce qu'il existe sur les cordes vocales du larynx des fausses membranes adhérentes. Dans ce cas, nous nous sommes quelquefois bien trouvé de faire une espèce de ramonage du larynx.

Cette opération est fort simple : pour la pratiquer, il faut avoir un petit bourdonnet de charpie lié avec un fil double à sa partie moyenne, disposé comme le tampon qu'on destine à oblitérer l'orifice postérieur d'une narine pour arrêter l'épistaxis. Ce tampon, du volume d'un haricot à peu près, est garni d'un fil qu'on passe dans les yeux d'une sonde de gomme élastique ; elle est introduite de bas en haut par la plaie de la trachée; elle arrive facilement dans la bouche, on la dégage du fil, on la retire par en bas, et le fil qui est dans la bouche sert à entraîner de bas en haut le petit tampon, qui passe entre les cordes vocales et les débarrasse des fausses membranes qui pourraient s'y trouver.

A l'aide de ce moyen, nous avons vu respirer de suite certains malades qui ont pu alors quitter leur canule et ne plus la remettre. Malheureusement ce moyen ne réussit pas toujours, et nous connaissons des malades qui ont gardé plusieurs mois leur canule, quelques-uns plusieurs années et qui même la portent toujours, ne pouvant jamais s'en priver, sous peine de ne pouvoir plus respirer.

Il faut dire que cette difficulté de retirer la canule définitivement aux malades peut dépendre quelquefois d'une paralysie du larynx, analogue à la paralysie du voile du palais, si bien indiquée par M. Maingault; dans ces cas, les malades peuvent, avec le temps, se débarrasser de la canule; mais, lorsque cela persiste, on pourrait obtenir un bon résultat de l'électricité sur le larynx, comme M. Debout en a cité un exemple.

Nous devons signaler un fâcheux accident qu'on observe de suite après l'opération, et quelquefois lorsqu'on veut retirer définitivement la canule. C'est celui qui consiste dans la difficulté d'avaler les liquides et même les solides : les malades avalent de travers, les boissons et les aliments solides passent par le larynx et par la plaie.

Dans ce cas, il suffit quelquefois d'attendre, de patienter, de faire avaler les malades doucement, sans précipitation, de donner des aliments épais, des bouillies, du macaroni, et pas de liquides; en quelques jours on voit les choses se modifier. Mais il est aussi des cas où la déglutition continue à mal s'effectuer, et si les malades dépérissent faute de nourriture, il faut employer le moyen que nous conseillons, même chez ceux qui, de suite après la trachéotomie, refusent, comme cela s'observe, de prendre aucune nourriture.

Il faut nourrir les enfants à l'aide d'une sonde courbe de gomme élastique introduite par le nez, poussée jusque dans l'œsophage.

Nous avons vu des enfants s'habituer à cette opération, qui se fait trois fois par jour, en injectant chaque fois, avec une seringue de verre, soit du lait, soit du café au lait, du bouillon ou du chocolat. Ils sont revenus à la vie qui leur échappait par suite de privation de nourriture.

Cette petite opération de l'introduction de la sonde par le nez, passant par le pharynx et l'œsophage, est bien plus facile que celle par la bouche, dans laquelle on a à craindre d'arriver dans le larynx. L'essentiel, dans cette introduction, est de bien suivre la paroi postérieure du pharynx, en dirigeant le bout de la sonde vers la colonne vertébrale.

Lorsque enfin on peut retirer définitivement la canule et qu'il faut faire fermer la plaie, il est inutile de mettre des bandelettes agglutinatives. Il faut que l'ouverture de la trachée se ferme d'abord, et la plaie des téguments ensuite. Pour cela, un pansement simple suffit, et quelquefois l'application du nitrate d'argent, si la cicatrice languit, des lotions avec du vin peuvent activer la cicatrisation.

Lorsqu'on ne peut pas retirer définitivement la canule, il y a des opérés qu'on doit laisser une ou deux heures sans canule, puis la remettre; on peut la retirer le jour et la remettre la nuit, de cette manière, les enfants reprennent l'habitude de respirer qu'ils avaient momentanément perdue, ayant été brusquement privés de respirer par la bouche. On peut essayer les canules que vient d'imaginer M. Laborde, et qu'il a fait faire chez MM. Robert et Colin; ces canules sont décrites et représentées dans la livraison du *Bulletin général de Thérapeutique* du 15 novembre 1863 (t. LXV, p. 417).

V. *Soins consécutifs médicaux.* — Si les soins chirurgicaux dont nous venons de parler longuement sont extrêmement utiles, nous devons dire que les soins médicaux sont indispensables.

La maladie pour laquelle on a pratiqué la trachéotomie, tenant à une cause générale, ne peut guérir par l'opération, qui n'est, on doit bien le dire, qu'un moyen pour faire respirer le malade, qui succomberait sans cela; il faut absolument que le temps et les soins médicaux achèvent la guérison.

Lorsqu'on a confiance dans un médicament modificateur de la diphthérite, soit le chlorate de potasse, soit le perchlorure de fer ou tout autre, il faut continuer l'usage de ce moyen, mais aussi il est absolument nécessaire de soutenir les forces du malade et de le nourrir.

Le lait ou le bouillon léger doivent être employés; le vin, les aliments solides peuvent être graduellement mis en usage; le quinquina, employé sous diverses formes, est très-souvent utile.

Il faut se persuader qu'on obtient plus de guérisons chez les malades qui se nourrissent bien dès le jour de l'opération que chez ceux qui refusent les aliments.

On ne saurait trop recommander d'examiner la poitrine, pour parer de suite aux complications qui surviennent si souvent. Même dans la convalescence, il faut combattre toutes les maladies qui peuvent survenir, affections de poitrine, du ventre, paralysie du voile du palais, ou autres, et modifier le régime suivant les circonstances.

VI

CONSIDÉRATIONS PRATIQUES SUR L'HYPERTROPHIE DES AMYGDALES CHEZ LES ENFANTS

Les amygdales hypertrophiées chez les enfants se rencontrent à tous les âges, même à un an. Examinées anatomiquement, elles présentent des augmentations de volume et de consistance plus ou moins considérables. Quelquefois elles sont déformées, divisées en plusieurs lobes, elles sont très-apparentes et sortent de leur position normale, soit pour faire saillie en dedans, soit pour descendre en bas dans le pharynx. D'autres fois, elles sont enfoncées entre les piliers du voile du palais et les élargissent de manière que les piliers antérieurs les couvrent, elles remontent en haut et elles compriment la trompe d'Eustache. Le tissu est le plus ordinairement ferme et consistant, quelquefois ramolli, et même se déchire facilement. Les vaisseaux de la substance des amygdales sont d'autant plus développés, que l'hypertrophie est plus ancienne. Elles sont parfois adhérentes; je n'en ai pas trouvé de dégénérées et de cancéreuses, comme chez les adultes.

Cette maladie est bien plus fréquente chez les enfants que chez les adultes. Il s'en présente plus d'une centaine par an au service de chirurgie de l'hôpital des Enfants : il n'y a pas d'années où nous n'opérions quatre-vingts à quatre-vingt dix enfants à l'hôpital, et quinze à vingt-cinq dans notre pratique en ville.

L'hypertrophie, caractérisée par l'augmentation permanente et non passagère des amygdales, ne reconnaît souvent pour cause que la constitution lymphatique; quelquefois cependant elle dépend de fréquentes angines.

Les symptômes de cette affection sont en général faciles à saisir. Le plus ordinairement, les enfants ont presque constamment la bouche béante, ils ont la parole un peu embarrassée et nasillarde, quelquefois même un peu de surdité; dans le sommeil, ils ronflent plus ou moins, ils sont plus ou moins agités, dorment la bouche ouverte, et par suite la langue est sèche; quelques-uns ont la poitrine étroite, parce qu'ils dilatent mal leurs poumons.

Si l'on abaisse la langue, on constate chez quelques enfants que les amygdales se touchent sur la ligne médiane. Il y en a chez qui elles ne paraissent pas d'une manière aussi notable; elles sont cachées par les piliers du voile du palais, qui sont comme élargis devant elles : c'est ce que nous appelons *amygdales enchatonnées;* elles sont, en effet, tassées dans les fosses amygdaliennes et remontent plus ou moins en haut.

Tous ces enfants sont fréquemment atteints de maux de gorge, et sont extrêmement gênés lorsqu'ils sont pris d'angine.

Abandonnées à elles-mêmes, ces hypertrophies des amygdales vont assez souvent en diminuant avec le temps chez quelques enfants, surtout en combattant leur constitution lymphatique et surtout quand arrive l'âge de la puberté, vers douze ou quatorze ans chez les jeunes filles et vers seize à dix-huit ans chez les garçons. Nous refusons souvent d'opérer à cet âge.

Après cette époque de la puberté, les amygdales peuvent rester stationnaires ou diminuer de volume, mais avant elles tendent à conserver un volume qui reste le même.

Diagnostic. — On peut, si on n'apporte pas d'attention, confondre quelquefois les abcès des amygdales avec l'hypertrophie. On a cru aussi, dans quelques cas, qu'il y avait augmentation de volume des amygdales, et ce n'était qu'une tumeur formée par un abcès rétropharyngien qui faisait saillir la paroi postérieure du pharynx, gênait la parole, poussait les amygdales en avant et donnait une voix nasillarde aux malades. Le développement plus ou moins rapide de cette dernière affection et l'examen attentif permettent de rectifier le diagnostic.

Pronostic. — L'hypertrophie des amygdales est d'autant plus grave, que l'individu affecté est plus jeune. En effet, plus l'arrière-gorge est étroite, et plus les amygdales s'opposent à l'entrée libre de l'air; de plus, si une angine aiguë vient à augmenter le volume des amygdales, elles rétrécissent d'autant plus le passage. Aussi, plus les enfants sont jeunes, plus il y a d'avantage à les guérir. Ils offrent des difficultés pour opérer, mais j'ai plusieurs fois opéré des enfants de dix-huit mois à deux ans facilement.

Si, chez les très-jeunes sujets dont l'arrière-gorge est rétrécie, l'hypertrophie des amygdales n'est pas ordinairement de nature, après l'excision de ces glandes, à inquiéter par les hémorrhagies, il n'en est pas de même chez les individus de dix-huit à vingt ans ou plus. On a souvent à redouter de l'hémorrhagie chez eux, parce que l'hypertrophie étant plus ancienne, on rencontre dans les amygdales des vaisseaux plus développés. J'ai opéré plus de mille enfants, et j'en compte à peine trois ayant eu des écoulements de sang pouvant m'inquiéter. Au contraire, j'ai opéré douze ou quinze adultes, et je dois dire qu'au moins quatre ou cinq m'ont donné de l'inquiétude, et que je n'ai pu arrêter chez eux l'hémorrhagie que par le fer rougi à blanc ou le perchlorure de fer.

Je pourrais donc dire, d'après mon expérience, que l'opération est d'autant plus utile, que les enfants sont plus jeunes, et d'autant plus grave, qu'ils sont plus âgés. On peut et on doit même opérer les jeunes enfants ; alors il faut le faire par surprise, ce qui n'est pas possible chez les plus grands.

Traitement. — Si, dans beaucoup de cas, on doit se décider promptement au traitement chirurgical, c'est-à-dire à l'excision, il faut avouer que le chirurgien doit reconnaître que son intervention n'est pas toujours utile, et qu'il peut se contenter d'attendre dans certains cas, en comptant sur le temps, les efforts de la nature et quelquefois sur des moyens locaux qui peuvent rendre des services.

En effet, la modification de la constitution lymphatique par les iodures, les amers et les ferrugineux peuvent suffire. Quelques applications locales, telles que les astringents, l'alun, le nitrate d'argent, les applications de teinture d'iode, et les douches sulfureuses dans les mains de M. Lambron, à Luchon, ont donné de bons résultats, mais toujours avec de la patience et de la persévérance. Aussi l'excision sera-t-elle toujours le moyen auquel on devra donner la préférence pour débarrasser les enfants promptement et leur épargner des applications locales réitérées qui, chez eux, sont de véritables opérations qui les irritent et les disposent aux accidents convulsifs. J'ai perdu par des convulsions un enfant chez lequel, avant l'opération, on avait mis en usage, pendant plusieurs semaines, des applications réitérées de poudre d'alun et d'autres astringents, chaque application, pour lui, l'avait plus irrité que l'excision elle-même.

De l'excision des amygdales. — Nous laissons de côté la ligature, la cautérisation, pour ne parler que de la véritable excision aujourd'hui mise en usage à l'aide de l'instrument tranchant, le bistouri ou les ciseaux, et à l'aide de l'amygdalotome. On ne doit se décider à cette opération que lorsque les sujets sont réellement gênés par la présence des amygdales. Il ne faut les opérer que lorsque, d'ailleurs, il sont en bon état de santé; il y aurait inconvénient à agir dans le cas où une angine pseudo-membraneuse commencerait à se développer sur les amygdales, car après l'excision des amygdales les plus saines, il se développe toujours une fausse membrane après l'opération. Il est utile de préparer ceux qui seraient sujets aux hémorrhagies par l'usage des astringents et même par l'emploi à l'intérieur du perchlorure de fer pendant quelques jours, et de les faire se gargariser avec de l'eau et du jus de citron ; un bain de pieds sinapisé, la veille, et la diète, le matin, avant l'opération, sont nécessaires.

Il peut être avantageux de préparer les enfants en leur abaissant la langue un ou deux jours avant l'opération, afin de les habituer.

Pour la manœuvre opératoire, nous employons soit les pinces de Museux, les ciseaux courbés ou le bistouri boutonné, soit mieux encore l'instrument de Fanestock, simple ou modifié.

Pour opérer soit avec l'un, soit avec l'autre de ces instruments, nous avons complétement renoncé aux abaisse-langues, aux bouchons entre les dents, qui gênent la manœuvre. Nous attachons, dans tous les cas, beaucoup d'importance à faire tenir fortement les enfants ; sans cela on s'expose à ce qu'ils vous échappent et à commencer l'opération sans pouvoir la finir. L'aide doit tenir l'enfant entre ses jambes ; il doit, de la main gauche, tenir fortement la tête pressée sur sa poitrine et prendre les deux mains du patient dans sa main droite; il doit bien se pénétrer de l'idée qu'il faut tenir vigoureusement l'enfant, quelque jeune qu'il soit ; on ne doit jamais compter sur le peu de force de l'enfant, il faut toujours se tenir disposé à lui opposer une certaine résistance.

Je ne décrirai pas l'opération à l'aide du bistouri, elle est indiquée partout ; je n'indique que la manœuvre avec l'amygdalotome, simple ou modifié, qui me paraît indispensable pour les enfants.

L'opérateur, quel que soit l'instrument dont il se serve, fera bien d'avoir sous la main deux instruments, peu importe lesquels, que ce soit celui qui nécessite les deux mains ou une seule, ceux de M. Charrière ou ceux de M. Mathieu ; l'important, selon nous, est de se servir de celui dont on a le plus l'habitude, dont on connaît très-bien le mécanisme, et surtout d'employer un instrument dont la fenêtre présente le diamètre le plus grand dans le sens vertical, car l'amygdale est plus étendue de haut en bas que d'avant en arrière. Il est aussi important de se servir d'un instrument proportionné à l'âge de l'enfant : un instrument plus petit convient mieux qu'un instrument trop grand. J'ai fait faire un instrument dont la fenêtre est un peu plus ovale et plus petite, qu'on peut engager derrière le pilier du voile du palais, et qui me permet d'engager plus facilement les amygdales enchatonnées.

Lorsqu'on a deux instruments, c'est afin d'enlever les amygdales l'une après l'autre sans perdre de temps à débarrasser le premier de l'amygdale. Cela pourrait servir à suivre le procédé de mon collègue M. Chassaignac, qui consiste à placer d'abord un instrument sur chaque amygdale et à ne les faire agir que l'un après l'autre. Ce procédé, qui nécessite un aide de plus, a l'avantage de permettre de placer peut-être mieux les instruments, parce que, pour la seconde amygdale, l'écoulement du sang de la première rend l'application de l'instrument plus difficile.

Quoi qu'il en soit, pour se servir de cet instrument, il faut diviser l'opération en quatre temps : 1° abaisser la langue ; 2° engager l'amygdale dans l'anneau ; 3° piquer l'amygdale et l'entraîner en dedans ; 4° faire agir l'anneau tranchant.

Il est bon d'être ambidextre ; l'opérateur sera devant l'opéré, qui a la face tournée vers le jour, il placera l'instrument de la main gauche sur l'amygdale droite et de la main droite sur l'amygdale gauche.

D'abord abaisser la langue en portant à plat l'anneau sur la base de la langue, puis en tournant l'anneau, soit à droite, soit à gauche, suivant l'amygdale qu'on doit enlever, engager la glande dans l'anneau. Ce n'est qu'après ce temps qu'il faut pousser la petite fourche pour piquer l'amygdale et l'entraîner en dedans, en faisant basculer plus ou moins la fourche ; enfin, après ce troisième temps, on doit tirer la partie tranchante de l'anneau pour exciser l'amygdale.

Aussitôt une amygdale enlevée, on doit prendre l'autre instrument qu'on a sous la main, et procéder à l'excision de la seconde, sans cesser de faire bien tenir l'enfant.

Lorsqu'on a peu l'habitude de cette opération, on peut ne saisir que fort peu de l'amygdale et seulement l'ébarber. Cela dépend de ce que l'on a trop peu engagé l'anneau, ou de ce qu'on a trop peu appuyé sur l'extrémité de la fourche, et qu'on ne l'a pas assez fait basculer. Cet ébarbement suffit quelquefois, mais cependant il ne faut pas trop s'y fier; il vaut mieux reporter hardiment l'instrument et saisir ce qui reste.

On peut quelquefois contondre le pilier du voile du palais, et même un peu le voile du palais lui-même; c'est un accident insignifiant. Quelquefois l'amygdale excisée peut échapper de la fourche, et être avalée par le malade; il n'y a rien là d'inquiétant. En examinant attentivement le mécanisme de l'instrument, on n'a nullement à redouter la section du voile du palais, la section de la langue et la lésion de l'artère carotide qui longe le pharynx, à l'endroit où repose l'amygdale.

On peut reconnaître que dans la manœuvre l'anneau, qui est mousse, presse en dehors, repousse dans cette direction le pharynx, et éloigne ainsi l'artère, tandis que la fourche attire l'amygdale en dedans. Elle peut ainsi être excisée et même énucléée, sans crainte d'aller toucher l'artère; très-souvent nous énucléons l'amygdale.

Nous devons dire pourtant que cette manière d'agir ne met pas plus à l'abri des hémorrhagies que l'ancienne méthode à l'aide des pinces et du bistouri. Si avec l'amygdalotome on est à l'abri de la lésion de la carotide, on peut avoir des hémorrhagies par l'ouverture des vaisseaux qui rampent dans le tissu de l'amygdale.

Cet accident est très-rare chez les enfants, et s'observe surtout chez les adultes, chez lesquels l'hypertrophie des amygdales est plus ancienne.

Les hémorrhagies s'observent à deux époques, ou bien immédiatement après l'opération, ou bien consécutivement quatre ou cinq jours après.

Dans le premier cas, l'eau fraîche acidulée de jus de citron ou de vinaigre suffit le plus ordinairement. Un pinceau trempé dans du jus de citron, mêlé avec de l'alun, peut être porté sur la partie où le sang coule. Mais le moyen le plus certain est l'emploi d'un petit cautère nummulaire rougi à blanc; on peut se contenter, et je ne fais pas autre chose aujourd'hui, de porter sur l'amygdale un petit tampon d'amadou imbibé de perchlorure de fer, mêlé à un tiers d'eau, et qu'on tient un instant sur la surface de la plaie de l'amygdale. On peut joindre à cela l'usage d'un collier de caoutchouc vulcanisé, qu'on applique en forme de mentonnière, et qui contient de la glace pilée. Ces colliers se trouvent chez Galante, place Dauphine. Ce moyen d'appliquer ainsi la glace peut être employé même avant d'avoir recours au perchlorure; il m'a réussi plusieurs fois, et je crois qu'il faut commencer à l'employer, et y joindre ensuite l'usage des boissons acidulées et glacées. Dans le second cas, celui d'hémorrhagie consécutive quelques jours après l'opération, la glace, les boissons acides et le repos suffisent.

Soins consécutifs à l'opération. — Il y a dans tous les cas écoulement de sang plus ou moins considérable. Ordinairement, après avoir craché pendant quelques instants, et après avoir fait rincer la bouche et gargariser, l'écoulement cesse. Il faut ne pas oublier que les enfants très-jeunes ne crachent pas toujours, et alors ils avalent le sang : dans ce cas il arrive souvent qu'ils vomissent un peu après le sang avalé; quelquefois le vomissement n'a pas lieu, le sang passe dans les intestins, et la première garde-robe contient des caillots. Il est important de prévenir les parents que cela peut arriver, afin d'éviter qu'ils ne s'effrayent sans raison. Il est très-utile de ne rien appliquer de chaud autour du col. Si l'écoulement est peu considérable chez les enfants, il suffit qu'ils respirent un air frais, et qu'ils ne crient pas. Il est très-utile de donner des boissons fraîches et acides, limonades, orangeades, eau et sirop de cerises, même un sorbet à l'orange ou au citron; il est avantageux aussi que les enfants puissent se gargariser. Pour nourriture, il est utile le premier jour de ne donner que du lait froid ou du bouillon froid. Il faut, le lendemain et les jours suivants, augmenter graduellement la nourriture et donner des aliments faciles à avaler. Il faut que les enfants ne parlent que fort peu les premiers jours, et même pendant une semaine.

Il ne faut pas oublier que toujours on a observé sur les plaies produites par l'opération des fausses membranes qui n'ont pas le caractère des membranes diphthéritiques. Ces fausses membranes, qui ne tombent que vers le quatrième ou cinquième jour, donnent un peu d'écoulement de sang, qui est plus considérable si les enfants, par des cris, des chants ou toute autre cause, les font tomber trop tôt. Ces hémorrhagies consécutives s'arrêtent très-bien par les acides et les applications froides; mais il faut surtout du calme de la part des opérés, éviter qu'ils ne parlent. On ne saurait trop surveiller ces fausses membranes, et faciliter quelquefois leur chute en les touchant avec du jus de citron.

Nous avons vu, rarement il est vrai, survenir une diphthérite et même un croup : cela dépend de ce que les sujets étaient disposés à cette maladie, ou qu'ils étaient opérés dans un temps d'épidémie.

Dans ce cas, il faut se hâter de traiter la diphthérite générale et quelquefois même, s'il y a croup, en venir à la trachéotomie.

Les résultats définitifs des excisions des amygdales sont souvent très-remarquables. Des enfants sourds entendent quelquefois après l'opération; ceux qui parlaient mal prononcent souvent beaucoup mieux; ceux qui chantaient gagnent aussi sous le rapport de la netteté de la voix (on doit dire cependant que si quelques artistes adultes chanteurs ont gagné, il y en a qui ont perdu); enfin, et c'est un des plus grands avantages, ceux qui avaient la poitrine rétrécie respirent mieux; les côtes, de déprimées qu'elles étaient, reviennent souvent à l'état normal, et la poitrine prend de l'ampleur. Ce dernier résultat retentit nécessairement sur toute l'économie.

VII

DES POLYPES DU RECTUM CHEZ LES ENFANTS

Les polypes du rectum sont loin d'être rares chez les enfants, et il ne se passe pas d'année où nous n'ayons l'occasion d'en observer au moins six à huit cas, soit à l'hôpital, soit en ville.

On les trouve ordinairement dans le rectum, au-dessus du sphincter; cependant, dans quelques autopsies, nous en avons vu plus haut, et même dans un cas nous en avons observé un dans le cœcum.

Ces polypes, dont les plus gros ont le volume d'une petite noisette, sont le plus ordinairement uniques; il y en a cependant quelquefois plusieurs. Ils sont pédiculés; en les examinant on reconnaît qu'ils sont composés d'une enveloppe muqueuse se continuant avec la membrane interne de l'intestin et formant l'extérieur de la petite tumeur. Celle-ci est constituée par un follicule muqueux qui a augmenté de volume et s'est hypertrophié. L'enveloppe muqueuse forme le pédicule qui unit le polype à l'intestin; le pédicule est assez volumineux lorsque le polype n'est pas très-ancien; il est plus mince lorsqu'il date de quelque temps, par suite de la distension mécanique qu'il a subie lors du passage des matières fécales.

Ces tumeurs sont généralement molles et saignantes; d'autres fois elles sont assez fermes et résistantes; elles peuvent être divisées avec l'instrument tranchant; le tissu est vasculaire et présente l'aspect des follicules de l'intestin augmenté de volume.

On cherche vainement la cause de ces polypes.

Les symptômes sont moins obscurs. Les enfants rendent du sang en allant à la garde-robe, surtout vers la fin de l'excrétion. Quelquefois ils éprouvent des épreintes, des envies fréquentes d'aller qui ne sont pas suivies de déjections. S'ils rendent des matières dures, on trouve sur les matières une cannelure qui indique la présence d'un corps résistant qui leur a imprimé une dépression pendant qu'elles traversent l'intestin.

Cela peut exister longtemps sans que la santé en souffre, si la quantité de sang perdu est peu abondante ; mais l'écoulement sanguin est quelquefois assez considérable pour affaiblir le petit malade : il devient pâle, décoloré, et présente l'aspect chlorotique. Le plus souvent, si on examine les enfants lorsqu'ils finissent d'aller à la garde-robe, on aperçoit une tumeur rouge à l'entrée du fondement et qui rentre après l'évacuation ; les parents croient à l'existence d'une chute du fondement ou à une tumeur hémorrhoïdale, que nous n'avons jamais rencontrées chez nos petits malades. Si on observe avec attention, on reconnaît bien que ce n'est pas une hémorrhoïde et encore moins une chute de la muqueuse intestinale. Dans ce dernier cas, on voit un bourrelet rouge remplissant l'orifice anal ; dans le cas de polype on remarque une tumeur d'un rouge vif, du volume d'une petite fraise, on voit qu'elle tient par un pédicule : ceci se constate très-bien lorsque le polype est remonté et qu'on vient à introduire le doigt dans le rectum ; alors on arrive sur un corps plus ou moins gros, fixé dans un point, très-souvent et principalement sur la paroi postérieure de l'intestin ; en le pressant, il glisse sous le doigt comme un noyau de cerise.

Ces polypes sont souvent méconnus ; tantôt l'on croit que les enfants ont de la dyssenterie, et alors on agit en conséquence. Il arrive aussi qu'ils disparaissent sans qu'on se soit douté de leur existence. En effet, lorsque le pédicule de ces polypes est mince, il se rompt sous l'impulsion des matières fécales et la tumeur se trouve chassée avec elles ; c'est ainsi qu'arrive la guérison spontanée.

Le plus souvent le polype est retenu plus solidement, et persiste ; comme il se montre à l'anus à la suite de chaque garde-robe, on nous consulte.

Bien que le pronostic ne soit pas grave, que rien ne doive inquiéter, le chirurgien doit toujours débarrasser le petit malade de ces sortes de tumeurs. L'indication est encore plus pressante lorsqu'il perd beaucoup de sang.

L'opération est très-simple : elle consiste à faire donner au malade un lavement ; le plus souvent on voit la petite tumeur apparaître à l'anus au moment où l'enfant finit de rendre son lavement.

On saisit la tumeur avec une pince et on porte une ligature de soie sur le pédicule. Le polype tombe souvent de suite ; d'autres fois il n'est coupé que plus tard, alors on laisse remonter le polype avec sa ligature et on apprend qu'il est sorti le soir ou le lendemain. Nous préférons la ligature à la section avec les ciseaux, parce que nous avons eu une fois avec l'instrument tranchant un écoulement de sang assez abondant.

Il arrive d'autres fois qu'il faut amener le polype à l'anus, en introduisant le doigt dans le rectum ; très-souvent il glisse sous le doigt comme un noyau, et on ne peut l'abaisser. Dans ce cas, il faut ne pas sortir le doigt qui sert de conducteur, et diriger sur lui une petite pince à polype, qui permet de saisir la tumeur et de l'amener au dehors, ou mieux, sans chercher à l'abaisser, de tordre son pédicule.

Jamais nous n'avons observé de suites fâcheuses, les écoulements de sang sont arrêtés par des injections froides ; si l'écoulement persistait, on pourrait aussi employer des lavements au ratanhia.

Dans les cas où les polypes sont situés de manière à ne pouvoir être sentis par le doigt, leur présence pourrait être soupçonnée, si les matières fécales étaient cannelées, comme nous l'avons indiqué plus haut ; alors on n'aurait à mettre en usage que des lavements réitérés, même quelques lavements purgatifs, qui pourraient agir mécaniquement pour faire rompre le pédicule du polype et lui permettre d'être expulsé spontanément.

Les récidives s'observent quelquefois ; dans ces cas, la maladie risque moins de passer inaperçue.

VIII.

QUELQUES RÉFLEXIONS PRATIQUES SUR LES TUMEURS ET TACHES VASCULAIRES ET SUR LES NÆVI MATERNI CHEZ LES ENFANTS

Les tumeurs érectiles sont caractérisées par un développement anomal des vaisseaux capillaires sanguins, qui se présente sous forme de taches ou tumeurs. Ces taches et ces tumeurs se ressemblent par la prédominance des vaisseaux sanguins ; leur structure anatomique est la même, mais elles diffèrent de forme. Il en est qui se développent pendant la vie intra-utérine, d'autres apparaissent plus ou moins tard après la naissance, à l'occasion d'un coup, d'une longue compression ou bien sans cause appréciable.

Les *taches* siégent dans l'épaisseur de la peau, sur toutes les parties du corps indistinctement, souvent sur la face. Elles ne sont accompagnées d'aucune élévation, elles sont plates et ne font aucun relief; elles sont pour la plupart congénitales, et souvent on a eu occasion d'en observer plusieurs chez des frères, des sœurs, et chez des enfants dont les arrière-parents avaient présenté ce genre d'affection.

Elles varient de forme, de nombre et de couleur, mais leur teinte est toujours plus ou moins foncée, rose ou rouge. Elles sont de nature veineuse, quelquefois diffuses, et plus souvent circonscrites. Elles s'effacent sous la pression du doigt, pour revenir dès qu'on le retire. Quelques-unes, et ce sont les moins foncées, les plus diffuses, disparaissent avec le temps, sans cause bien déterminée ; d'autres, devenant le siége d'une petite inflammation furonculeuse à leur centre, suppurent, se modifient, et laissent des cicatrices qui finissent par devenir quelquefois à peine visibles. Enfin, le plus grand nombre persistent, elles restent stationnaires, mais souvent aussi elles augmentent d'étendue, et tendent à envahir plus ou moins de la surface du tégument.

Les tumeurs érectiles sont situées au-dessous de la peau; elles sont donc différentes des taches en ce qu'elles occupent le tissu cellulaire sous-jacent; elles peuvent s'étendre aux couches plus profondes, aux muscles, aux tissus fibreux, enfin à toutes les parties molles.

Une petite malade, dont nous avons fait mouler la tête, qui est déposée au musée Dupuytren, portait d'énormes tumeurs érectiles, non-seulement sur la face, mais encore dans les poumons et dans le foie. Tous les tissus, les os même, peuvent donc en être affectés.

Ces tumeurs sont comparables, pour leur structure, au tissu caverneux du pénis et à tous les organes érectiles. Elles sont composées de veines, d'artères et de cellules intermédiaires dans lesquelles ces vaisseaux s'abouchent; c'est un véritable tissu spongieux, fibreux et aréolaire. Ainsi, vaisseaux capillaires artériels et veineux dilatés, communiquant ensemble et avec des cellules remplies de sang, voilà la composition anatomique de ces tumeurs. Nous sommes arrivé sous ce rapport aux mêmes résultats que J.-L. Petit et que Dupuytren, et les injections que nous avons pratiquées nous ont démontré qu'en général les vaisseaux veineux prédominaient sur les vaisseaux artériels, et cela pour les taches comme pour les tumeurs proprement dites. Les taches cependant sont plus spécialement composées de veines. Pour les tumeurs, il peut y avoir prédominance des artères sur les veines, ou développement égal des deux systèmes.

Ces tumeurs peuvent présenter des irrégularités très-grandes. Elles sont sessiles ou pédiculées; nous en avons observé qui ressemblaient à un champignon à plusieurs têtes. Il y en a de grosses comme un grain de millet et d'autres comme une noix et plus. On en trouve rarement une seule sur le même sujet; on peut compter de une à huit, dix et plus. Vidal (de Cassis) en a vu jusqu'à neuf sur une seule épaule. La petite fille que nous avons citée plus haut en avait la face couverte.

Le développement et la marche de ces tumeurs offrent beaucoup de différences. Elles peuvent pendant des années s'accroître à peine et même rester stationnaires; tandis que d'autres fois, en plus ou moins de temps, elles peuvent couvrir toute une région.

Ce sont généralement, au début, de petites taches d'un rouge vermeil ou lie de vin, circulaires, quelquefois bien limitées. Il n'y a alors aucune élévation appréciable de la peau, mais le tissu cellulaire peut se développer graduellement et finit par former une saillie.

Ce développement s'observe tout d'abord dans les premiers mois qui suivent la naissance, ou bien il n'a lieu qu'au commencement de la puberté. Desault et Defrance ont vu chez des jeunes filles un écoulement de sang s'opérer périodiquement par la surface de ces tumeurs, et devenir une sorte de menstruation supplémentaire. D'autres chirurgiens ont fait de semblables observations.

C'est ordinairement au-dessous de la tache cutanée que se forme le noyau de la tumeur. Cette tumeur, d'abord d'un petit volume, circonscrite et mobile, semble se fixer par son fond et sa circonférence au moyen de prolongements qui ne sont pas toujours sensibles à l'extérieur, quoique rampant quelquefois au loin. La surface devient irrégulière, inégale comme celle de la crête de coq. La peau distendue s'amincit et prend une teinte violacée et brunâtre.

La tumeur peut rester sous-cutanée sans que la peau soit sensiblement colorée ; il y en a d'autres qui commencent par les parties profondes et arrivent à la peau, qu'elles soulèvent. Ces dernières sont molles, douces à toucher, cédant à la pression, quelquefois se réduisant en grande partie. Elles donnent une fluctuation plus obscure que celle des abcès, parce que le sang, pour passer d'un point à l'autre, traverse des cellules qui retardent son mouvement.

Les tumeurs veineuses ne présentent ni expansion, ni frémissement, ni battements ; mais, bien que ce ne soit pas l'ordinaire, on peut entendre dans les tumeurs artérielles un bruit particulier, une sorte de susurrus moins prononcé que dans l'anévrysme artérioso-veineux, mais sensible. On peut aussi percevoir avec la main des battements, des mouvements d'expansion, mais seulement lorsque la tumeur est volumineuse, ou en rapport avec une artère importante. Nous avons cru remarquer que les tumeurs de la région parotidienne étaient le plus souvent artérielles.

Le repos diminue la coloration et le volume des tumeurs érectiles ; elles augmentent au contraire par les cris, les efforts musculaires, les exercices de toute sorte et même, chez les adultes, par les émotions morales.

Une gerçure par distension, un coup, une blessure, toute espèce de solution de continuité peut donner lieu à des hémorrhagies ou à des inflammations, qui ont amené quelquefois une guérison radicale.

Chez les très-jeunes enfants, ces tumeurs s'enflamment souvent on ne sait comment; cela peut venir du frottement des langes dans l'emmaillottement. Une de nos petites malades, chez laquelle semblable accident s'était produit, a guéri après une cautérisation que nous avions faite avec le nitrate d'argent, pour arrêter le sang qui coulait.

On pourrait à la rigueur confondre ces tumeurs, surtout lorsqu'elles sont profondes, avec des tumeurs de toute autre nature; mais celles qu'on observe chez les enfants sont généralement faciles à reconnaître. Cependant nous avons présenté en 1845 à la Société de chirurgie une pièce anatomique qui constatait une erreur de diagnostic extraordinaire. Une enfant portait dans l'angle interne de l'orbite droit une petite tumeur qui avait tous les caractères des tumeurs érectiles sous-cutanées. Plusieurs membres de la Société de chirurgie furent d'avis, avis partagé par nous, de traverser la tumeur par des sétons filiformes. Peu après cette opération, l'enfant fut prise d'accidents cérébraux auxquels elle succomba promptement.

L'autopsie a montré que cette tumeur était une encéphalocèle. La poche, du volume d'un pois, après avoir traversé la suture fronto-ethmoïdale, venait faire saillie à l'angle interne de l'orbite; elle était formée par une petite portion de la substance cérébrale enveloppée de ses membranes.

M. le professeur Moreau a rapporté un fait analogue. Un praticien qui a écrit sur la maladie dont il s'agit, a pris une tumeur parotidienne érectile pour un amas de ganglions. On peut donc éprouver, on le voit, des difficultés très-sérieuses dans le diagnostic de ces lésions.

Le pronostic de ces tumeurs varie selon la prédominance des éléments appartenant à l'un des systèmes veineux ou artériel, puis selon le tissu qu'elles envahissent ou la région où elles se développent. Ainsi, les premières sont moins graves que les secondes, et les tumeurs érectiles de l'orbite, celle des os, etc., seront évidemment plus dangereuses que celles qui ont leur siége dans d'autres parties.

Beaucoup de chirurgiens, Dupuytren en tête, n'admettent guère de guérison possible en dehors des moyens chirurgicaux. Sous ce rapport on est allé trop loin ; dans trois cas, le professeur Moreau fut d'avis que l'on n'opérât pas les enfants, chez lesquels Dupuytren avait regardé une intervention de l'art comme indispensable, et la nature détermina chez ces enfants une cure radicale.

Nous avons observé nous-même des cas analogues : le plus intéressant que nous puissions citer est celui d'un jeune enfant qui portait plusieurs tumeurs érectiles sur la tête et une à la face. Cette dernière seule fut cautérisée ; celle de la tête s'enflammèrent alors, nous ne savons comment, et guérirent spontanément.

Traitement. Lorsque les taches ou les tumeurs ne prennent pas un développement rapide, comme la guérison spontanée peut se produire, ainsi que nous l'avons dit, on doit se borner à exercer une surveillance continue, tout en se tenant prêt à agir s'il y avait lieu.

Les procédés opératoires peuvent être ramenés à trois grandes méthodes : 1° empêcher le sang d'arriver à la partie malade ; 2° oblitérer par l'inflammation les vaisseaux dilatés ; 3° opérer la destruction du tissu morbide ou l'enlever. Enfin, on peut rapporter à une quatrième méthode purement palliative quelques procédés qui ont pour but de modifier la coloration des tissus.

La première méthode comprend quatre procédés principaux : les topiques astringents ou réfrigérants, la compression, la ligature des artères, l'incision circulaire de la base de la tumeur.

A la deuxième méthode se rallient cinq procédés : la ponction avec broiement, la vaccination, le séton, les épingles (procédé de Lallemand), l'incision.

La troisième méthode comprend six procédés : la ligature, l'excision jointe à la ligature et à la suture, les caustiques, l'extirpation.

Enfin, la quatrième méthode, purement palliative et que l'on doit à M. Paul de Landau, consiste dans le tatouage des taches érectiles.

Toutes ces méthodes se trouvant décrites avec détail dans les auteurs classiques, nous parlerons seulement des moyens qui nous ont le mieux réussi à l'hôpital des Enfants.

Si la plupart des procédés que nous venons d'énumérer comptent des succès, ils ont aussi à enregistrer de bien tristes revers. Ainsi, nous avons bien guéri, au moyen de l'emploi d'environ cinquante sétons, une énorme tumeur de la région parotidienne chez une jeune fille que nous vîmes avec Vidal (de Cassis) et M. Velpeau, et pour laquelle on avait parlé de la ligature de la carotide. Mais, d'autre part, un de nos professeurs distingués perdit le petit-fils d'un des plus riches financiers du monde, après lui avoir passé un ou deux fils dans une petite tumeur érectile. Un érysipèle enleva promptement le petit malade.

Nous pourrions également rapporter un certain nombre de succès obtenus au moyen du mode de ligature formulé par M. Rigal (de Gaillac) (1), et pourtant nous avons perdu par ce procédé une petite fille qui portait une tumeur dans la région antérieure du cou.

Les plus brillants procédés chirurgicaux ont leurs revers : aussi nous nous efforçons de vulgariser ceux qui déterminent le moins d'accidents, alors même qu'ils produisent des guérisons beaucoup moins rapides. Fidèle à ce principe, nous nous sommes surtout servi, pour le traitement des tumeurs et des taches érectiles, du cautère actuel et des caustiques, moyens puissants que nous mettons en œuvre dans toutes les maladies chirurgicales où ils sont applicables.

Nous avons obtenu aussi d'excellents résultats de la vaccination dans les cas de taches spécialement, et beaucoup d'autres praticiens pourraient fournir un certain nombre d'observations venant confirmer l'efficacité de ce procédé.

Ainsi, en procédant par ordre, nous mettons en première ligne pour les taches, surtout lorsqu'elles sont peu étendues et peu épaisses, la vaccination, qui s'applique aux taches même un peu saillantes et aux tumeurs d'un très-petit volume. Il faut autant que possible ne faire les piqûres qu'autour du tissu morbide, qui, s'il était piqué, pourrait donner du sang en assez grande quantité pour entraîner le vaccin.

Après ce moyen, nous avons eu recours avec succès aux vésicatoires, dont on couvre la surface avec du perchlorure de fer. MM. Guillot et Thierry ont préconisé, et avec raison, cette manière de faire. On peut aussi, à l'aide de la petite seringue de Pravaz, injecter dans ces tumeurs une solution de perchlorure de fer.

Mais, lorsque les taches ont une certaine épaisseur, nous employons le caustique de Vienne, dont nous n'avons eu qu'à nous louer. Nous en étendons une couche, dont l'épaisseur et la largeur

---

(1) *Bulletin de Thérapeutique*, t. XLIV, p. 16 et 202.

doivent être en rapport avec les dimensions du tissu morbide. Il n'est pas nécessaire de couvrir jusqu'aux limites du mal ; on irait jusqu'à 3 millimètres de la circonférence que ce serait suffisant, à cause de l'inflammation éliminatrice qui fera suppurer ce qui reste de tissu érectile. Que l'on ait affaire à une tache ou à une petite tumeur, cinq à six minutes d'application suffisent pour obtenir la destruction complète. L'effet instantané est l'écoulement d'un peu de sang qui traverse la couche du caustique, mais rarement en assez grande abondance pour l'entraîner et détruire son effet. S'il en était autrement, il faudrait enlever aussitôt la pâte de Vienne et arrêter l'hémorrhagie avec le perchlorure de fer ou au moyen de la compression.

Une seule application de caustique suffit le plus souvent ; mais si cela était nécessaire on en ferait une seconde, et alors la couche en serait très-mince. Après chaque application, il faut couvrir l'escarre d'une petite rondelle d'agaric, qui adhère à l'escarre et finit par tomber avec la partie cautérisée. La cicatrice se fait ensuite plus ou moins rapidement.

Le caustique de Vienne donne lieu à des cicatrices blanches, régulières, qui n'ont rien de désagréable à l'œil.

On peut y avoir recours dans le cas de tumeurs cutanées et même sous-cutanées, encore superficielles. Mais, parmi ces dernières, il en est de très-profondes et de très-étendues, sur lesquelles il serait difficile ou dangereux d'appliquer un caustique ; c'est dans un cas de ce genre, la tumeur de la région parotidienne dont nous avons parlé plus haut, que nous fûmes obligés d'employer un si grand nombre de sétons.

Si des pulsations fortes, si un bruit vasculaire prononcé sont constatés, nous pensons qu'on devrait préférer la ligature du tronc artériel correspondant ; j'ai vu cependant, dans un cas, lier l'artère faciale pour une petite tumeur vasculaire et artérielle de la joue, et les battements sont revenus peu après. Si, au contraire, la souplesse de la tumeur, l'absence de mouvements, de bruit vasculaire, fait supposer que cette tumeur profonde appartient plus particulièrement à l'espèce variqueuse, les sétons pourraient être employés.

Mais le procédé qui nous sert le mieux et le plus souvent, c'est le cautère actuel. La plupart des auteurs considèrent pourtant les résultats du cautère actuel comme beaucoup plus graves que ceux du bistouri et conseillent d'en réserver l'emploi aux tumeurs trop étendues, trop confondues avec les tissus sains pour qu'il soit possible de les extirper, et à la destruction des débris du tissu morbide qui auraient échappé au bistouri. Nous sommes loin de partager cet avis.

Il est certain qu'une trop vaste destruction de tissu serait suivie d'une suppuration qui épuiserait et pourrait affaiblir nos petits malades ; aussi avons-nous le soin de pratiquer notre procédé de manière à le rendre aussi inoffensif que possible. Notre but, à l'exemple de Carron du Villards et d'Aug. Bérard, qui en ont donné le conseil, est de modifier le tissu érectile plutôt que de le détruire.

Nous nous servons d'une aiguille d'acier ou de platine, de 2 à 3 centimètres de longueur, montée sur une boule métallique assez volumineuse pour nous permettre de faire plusieurs piqûres sans qu'il y ait une déperdition trop considérable de calorique.

Cette aiguille est chauffée à blanc et plongée vivement dans divers points de la tumeur ou de la tache. (On peut également se servir avec le plus grand avantage du cautère électrique.) Nous commençons, en général, par piquer la base de la tumeur ou le pourtour de la tache. Si l'aiguille n'est pas assez chauffée, l'on a un écoulement de sang à chaque piqûre, et l'inflammation des tissus est insuffisante. Il importe donc de ne pas commencer trop tôt son opération. Des compresses d'eau froide sont appliquées aussitôt sur la tumeur, et, lorsque la suppuration s'établit, si l'inflammation semble prendre trop d'intensité, on a recours aux cataplasmes. Dans tous les cas, on finit par les pansements simples.

Il est rare que le tissu vasculaire soit modifié à tout jamais par une seule opération. Nous avons été obligé de pratiquer jusqu'à dix cautérisations, pour guérir radicalement une petite fille d'une tumeur érectile qui avait le volume d'une groseille et siégeait dans le grand angle de l'œil ; l'affection avait récidivé plusieurs fois. Nous avons dû cribler de piqûres, en sept à huit séances successives, le nez d'un autre enfant, qui était pour ainsi dire transformé en tissu érectile. Dans les cas de ce genre, nous mettons toujours un intervalle de huit jours, quinze jours, et même plus, entre chaque séance.

Quoi qu'il arrive, nous ne saurions trop recommander de surveiller, pendant un temps assez long, tous les petits opérés, même ceux qui semblent être plus complétement à l'abri d'une récidive.

Si un point rouge se manifeste de nouveau, une seule piqûre suffit alors pour déterminer une guérison définitive.

Nous n'avons jamais vu survenir d'érysipèle à la suite de l'emploi de ce procédé, et nous n'avons perdu qu'un malade, qui mourut de convulsions quatre à cinq jours après l'opération ; aussi ne pensons-nous pas que l'on puisse attribuer cet accident à notre mode de cautérisation.

Enfin, nous terminerons en rappelant que, dans ces derniers temps, on est revenu à la ligature métallique ; mais elle n'enlève pas toujours complétement les tumeurs et laisse du tissu vasculaire. Nous avons constaté, dernièrement encore, la supériorité de l'écraseur linéaire pour faire tomber des tumeurs sans hémorrhagie ; mais après l'emploi de ces deux moyens, nous avons vu survenir des récidives : il a fallu revenir à l'usage des caustiques.

Nous n'avons que peu de choses à dire sur les véritables nævi ou taches de naissance. Ces produits pigmentaires si variables, si irréguliers pour le volume et pour la forme, ne sont quelquefois que de simples petites taches circulaires appelées *signes*, plus ou moins foncées, glabres, ou donnant naissance à quelques poils ; on peut les détruire avec une application de caustique de Vienne, ou bien à l'aide d'une pointe de feu. D'autres, plus étendues, plus épaisses, en général de couleur brune ou bistre, peuvent envahir tout un côté de la face, être couvertes de poils et ressembler alors à la peau de certains animaux. Elles ne sont pas susceptibles de s'accroître. On a tenté quelquefois le tatouage pour les faire disparaître, mais nous n'avons jamais cru devoir l'employer.

Un moyen qui nous a réussi dans un cas où le nœvus était peu étendu, c'est l'application du caustique de Vienne. On peut, comme l'a fait M. Chassaignac, appliquer la pâte sur toute la surface du tissu qu'on veut détruire, si les dimensions en sont restreintes ; dans le cas contraire, il faut employer le caustique à plusieurs reprises, successivement dans plusieurs points, en ayant la précaution, après chaque application, de recouvrir l'escarre d'un morceau d'agaric. On laissera tomber le tout ensemble, et, lorsque l'élimination de l'escarre aura eu lieu, on trouvera au-dessous une surface cicatrisée. Dans tous les cas, on ne fera de nouvelles applications de caustique que lorsque les premières auront entièrement produit leur effet.

IX

DES KYSTES ET DES TUMEURS ENKYSTÉES CHEZ LES ENFANTS

Notre intention n'est pas de donner ici l'histoire des kystes ; nous voulons signaler seulement ceux qu'on observe dans le jeune âge, et faire connaître les moyens de traitement que nous avons employés et qui nous ont réussi.

Chez les enfants comme chez les adultes, on rencontre des kystes de diverses natures et dans différentes régions.

1° *A l'extérieur*. — On voit, chez les enfants, des loupes, ou tumeurs enkystées, au cuir chevelu, à la face, au cou, au tronc et aux membres. Ces kystes, formés par une enveloppe fibreuse, contiennent différentes substances liquides ou solides. Ils peuvent être congénitaux ou se développer après la naissance.

On observe quelquefois, mais assez rarement, chez les enfants nouveau-nés, des kystes dans telles ou telles parties du corps et dans lesquels on trouve des os, des dents, des poils et des portions diverses de fœtus. Ces faits curieux et bien connus peuvent s'expliquer par le développement inégal de deux germes dont l'un est envahi par l'autre et reste pour ainsi dire niché dans l'autre. Ils sont quelquefois très-longtemps stationnaires, et, dans quelques cas, finissent par s'enflammer.

Ce qu'on rencontre plus souvent, ce sont des loupes au cuir chevelu, à la face, et spécialement aux paupières ; elles varient pour le volume. Bien que ce genre de tumeurs, qui est partout composé d'une enveloppe contenant une substance sébacée, mélicérique ou autre, puisse s'enflammer et guérir ainsi par l'élimination, ou même se résoudre à l'aide des fondants, nous croyons que, lorsqu'elles persistent et augmentent de volume, ou résistent aux moyens résolutifs mis en usage, il est indiqué d'en débarrasser les enfants. Nous ne craignons pas de répéter que, le bistouri pouvant déterminer des érysipèles, nous avons renoncé à l'instrument tranchant pour extraire ces kystes, et nous appliquons sur tous indistinctement, même sur ceux des paupières, le caustique de Vienne, à moins qu'il ne soit indiqué de les extraire par la partie interne de la paupière, ce qui ne peut se faire qu'avec l'instrument tranchant. Ces kystes sont mis à nu par l'escarre que nous produisons avec le caustique ; ils sortent quelquefois seuls, mais quelquefois il faut en aider l'issue par l'énucléation. Les cicatrices qui suivent ces opérations sont régulières et non saillantes. Seulement, elles se font un peu plus attendre que celles qui succèdent aux incisions ; mais nous n'avons pas eu d'accidents, surtout en laissant sortir les kystes seuls, parce qu'on ne provoque aucun traumatisme. Une ou deux fois, voulant hâter la sortie par des pressions, nous avons eu un peu d'érysipèle.

L'application du caustique doit se faire à l'aide d'un emplâtre de sparadrap-diachylon gommé, dont on couvre plus que la surface de la tumeur. Avant de l'appliquer, on fait au centre une fenêtre de la forme et de l'étendue qu'on veut donner à l'ouverture de la peau, ovalaire ou linéaire, par laquelle le kyste doit sortir. Une fois appliqué, on étend sur la surface, qu'on a mis ainsi à découvert, la pâte de Vienne. Au bout de huit à dix minutes l'effet est produit, il y a une escarre qu'on peut panser avec des cataplasmes, ou bien avec un digestif quelconque, pour faciliter la séparation de la partie cautérisée. La chute de l'escarre peut se faire attendre huit et dix jours ; une fois détachée et le kyste sorti, on panse simplement et on active et régularise la cicatrisation par le nitrate d'argent. On peut même employer ce moyen pour hâter la chute du kyste ; s'il adhère et tarde à se détacher, on cautérise alors son intérieur. A l'exemple de Dupuytren, j'ouvre les petits kystes des paupières et je cautérise l'intérieur après les avoir vidés.

Les kystes du cou se rencontrent souvent chez les enfants ; ils sont d'une autre nature que ceux que nous venons d'indiquer.

Ils sont souvent observés à la naissance, quelquefois uniloculaires, d'autres fois multiloculaires, cloisonnés. Ils contiennent des liquides variés, limpides, albumineux ; il y en a de séro-sanguinolents. Ces kystes sont quelquefois très-fluctuants, presque toujours indolents, sans changement de couleur à la peau, le plus souvent transparents comme les hydrocèles ; de là le nom qu'on leur a donné d'*hydrocèles du cou*. Lorsqu'on n'est pas prévenu de cette transparence, on peut croire à un abcès froid.

Ils se remarquent ordinairement sur les parties latérales de la ligne médiane du cou ; il y en a de très-rapprochés de la mâchoire inférieure ; j'en ai vu à la base du cou, dans le voisinage des clavicules.

Nous avons vu quelquefois ces kystes s'enflammer et se remplir d'un liquide séro-purulent. Le plus ordinairement, nous les avons ponctionnés et nous avons injecté soit du vin, soit de la teinture d'iode étendue d'eau, avec addition d'iodure de potassium, comme dans les hydrocèles de la tunique vaginale ; nous avons en général obtenu de bons résultats. Un séton filiforme passé et laissé plusieurs jours dans les kystes multiloculaires nous a été utile, en nous permettant d'enflammer ainsi en même temps les diverses loges qui se trouvaient traversées par le fil.

Ce dernier moyen pouvant déterminer des érysipèles, nous préférons ponctionner les kystes multiloculaires avec des aiguilles de platine rougies à blanc, qui transpercent les cloisons et enflamment les kystes. Ce n'est jamais d'emblée que nous employons ce moyen ; nous faisons d'abord une et même deux ponctions pour bien nous convaincre que la tumeur est cloisonnée.

Chez les enfants, nous avons vu des kystes hydatiques. Nous avons eu occasion d'en observer à l'extérieur, entre autres à la région fessière. Ces tumeurs fluctuantes, quelquefois résistantes, sans douleur, sans changement de couleur à la peau, marchent très-lentement. Dans quelques cas, on peut rencontrer cette sensation produite par un corps élastique décrite par M. Piorry. L'analogie avec les abcès est telle, que nous les avons ouverts, pensant voir s'écouler du pus ; nous avons vu de véritables hydatides. Le kyste étant vidé, nous avons injecté avec succès des liquides modificateurs, de l'eau salée, ou bien du vin et de l'eau d'orge miellée, de l'eau avec addition de teinture d'iode iodurée. Ces kystes se sont enflammés et la guérison est arrivée sans accidents.

2° *A l'intérieur*. — Nous avons rencontré des kystes hydatiques seulement dans le foie, et nous n'avons rien observé que ce qui se rencontre chez les adultes : des tumeurs plus ou moins marquées, bien souvent uniques, quelquefois bosselées, de cause obscure, ayant présenté une grande lenteur dans leur développement, produisant de la gêne, mais peu de douleur, indolentes, sans changements de couleur, offrant de la fluctuation mais rarement de la sensibilité. Lorsqu'elles étaient volumineuses, on pouvait constater quelquefois de la matité, par suite un refoulement du diaphragme; dans ce cas, il y avait de la gêne de la respiration causée par la compression du poumon droit. Chez les malades que nous avons traités, c'est la gêne produite par les tumeurs sur les organes voisins, le poumon et l'estomac, qui nous a porté à opérer.

Nous avons, en général, employé pour le traitement de ces kystes le procédé de Récamier, c'est-à-dire l'application du caustique de Vienne, avant de faire la ponction. Il nous a réussi plusieurs fois. Cependant dans un cas, en pratiquant une injection d'eau salée, l'enfant fit un mouvement, déchira dans un point les adhérences produites par la cautérisation, du liquide s'épancha dans le ventre, une péritonite foudroyante survint, et le malade succomba le lendemain. A l'autopsie, nous trouvâmes du pus et des flocons de fausses membranes dans la cavité du péritoine.

Nous avons, dans un cas, injecté de l'eau additionnée de teinture d'iode iodurée, et nous avons guéri le malade.

Il est un autre genre de kystes qu'on rencontre à l'extérieur : ce sont les kystes prérotuliens. Nous en avons vu rarement chez les enfants. Deux ou trois fois des ponctions, suivies de l'injection iodée, nous ont donné des inflammations limitées et des résultats heureux. Une fois nous avons passé un séton filiforme après la ponction; nous l'avons laissé cinq à six jours. Il y a eu une inflammation peu considérable, que nous avons modérée par l'emploi du collodion élastique; l'adhérence du kyste s'est produite et l'enfant a guéri. Quant aux kystes synoviaux ou ganglions synoviaux, qui se développent par des efforts musculaires sur le trajet des tendons, ces kystes, qui n'ont pour enveloppe que la membrane synoviale plus ou moins résistante, sont sans changement de couleur à la peau; ils contiennent de la synovie, liqueur blanche ou rosée visqueuse, ayant quelquefois une consistance variable, gélatiniforme. Nous avons mis en usage trois moyens pour les guérir; tous trois nous ont donné des résultats. Le premier, c'est l'écrasement suivi d'une compression pendant quelques jours; cette compression doit être faite avec un petit morceau de linge plié en plusieurs doubles appliqué sur le point où existait la tumeur et fixé avec des tours de bande. Quand nous ne pouvons faire l'écrasement ou qu'il y a récidive, nous piquons ces kystes avec une aiguille fine lancéolée, nous comprimons avec les doigts pour faire sortir la synovie; nous faisons suivre cette compression d'une autre faite avec une bande de toile. Lorsque ces moyens échouent, nous ne craignons pas de passer, à l'aide d'une aiguille fine, un petit séton filiforme à travers le kyste, et, après l'avoir vidé, nous le couvrons de collodion élastique pour prévenir l'érysipèle. Le lendemain, après avoir tiré le séton, nous mettons une nouvelle couche de collodion et nous continuons l'usage d'un appareil légèrement compressif. Enfin nous retirons le petit séton lorsqu'il ne coule plus rien par les piqûres. Nous avons eu le bonheur de ne pas avoir d'érysipèle grave, si ce n'est dans un cas de ganglions de la face dorsale du pied, et encore, après un ou deux abcès bornés au tissu sous-cutané, nous avons pu guérir notre malade.

X

DES CALCULS VÉSICAUX, DE LA TAILLE ET DE LA LITHOTRITIE CHEZ LES ENFANTS

L'examen de cent quarante cas de calculs que j'ai observés pendant les vingt années que je viens de passer à l'hôpital des Enfants, m'ont permis de constater que l'âge n'apporte aucune différence dans la constitution physique et chimique de ces corps étrangers. Les calculs de mes petits malades étaient composés, comme ceux de l'adulte, d'acide urique, de sous-carbonate de chaux, d'ammoniaque, de magnésie, d'oxalate de chaux, d'urate d'ammoniaque, et par conséquent étaient les uns très-durs, les autres très-friables.

Leur forme et leur volume ne variaient pas moins; nous en avons extrait de petits comme un pois et de gros comme un œuf de poule. Nous conservons, entre autres, deux calculs extraits par la taille bilatérale chez des enfants de dix et de onze ans ; chez l'un, le calcul, de forme ovoïde, a 5 centimètres dans son long diamètre et 4 dans le petit; l'autre, de même forme, présentait la même étendue dans son grand diamètre et un peu plus de 3 dans le petit; les deux enfants ont guéri.

Nous avons trouvé souvent des calculs multiples, et dans un cas même nous en avons extrait de la vessie d'un enfant de onze ans, primitivement lithotritié par M. Ségalas, un si grand nombre, que nous n'avons pu les compter; leur masse pesait 91 grammes; le malade a guéri sans fistule.

Nous avons observé des calculs de forme très-régulière, ronds ou ovoïdes, à surface lisse ou rugueuse, quelques-uns cunéiformes avec des facettes, d'autres muriformes. Dans deux cas ils étaient adhérents à la vessie. Nous avons également trouvé des calculs dans les reins, et l'autopsie des enfants nous a permis de constater assez souvent des néphrocystites catarrhales, et même purulentes, comme chez les vieillards. Quelquefois même la muqueuse vésicale et toute la vessie étaient hypertrophiées, et celle-ci, revenue sur elle-même, présentait une cavité très-étroite.

Sous le rapport des causes, nous avons rencontré des calculs chez les enfants de tous les âges, même à la naissance; souvent chez les garçons, rarement chez les filles; quelquefois les parents ou les grands-parents étaient goutteux; nous n'avons jamais rencontré d'enfants dont les pères fussent calculeux. Ce que nous avons reconnu comme cause principale, ce qui se rencontre d'ailleurs dans tous les pays, c'est l'influence d'une mauvaise alimentation. Le plus grand nombre de nos petits malades étaient nés dans les faubourgs et plus souvent encore à la campagne, de parents pauvres leur ayant fourni comme nourriture des légumes, des fruits, pas de vin ni de viande. C'est à peine si nous avons rencontré des calculs chez les enfants des classes aisées de la société, qui sont bien vêtus, bien chauffés et bien nourris.

Nous avons constaté qu'en général les urines de beaucoup d'enfants étaient assez chargées de phosphates calcaires pour encroûter de sels les sondes qu'on laissait vingt-quatre heures dans la vessie.

Les symptômes signalés par les auteurs classiques comme signes des calculs chez l'adulte s'observent chez les enfants, depuis les coliques néphrétiques jusqu'à la douleur à l'extrémité du gland. Ainsi, les coliques néphrétiques, les douleurs lombaires irradiant dans la direction des uretères, la pesanteur à la région de la vessie, plus marquée lorsqu'ils vont en voiture, les fréquents besoins d'uriner, les épreintes, les douleurs, quelquefois très-vives en commençant ou en finissant d'uriner, les envies qu'ils ne peuvent satisfaire, les érections, les tiraillements de la verge, les trépignements, les jets d'urine interrompus, la chute du rectum suite des efforts pour accomplir la miction, la rétention ou l'incontinence d'urine, l'hématurie, plus souvent du catarrhe, quelquefois de petits calculs expulsés par le canal, d'autres fois ces calculs s'arrêtant dans l'urètre à la portion membraneuse ou au méat urinaire. Il faut ajouter que les enfants qui ont la pierre depuis longtemps présentent une verge plus volumineuse que dans l'état normal; les érections et les tiraillements fréquents rendent compte de ce développement.

Comme symptômes généraux, on observe de temps en temps de

la fièvre ; quelquefois elle est continue. Ces symptômes sont peu marqués au début de l'affection ; ils se remarquent surtout lorsque la maladie date de quelque temps. A mesure qu'elle augmente et que le calcul croît en volume, il irrite la muqueuse vésicale; on observe une aggravation des accidents. La fièvre devient continue, l'appétit se perd, l'amaigrissement survient et souvent l'adynamie met fin à la maladie.

Qu'on ajoute à tous les signes que nous venons d'indiquer la présence du calcul constatée à l'aide du cathétérisme, et le diagnostic ne sera plus douteux. Mais il faut le dire, si toujours, ou presque toujours, on rencontre chez un enfant calculeux plusieurs des symptômes que nous venons de rappeler, il faut savoir que souvent il existe seulement un ou deux des signes indiqués ; dans les cas de calculs adhérents, par exemple, beaucoup de symptômes manquent, et alors il y aura de grandes difficultés à se prononcer promptement sur la cause des accidents.

Nous ne devons pas laisser ignorer que quelques enfants ayant un simple phimosis enflammé nous ont été adressés comme pouvant avoir la pierre ; d'autres étant sous l'influence d'une cystite entretenue par des cantharides appliquées sur un vésicatoire ont offert des accidents qui pourraient tromper les praticiens, non prévenus.

Enfin, avant de porter un diagnostic définitif, on doit toujours sonder le petit malade.

La présence d'un calcul étant reconnue, le pronostic variera suivant l'époque à laquelle on est consulté. Si la maladie est au début, le calcul petit, et l'état général bon, le pronostic sera favorable, le calcul, en raison de son peu de volume, pourrait s'engager dans le canal de l'urètre. Dans cette circonstance, le corps étranger sera extrait d'une manière ou d'une autre, souvent avec succès ; le cas est bien moins grave que si l'affection est ancienne et compliquée des lésions vésicales et néphrétiques que nous avons indiquées. C'est alors que le pronostic est fâcheux ; il l'est également si l'enfant est rachitique, scrofuleux ou atteint d'autres maladies chroniques. Enfin il y a danger lorsque le malade porte un calcul volumineux depuis longtemps, et que déjà sa santé générale est altérée.

Les symptômes rationnels que nous avons indiqués les premiers ayant été constatés, il reste, avant de se décider au traitement, à pratiquer l'exploration directe de la vessie, qui doit être répétée plusieurs fois afin de prévenir toute chance d'erreur.

Cathétérisme chez les enfants. — Avant tout, il est important de coucher le petit malade sur le dos et de le faire maintenir fixe, les cuisses fléchies sur le bassin et les jambes sur les cuisses. Il ne faut pas croire qu'il soit nécessaire d'avoir des sondes très-fines pour les enfants : on peut se servir chez un nouveau-né d'une sonde de 4 à 5 millimètres de diamètre, et chez les enfants de cinq à six ans on peut introduire des instruments de 5 à 7 millimètres ; mais il est beaucoup plus facile, pour bien explorer, d'avoir des sondes plus courtes que celles des adultes, ayant une courbure assez courte, comme celles des instruments à lithotritie ; elles doivent avoir de 15 à 16 centimètres de longueur. Il est inutile de chloroformer les enfants pour le cathétérisme ordinaire, c'est-à-dire dans le cas de rétention d'urine. Très-souvent aussi on peut, même pour rechercher l'existence d'un calcul, ne pas employer l'anesthésie. Mais si l'on croit qu'il existe un calcul petit, difficile à sentir, et pour lequel il faille faire des recherches minutieuses, il nous a toujours paru avantageux d'endormir les enfants, et souvent de se servir pour la simple exploration d'un petit instrument à lithotritie ; de cette manière l'enfant remue moins et supporte mieux l'exploration vésicale. L'instrument à lithotritie ayant deux branches permet souvent de sentir plus facilement un petit calcul que la sonde simple, à laquelle il échappe. On a aussi l'avantage de pouvoir de suite saisir la pierre et apprécier ainsi approximativement son volume. Il ne faut pas négliger de sonder le petit malade couché sur le dos, et placé alternativement sur le côté gauche et le côté droit, et même debout, et cela non-seulement une, mais plusieurs fois, si on conserve des doutes.

Le calcul étant bien constaté, quatre indications se présentent :

1° Attendre et prescrire un traitement palliatif ; 2° tenter l'essai des moyens préconisés pour dissoudre la pierre ; 3° faire la lithotritie ; 4° pratiquer la taille.

1° Lorsque le calcul est petit, qu'il n'y a pas d'accidents généraux, on peut espérer qu'en attendant, en faisant boire l'enfant abondamment, et en le baignant souvent, le calcul pourra s'engager dans l'urètre. Alors, si son volume permet à l'enfant d'uriner, il peut se faire qu'en un ou deux jours, plus ou moins, par les seuls efforts que fait l'enfant, le calcul chemine à travers le canal et arrive au méat urinaire. Parvenu à ce point, s'il ne peut sortir spontanément, un léger débridement du méat fait avec un bistouri lui permettra de s'échapper, ou bien donnera la facilité de le saisir avec une pince et de l'extraire. Dans le cas où le calcul resterait dans un des points de l'urètre et ne bougerait plus, si surtout l'enfant ne pouvait uriner ou bien urinait avec beaucoup de difficulté, on pourrait avec avantage se servir de la curette articulée de Leroy (d'Etiolles). Cet instrument m'a rendu plusieurs fois service pour ces extractions. Si ce moyen échoue, il est indiqué de pratiquer l'opération de la boutonnière ; mais il faut être bien certain auparavant qu'on ne peut extraire le calcul par d'autres moyens ou le broyer sur place. Quoique l'opération qui consiste dans une incision du canal sur le calcul réussisse en général assez bien, il peut survenir des accidents, l'érysipèle par exemple, puis quelquefois une fistule consécutive.

2° *Traitement interne pour dissoudre le calcul.* — Je n'ai pas de faits qui puissent m'engager à mettre un enfant calculeux à un traitement par l'eau de Vichy ; mais je pense, que lorsqu'il n'y a pas encore de phénomènes généraux qui débilitent le malade, on pourrait tenter l'essai d'une saison à Vichy, surtout si le calcul est petit. On pourrait aussi essayer l'emploi des bains au sous-carbonate de soude et donner le bicarbonate en boisson, ou mieux de l'eau de Vichy naturelle.

3° *Pratique de la lithotritie.* — Nous ne répéterons plus aujourd'hui ce que nous avons écrit dans notre thèse de doctorat en 1828 : *la lithotritie est impraticable sur les enfants au-dessous de cinq ans.* Alors la lithotritie était dans son enfance ; au contraire, aujourd'hui, l'expérience de tous ceux qui ont pratiqué cette opération, et la nôtre en particulier, doivent engager à y recourir à tous les âges, même chez les enfants de quinze ou dix-huit mois, garçons et filles ; et nous dirons que la lithotritie est applicable chez les plus jeunes enfants toutes les fois :

1° Que le calcul est peu volumineux, et ne dépasse pas 15 à 16 millimètres de diamètre ; ce qui permet de faire un petit nombre de séances (une seule, ou deux ou trois au plus) ;

2° Que l'état général est bon et que la vessie paraît saine, exempte de catarrhe purulent ;

3° Et surtout lorsqu'il n'y a pas plus d'un ou deux calculs.

La lithotritie ne paraît pas au contraire applicable :

1° Lorsqu'il y a un calcul trop volumineux (2 centimètres et au delà) ;

2° Lorsque le calcul est adhérent ;

3° Lorsqu'il est muriforme, et très-dur, comme nous en avons rencontré des exemples.

En résumé, nous sommes arrivé à être partisan de la lithotritie dans un grand nombre de cas chez les enfants, parce qu'à mesure que nous nous sommes familiarisés avec cette opération, en suivant les préceptes formulés par MM. Leroy (d'Etiolles), Heurteloup, Civiale, Ségalas, nous sommes arrivé à éviter beaucoup d'accidents que nous éprouvions au début de notre pratique et que nous n'avons plus aujourd'hui.

Tout en conseillant la lithotritie chez les enfants, nous ne devons pas dissimuler que, si cette opération présente de grands avantages, si elle met à l'abri des grands accidents de la taille, elle n'est pas constamment exempte d'inconvénients. Indiquons donc ici, d'après notre expérience, ce que nous conseillons de faire pour le broiement de la pierre chez les enfants ; examinons successivement la préparation du malade, le manuel opératoire, puis les soins consécutifs.

Préparation du malade. — Nous regardons comme indispensable de préparer le malade, d'abord en combattant les maladies qui sont liées à l'existence du calcul vésical, et même en prévenant celles qui peuvent venir compliquer l'opération, ainsi de vacciner le petit malade s'il ne l'a pas été. Le premier soin est d'habituer son canal au contact des instruments à l'aide de bougies introduites matin et soir et laissées en place pendant quelques minutes, puis en augmentant graduellement leur volume, enfin en donnant des bains tous les deux ou trois jours. Au bout de huit à dix jours, s'il n'est survenu aucun accident, on peut procéder à l'opération, après avoir fait prendre au malade un lavement.

Manuel opératoire. — Aujourd'hui, il n'est plus question d'employer d'autre instrument que le lithotriteur à deux branches, dont on a essayé la force et dont on connaît le mécanisme. Il sera garni d'une crémaillère, ou du levier de M. Guillon, ou bien de l'écrou brisé. Le levier présente plus de force que les deux autres, et la manœuvre peut être faite plus rapidement ; mais la force ne pouvant être graduée, on peut plus facilement briser l'instrument.

Nous regardons comme très-avantageux de joindre à ces instruments soit l'espèce de curette que nous avons fait faire dès 1830 par M. Charrière, pour nettoyer l'instrument, soit l'évacuateur que M. Guillon a ajouté à son instrument.

Trois numéros suffisent pour les enfants, depuis l'âge d'un an jusqu'à celui de quinze. L'extrémité de l'instrument étant la partie la plus volumineuse, nous indiquerons trois instruments dont l'extrémité, terminée en bec de canne, offre, le plus petit pour les enfants les plus jeunes, d'un an environ, 5 millimètres en largeur et 3 millimètres sur le plat ; le moyen pour les enfants plus âgés, 6 millimètres en largeur et 4 millimètres sur le plat ; enfin, pour les plus grands celui de 6 à 7 millimètres dans la largeur et 5 à 6 sur le plat. Avec ces trois instruments nous sommes presque toujours arrivé à franchir le méat urinaire sans le débrider, ce que cependant nous avons été obligé de faire quelquefois. Nous nous sommes bien trouvé d'avoir, pour les cas de pierre dure, l'instrument à branche femelle terminée en mortaise dans laquelle s'engage la branche mâle ; il permet de faire plus de morceaux en peu de temps, et nous l'employons souvent, surtout pour une première séance.

On doit avoir, indépendamment de l'instrument principal : 1° une sonde de gomme élastique ; 2° une seringue pour injecter de l'eau dans la vessie ; 3° un matelas plié en deux et disposé en plan incliné, placé sur une table ou un meuble à hauteur d'appui, pour remplacer le lit à bascule de M. Heurteloup ; 4° du chloroforme, dont nous nous sommes toujours bien trouvé pour les enfants ; 5° enfin plusieurs aides, au moins trois, l'un pour chloroformer, les deux autres pour maintenir le bassin et les membres inférieurs.

Le malade étant placé sur le matelas, disposé convenablement, on maintient le bassin sur la base du plan incliné, de manière que le siége soit très-élevé et le tronc déclive ; de cette sorte le calcul peut se porter vers le haut de la vessie, qui est la partie déclive par suite de la position où l'on a mis le sujet.

Le malade étant maintenu et chloroformé, nous introduisons une sonde de gomme élastique pour injecter de l'eau dans la vessie, et nous la remplaçons par l'instrument, en essayant d'empêcher l'eau de s'échapper. Les enfants rejettent le plus souvent l'injection et alors on opère à sec; nous ouvrons l'instrument en inclinant l'extrémité vésicale à droite et à gauche successivement, dans la partie déclive de la vessie; nous l'ouvrons et le fermons alternativement. Lorsque nous avons saisi le calcul, il est bien important de mouvoir l'instrument pour être certain de tenir le calcul seul, sans avoir pincé la muqueuse de la vessie; alors nous broyons une première fois, puis une seconde, une troisième et successivement pendant quatre à cinq minutes; nous ne prolongeons jamais au delà les séances; nous finissons en fermant complétement l'instrument avant de le retirer. C'est souvent à ce moment que la curette est très-nécessaire pour nettoyer la cuiller chargée de détritus. Nous terminons par une injection d'eau à l'aide d'une sonde de gomme, l'eau est expulsée et entraîne les fragments assez peu volumineux pour passer par la sonde.

Soins consécutifs. — Lorsque nous opérons sur des enfants qui urinent au lit, nous leur appliquons un suspensoir, à l'ouverture duquel est fixé une espèce de gousset en gaze, dans lequel est introduite la verge; de cette manière l'urine est passée au tamis à mesure qu'elle coule et les graviers expulsés sont retrouvés.

S'il ne survient aucun accident, il faut se contenter de bains tièdes, qu'on commence à donner immédiatement après la première séance et qu'on continue les jours suivants, et on nourrit le malade. Mais s'il survient des accidents inflammatoires, il faut les combattre, quelquefois par de simples cataplasmes, mais, dans certains cas, par des sangsues soit au périnée, soit à l'hypogastre; il faut redouter les cystites.

Chez les enfants un accident assez fréquent, plus que chez les adultes et les vieillards, c'est l'arrêt d'un fragment du calcul dans le canal. Cela dépend de ce que la vessie et son col diffèrent chez l'enfant et chez l'adulte, et surtout chez le vieillard. Chez l'enfant, la contraction de la vessie est très-énergique, et, comme son col se dilate facilement, il permet aux fragments fortement chassés par la contraction vésicale de s'engager dans le canal. Il en résulte que, sous ce rapport, l'enfant est dans des conditions plus fâcheuses à la suite de l'opération. Les fragments peuvent franchir le col, même alors qu'ils sont assez volumineux; mais, lorsqu'ils arrivent dans la portion membraneuse du canal, ils s'arrêtent dans ce point et ne peuvent être chassés plus loin; on sent alors le calcul en portant le doigt sur le périnée. Dans ces cas, quelquefois on voit survenir une orchite.

Quand le calcul est engagé dans la portion membraneuse, il est indiqué de chercher à le refouler dans la vessie et de le broyer sur-le-champ; si cela était impossible, il faudrait le broyer sur place à l'aide des instruments inventés pour broyer les fragments dans le canal, ou bien employer la curette articulée de Leroy (d'Etiolles) pour ramener le fragment à l'extrémité du canal. Enfin, si la difficulté était par trop grande, il faudrait pratiquer l'opération de la boutonnière.

Il survient quelquefois chez les enfants, mais rarement, ce que nous avons observé à Bicêtre chez les vieillards : c'est une paresse de la vessie, elle ne se contracte pas; et alors nous nous sommes bien trouvé d'administrer le seigle ergoté, 1 ou 2 grammes par jour. Sous l'influence de l'action de ce médicament, des enfants qui ne pouvaient expulser les calculs broyés après la lithotritie, les rendaient avec une certaine facilité. Il est très-important de ne se décider à employer ce moyen que lorsqu'on est certain qu'il n'y a plus de gros fragments qui s'engageraient dans le col.

Quant à la seconde et aux autres séances de lithotritie, dans lesquelles on doit se conduire comme dans la première, nous les pratiquons à cinq ou six jours et même à plus grande distance. Elles sont plus ou moins rapprochées suivant les circonstances où se trouvent les petits malades après leur première opération.

Si nous avons été assez heureux quelquefois pour broyer un calcul en une ou deux séances chez les enfants, il ne faut pas s'attendre à un semblable résultat toutes les fois que le calcul est un peu volumineux. Aussi, beaucoup de chirurgiens préfèrent encore la taille chez les enfants; car il faut bien le dire, il y a des accidents graves après la lithotritie, si on la pratique lorsqu'il existe un trop gros calcul. Dans les cas de complications graves de cystite ou de néphrite, les malades succombent.

Quoi qu'il en soit, nous ne sommes pas exclusif et nous pratiquons la lithotritie dans les circonstances où elle n'est pas contre-indiquée.

4° *Pratique de la taille.* — Dans les cas où la lithotritie n'est pas applicable, il faut évidemment faire la taille : chez l'enfant, elle nous paraît indiquée quand la pierre a plus de 12 à 15 millimètres, quand elle est dure, lorsque le corps étranger, par son long séjour, a causé l'altération de la vessie.

Nous avons toujours pratiqué la taille périnéale, et c'est après avoir réfléchi sur tous les procédés, que nous avons préféré cette taille à la taille hypogastrique : nous ne pratiquerions celle-ci chez l'enfant, par exception, que pour un calcul très-volumineux.

Parmi les diverses tailles périnéales, nous aimons mieux la taille bilatérale, parce qu'elle permet d'extraire de très-volumineux calculs, et que, selon nous, elle met mieux à l'abri de la lésion du rectum et de la lésion des conduits éjaculateurs. D'ailleurs, comme le périnée a moins d'épaisseur chez les enfants que chez les adultes, comme chez eux la prostate existe à peine, et qu'enfin la région profonde du périnée offre des vaisseaux moins développés, nous avons par suite de ces dispositions anatomiques plus de chances de succès que chez les adultes.

Préparation à la taille. — Elle consiste à donner quelques bains les jours qui précèdent celui de l'opération; à faire prendre, la surveille, un léger purgatif pour débarrasser le canal intestinal, un lavement la veille, et un second le matin même de l'opération. Ces injections sont surtout utiles pour que le rectum soit parfaitement libre; sans cela, on s'expose à blesser cet intestin au moment de l'opération. Le fait suivant témoigne de l'utilité de cette précaution. Un enfant que nous devions opérer avait été purgé, on lui avait donné des lavements; malheureusement on lui laissa manger une cerise, dont il avala le noyau; nous opérons, pensant que l'intestin est complétement libre, et au milieu de la manœuvre, au moment ou nous faisons saillir les lames du lithotome, le noyau de cerise qui était descendu dans le rectum est poussé par les efforts de l'enfant. La paroi antérieure du rectum est soulevée, et nous sentons la lame du lithotome porter sur le noyau; celui-ci sort de suite par la plaie faite à l'intestin.

Manœuvre opératoire. — Un matelas placé sur le bord d'une table ou d'une commode à hauteur d'appui est destiné à recevoir le malade; un cathéter proportionné; un bistouri droit et un boutonné; un lithotome double; un gorgeret; des tenettes constituent l'appareil instrumental.

Nous y joignons ce qu'il faut pour employer le chloroforme; des liens pour fixer le malade; un brise-pierre dans le cas où le calcul serait trop gros; une seringue garnie d'une canule de gomme élastique; une sonde de gomme élastique garnie de rondelles d'agaric pour tamponner momentanément la plaie; un ténaculum; des fils à ligatures; de l'eau, des éponges.

Le malade étant couché sur le dos, le siége très-rapproché du bord du lit, l'opérateur introduit le cathéter avant qu'on n'attache les pieds; l'instrument une fois introduit, le calcul constaté de nouveau, l'enfant est fixé les pieds dans les mains à l'aide de liens; on pourrait s'en dispenser en chloroformant le malade; mais cependant, comme des malades chloroformés se défendent encore quelquefois, il est important de prendre cette précaution.

Les choses ainsi disposées, un aide placé à la droite du malade fixe le bassin en le pressant sur le lit, deux aides tiennent les genoux appuyés sur leur poitrine, et maintiennent les deux cuisses uniformément fléchies sur le bassin et écartées à égale distance à droite et à gauche; un quatrième aide, placé derrière la tête du malade, est chargé de donner le chloroforme; un cinquième présente les instruments.

L'opérateur, se tenant entre les cuisses du malade, dont le périnée est tourné en face du jour, commence par bien placer le cathéter et le confie à un sixième aide, qui doit le tenir de la manière suivante: debout au côté gauche de l'opéré, il tient le cathéter de la main droite et peut s'aider de la gauche; l'opération se fait d'autant mieux que cet aide maintient le cathéter convenablement; il doit le tenir dans la direction de la ligne médiane du périnée, l'incliner un peu vers la région hypogastrique en faisant saillir légèrement la partie convexe du cathéter, la pressant vers le périnée qu'il doit chercher à faire bomber, en sentant toujours avec la concavité du cathéter l'angle formé par le pubis, afin de ne pas trop presser du côté du rectum que l'instrument pourrait déprimer sur la ligne médiane, ce qui ferait saillir à droite et à gauche l'intestin et l'exposerait ainsi à être blessé.

Le chirurgien, qui a fixé préalablement l'écartement des lames du lithotome de 2 à 3 centimètres, suivant l'étendue du périnée, pratique alors la taille bilatérale, si bien décrite dans les ouvrages de médecine opératoire, que je ne crois pas utile de la rappeler ici;

j'ajouterai cependant que, si la pierre est très-volumineuse et ne peut être extraite avec la tenette, je me suis bien trouvé de faire la taille quadrilatérale de Vidal (de Cassis), et que quelquefois le brise-pierre m'a été utile pour diviser la pierre et l'extraire en plusieurs fragments.

Dans ce cas, où l'on extrait la pierre après l'avoir brisée, il est important, en terminant l'opération, de faire dans la vessie des injections d'eau tiède à l'aide d'une seringue garnie d'une canule de gomme élastique introduite dans la plaie. Dans le cas contraire, après l'extraction du calcul, lorsque l'indicateur gauche introduit dans la vessie ne reconnaît rien, il faut s'arrêter.

On porte le malade dans son lit, après avoir épongé la plaie; il doit être couché sur le dos, un rouleau de linge sous les jarrets pour tenir les cuisses écartées et fléchies sur le bassin.

Après l'opération, s'il n'y a que peu d'écoulement de sang, nous donnons un bain tiède de vingt minutes environ, nous le renouvelons souvent le lendemain et le surlendemain, si les choses continuent à bien se passer. Le jour de l'opération, lorsque le malade souffre une ou deux heures après, nous lui donnons 10 à 12 grammes de sirop de pavot blanc. S'il est bien, nous prescrivons un bouillon ou deux le même jour, et les suivants, des potages, et graduellement nous augmentons chaque jour sa ration alimentaire.

Accidents primitifs.— Lorsque, pendant l'opération, on a ouvert quelque vaisseau donnant du sang à l'extérieur, on peut quelquefois reconnaître le point d'où part l'hémorrhagie et faire la ligature; si l'on ne voit pas d'où vient le sang, il suffit de pratiquer une injection d'eau froide par la plaie. D'autres fois, nous avons introduit une sonde de gomme élastique par le canal de l'urètre jusque dans la vessie et nous avons injecté de l'eau froide qui ressortait par la plaie. Enfin nous avons fait l'application d'une vessie remplie d'eau froide au-devant du périnée ou sur la région hypogastrique.

Tous ces moyens nous ont en général suffi pour arrêter l'hémorrhagie; cependant, dans quelques circonstances, nous avons eu recours à un genre de tamponnement ainsi pratiqué : nous prenons une sonde de gomme élastique courbe sans mandrin de 7 à 8 centimètres de diamètre; nous fixons à 4 ou 5 centimètres des yeux de la sonde deux disques d'agaric un peu plus large qu'une pièce de

5 francs; ces disques, troués au centre, permettent de faire passer la sonde qu'on maintient au point voulu à l'aide de fils cirés qui serrent solidement l'agaric autour de l'ouverture et sur la sonde; de cette manière, on peut introduire le bout de la sonde jusque dans la vessie, l'agaric s'arrête dans le trajet de la plaie et en comprime les parois. On fixe le tout avec des tours de bande qui embrassent le bassin et passent en s'entre-croisant sur le périnée autour de la sonde, dont le bout reste à l'extérieur pour le passage des urines.

Ce genre de tamponnement nous paraît plus doux que celui exercé avec la canule de Dupuytren; nous l'avons employé plusieurs fois. Nous ne l'avons jamais laissé plus de vingt-quatre à quarante-huit heures; en général, cela suffit, et nous n'avons jamais perdu de malades d'hémorrhagie.

Sur les *cent opérations* pratiquées soit à l'hôpital, soit en ville, il nous est arrivé trois fois de blesser le rectum. Cet accident se reconnaît au moment même, au plus tard le lendemain. La plaie peut se fermer naturellement, ce que nous avons observé deux fois; dans le troisième cas, l'enfant est resté avec une fistule vésico-rectale, malgré plusieurs cautérisations faites à des époques plus ou moins éloignées du moment de l'opération, quinze jours, six semaines et plus.

En général, les suites de la taille sont heureuses. Il y a un peu de fièvre; quelquefois, un jour ou deux après l'opération, l'opéré urine par la verge, cela dépend du gonflement des lèvres de la plaie; mais l'urine ne tarde pas à revenir par l'ouverture du périnée, et lorsque tout va bien, ce n'est que vers le cinquième jour que l'urine revient par la verge. Enfin, du sixième au septième jour, la plaie se resserre, et tous les jours il passe un peu moins d'urine par la plaie et davantage par le canal. Du vingt au vingt-cinquième jour, la plaie, qu'on a animée par quelques cautérisations avec le nitrate d'argent, diminue et se ferme; les urines passent par l'urètre et l'enfant guérit. C'est là le plus ordinaire, mais il n'en est pas toujours ainsi.

Accidents consécutifs. — Le soir même ou le lendemain de l'opération, il peut survenir des douleurs à l'hypogastre, principalement dans la région vésicale; dans ces cas, la douleur est causée par la présence d'un caillot dans la vessie, et il suffit d'un cataplasme sur le ventre pour en faciliter l'expulsion; celle-ci accomplie, on voit cesser la douleur et partant la fièvre, dont le caillot était la cause. Nous avons vu un bain être utile dans ces circonstances, aussi quelquefois nous en donnons un le soir même de l'opération, afin de prévenir cet accident. Lorsque l'enfant n'a pas évacué au bout de deux ou trois jours, nous donnons d'abord un peu d'huile de ricin de préférence à un lavement.

S'il survient du frisson, de la fièvre, des envies de vomir, de la sensibilité à la région de la vessie, avec un gonflement et une infiltration de la verge plus ou moins notable, nous redoutons de suite, ce qui arrive quelquefois, une inflammation du tissu cellulaire du petit bassin, et par suite la péritonite. Nous prescrivons alors hardiment un plus ou moins grand nombre de sangsues que nous faisons appliquer soit au périnée autour de la plaie, soit à l'hypogastre; puis des cataplasmes ou des fomentations sur le ventre, les onctions avec l'onguent napolitain belladoné, les bains tièdes, les purgatifs; en un mot, un traitement antiphlogistique proportionné à la force de l'enfant. Nous ajoutons une potion contenant 1 et même 2 grammes d'alcoolature d'aconit à prendre dans les vingt-quatre heures pour prévenir les effets de la résorption purulente. Nous avons été assez heureux pour sauver quelques malades par l'emploi de ces moyens, mais malheureusement pas tous. Sur nos cent enfants opérés par la taille, nous en avons perdu quatorze; six ont succombé à des maladies intercurrentes, scarlatine, croup, pneumonie; mais les huit autres sont morts tous avec une inflammation du tissu cellulaire du petit bassin, inflammation partant du col de la vessie, se propageant au péritoine abdominal, et dont les altérations ont été constatées à l'autopsie. Ajoutons que, dans nos autopsies, nous avons pu reconnaître que nous n'avions pas blessé les canaux éjaculateurs. Nous devons dire que nous avons revu quelques-uns de nos opérés alors qu'ils avaient atteint l'âge de vingt et un ans et vingt-quatre ans; ils nous ont appris qu'ils remplissaient très-bien leurs fonctions génitales.

En résumé, nous devons reconnaître et dire :

1° Que, par la *taille*, sur cent opérés nous en avons perdu quatorze : huit d'accidents dépendant de l'opération, inflammation du tissu cellulaire du petit bassin et même cystite accompagnée de néphrite; six de maladies intercurrentes, rougeole, scarlatine, pneumonie, etc. ; que sur trois fistules rectales, suite de la taille, deux ont guéri, une a persisté ; qu'à notre connaissance, deux fistules périnéales existent encore ; que trois de nos petits opérés sont restés affectés d'une incontinence d'urine plus ou moins notable.

2° Que la *lithotritie* pratiquée quarante fois (trente-cinq garçons et cinq filles) nous a donné sept morts, dont quatre produites par des maladies intercurrentes, croup, scarlatine, et trois seulement du fait de l'opération. Dans l'un de ces derniers cas, la mort fut due à une cystite consécutive au pincement de la vessie, et dans les deux autres elle fut également la conséquence de cystites intenses avec inflammation des uretères et des reins. Ajoutons que les suites des lithotrities pratiquées pour des calculs volumineux qui ont nécessité quatre, cinq et sept séances, nous ont donné de grandes inquiétudes, à cause des accidents inflammatoires produits, et par les difficultés souvent occasionnées par l'extraction de calculs engagés dans l'urètre. Mais n'oublions pas de dire qu'à la suite de nos lithotrities nous n'avons pas eu d'incontinence d'urine, et que nos petits opérés se trouvaient à l'abri de tout danger de fistule urinaire.

Nous croyons donc, par le résultat de notre pratique, qu'il sera utile de propager l'emploi de la lithotritie chez les enfants en se tenant dans les limites que nous avons indiquées, mais que longtemps encore il faudra pratiquer de préférence la taille, lorsqu'il y aura des calculs volumineux et des complications d'inflammation de l'appareil urinaire.

DU TRAITEMENT DES FISTULES CONSÉCUTIVES A LA TAILLE CHEZ LES ENFANTS

Après la taille périnéale, il reste quelquefois une fistule ; elle peut être vésico-rectale, ou vésico-périnéale. Les premières viennent de ce que le rectum a été blessé au moment de l'opération. Les urines s'écoulent par le rectum et quelquefois les matières fécales passent de l'intestin dans la vessie et par le canal de l'urètre. Sur les trois cas de ce genre que nous avons été à même d'observe deux ont guéri par les seuls efforts de la nature; le dernier a résisté à tous les moyens que nous avons mis en usage : sonde à demeure, cautérisations avec le nitrate d'argent, puis avec le cautère actuel, aidé de l'emploi des bains gélatineux salés, et même sulfureux. L'enfant porte encore sa fistule ; les urines coulent involontairement, et quelquefois elles contiennent des matières fécales.

Nous avons observé les *fistules périnéales* chez des enfants qui avaient subi la taille latéralisée depuis longtemps, plusieurs mois et même plusieurs années. Nous les avons traitées par des cautérisations avec le nitrate d'argent, mais nous n'avons jamais rien obtenu par ce moyen, parce que nous ne pouvions agir sur tout le trajet de la fistule.

Nous avons essayé successivement l'emploi d'un séton filiforme introduit par la fistule et traversant l'urètre. Plus tard, nous avons cautérisé tout le trajet de la fistule avec un stylet rougi à blanc. Pour pratiquer ces deux opérations, nous avons été obligé de faire fabriquer une sonde métallique ayant son œil sur la convexité au niveau de la courbure, puis un stylet creux pouvant entrer par l'œil de la sonde et servir de conducteur. Dans ce tube peut passer facilement et entrer dans la sonde un long stylet aiguillé qui entraîne un double fil de soie. A l'aide de cet appareil, on introduit la sonde de manière que l'œil se trouve en rapport avec l'orifice interne de la fistule, on porte dans la fistule le conducteur creux qui s'engage dans l'œil, et on passe le stylet qui conduit le séton ; on termine en nouant ses deux extrémités après avoir retiré les instruments. On laisse le corps étranger trois à quatre jours ; lorsqu'il a irrité le trajet de la fistule, on le retire, et la cicatrisation peut s'opérer.

Ce qui nous a le mieux réussi, c'est la cautérisation au fer rouge de tout le trajet de la fistule. Pour pratiquer cette cautérisation, nous nous servons encore de la sonde que nous venons d'indiquer ; lorsqu'elle est introduite, l'œil de la sonde en rapport avec l'orifice interne de la fistule, nous prenons un stylet d'acier, nous le passons d'abord de manière à arriver par la fistule dans l'œil de la sonde qui nous empêche d'aller plus loin. Nous le retirons, nous chloroformons le petit malade et nous introduisons rapidement le stylet rougi à blanc dans la fistule jusqu'au point d'arrêt ; de cette manière, nous ne dépassons pas le trajet fistuleux ; nous ne craignons pas que le stylet aille toucher la paroi supérieure de l'urètre. Cette cautérisation est un moyen plus certain que le séton. Pour lui venir en aide, on peut mettre au malade une sonde de gomme élastique à demeure, et nous avons vu le trajet fistuleux se cicatriser après quatre ou cinq jours de ce traitement. Les sondes nouvelles en caoutchouc vulcanisé de M. Galante seront très-utiles dans ces cas, car elles ne fatiguent pas la vessie et ne s'altèrent pas.

Si on avait à traiter un enfant raisonnable, qui avertisse chaque fois qu'il a envie d'uriner, on pourrait le sonder avec une sonde en caoutchouc vulcanisé; de cette manière on craindrait moins encore de fatiguer la vessie par la présence de la sonde à demeure; mais, pour agir ainsi, il faudrait encore que le petit malade eût près de lui quelqu'un qui pût le sonder facilement, ou qu'il fût assez grand pour se pratiquer lui-même cette petite opération. Cela peut se rencontrer chez des enfants de douze ans.

XI

DE L'HYDROCÈLE CHEZ LES ENFANTS

L'hydrocèle s'observe très-souvent chez les enfants. On en rencontre de deux espèces, l'hydrocèle de la tunique vaginale et l'hydrocèle enkystée du cordon.

L'hydrocèle de la tunique vaginale présente deux variétés : dans l'une, il existe une communication avec le péritoine, c'est le cas où l'hydrocèle s'est déclarée avant la naissance ; mais nous avons vu également des enfants venant au monde avec une hydrocèle ne communiquant pas avec le péritoine. Dans le premier cas l'hydrocèle préexistait à la descente du testicule, et dans le second elle était consécutive à la descente de cet organe dans les bourses ; on peut donc dire que l'hydrocèle congénitale ne communique pas toujours avec la cavité abdominale, mais que le plus ordinairement cette communication existe. A l'examen on constate en général que le liquide est jaune-citron, qu'il est albumineux. Nous l'avons trouvé d'une autre couleur seulement dans les cas où le testicule était malade ; alors ce liquide était trouble, opaque, ou puriforme. La tunique vaginale est distendue, mais saine, sans changement de couleur, sans augmentation d'épaisseur, et transparente ; quelquefois le testicule est affecté, il est tuberculeux et même cancéreux ; ces deux altérations sont très-rares dans le bas âge.

Causes. — Lorsque le testicule est malade, l'hydrocèle est la conséquence de la maladie principale ; mais comme le plus ordinairement le testicule est sain, la cause est très-obscure. On est quelquefois porté à admettre comme cause la débilité générale de l'enfant ; d'autres fois on constate une contusion, un froissement du testicule, ou une orchite. Quoi qu'il en soit, on observe les symptômes suivants :

Tumeur oblongue d'un volume variable, fluctuante, transparente, sans changement de couleur à la peau, s'étendant de l'anneau inguinal vers la partie inférieure du scrotum, ne se réduisant pas dans l'abdomen, lorsqu'il y a hydrocèle sans communication avec le péritoine; se réduisant au contraire par une pression lente et graduée, quand la communication existe, et ressortant dès que l'on fait tousser l'enfant, ou si on le fait marcher ou sauter. Ce symptôme, qui s'observe dans la hernie, permettrait de confondre les deux maladies ; mais l'une des tumeurs est transparente, fluctuante, on y sent positivement un liquide; dans l'autre, il n'y en a pas, il y a opacité, on sent plutôt des gaz et du gargouillement.

Le pronostic de cette maladie n'est pas grave : en général on peut guérir, avec ou sans opération. En effet, l'hydrocèle abandonnée à elle-même peut disparaître spontanément, surtout celle qui communique avec le péritoine; on vient en aide à la cure par des lotions plus ou moins toniques et par l'usage d'un suspensoir.

Traitement. — Des compresses imbibées de gros vin, dans lequel on met infuser des roses de Provins, peuvent être appliquées avec avantage sur les bourses, en les soutenant avec un suspensoir ; un autre topique m'a réussi quelquefois, c'est la teinture de digitale avec moitié eau. Les compresses imbibées de ces substances, appliquées pendant quinze jours ou trois semaines, ont fait résorber le liquide; mais il faut ne compter que secondairement sur ces moyens. Il n'en est pas de même de l'opération.

Opération. — Chez l'enfant, comme chez l'adulte, on peut faire l'opération palliative et l'opération curative. Je dois dire que chez les uns et les autres j'ai quelquefois fait, sans avoir de récidive, la simple ponction, et je crois qu'il n'y a aucun inconvénient à commencer par là. S'il y a récidive, alors on peut songer à l'injection, qui constitue le traitement curatif.

Pour préparer le malade à cette opération, nous conseillons seulement qu'on le tienne le matin à la diète, et nous procédons de la manière suivante :

Le malade est couché sur le dos, des aides le tiennent les cuisses écartées, et le chirurgien constate de nouveau la fluctuation et la transparence. Après s'être bien rendu compte de la place où est le testicule, il saisit la tumeur de la main gauche, fait une ponction en avant, de manière à arriver dans la cavité de la tunique vaginale sans aller toucher la glande séminale. Nous faisons cette ponction de préférence avec un instrument plat : de cette manière le trocart est terminé par une pointe lancéolée, qui peut pénétrer lentement comme une lancette, et sans prendre d'élan, comme on le fait avec l'instrument ordinaire. On pique juste où l'on veut, doucement et sans secousse. Le trocart étant retiré, la canule donne écoulement au liquide, et peut être enfoncée profondément pour ne pas quitter la tunique vaginale ; alors on fait l'injection avec le liquide dont on a fait choix. Il y a plus de douze années que nous avons abandonné le vin, et même la teinture d'iode ; nous ne mettons plus en usage que l'alcool à 36 degrés et à froid. Nous faisons pénétrer assez de liquide pour que la tumeur revienne au volume où elle était avant la ponction ; nous le laissons séjourner deux ou trois minutes, puis nous laissons écouler par la canule l'alcool, et nous ne nous attachons pas à en faire sortir la totalité ; nous en laissons même une petite quantité, et cela sans danger pour le malade. La canule est retirée, et le petit patient reste au lit sans que nous fassions aucune application sur les bourses.

Par ce procédé nous provoquons moins de douleur qu'avec le vin et qu'avec la teinture d'iode, — l'inflammation, sans être intense, est toujours suffisante.

Le lendemain de l'opération, s'il y a peu de tuméfaction, nous permettons au malade de se lever et de se promener dans la chambre ; s'il y a un peu de gonflement et de la sensibilité, nous le maintenons au lit et lui faisons appliquer un suspensoir ; enfin la tumeur augmente peu à peu de volume, pour revenir presque à celui qu'elle présentait avant l'opération ; nous la couvrons quelquefois de compresses imbibées d'eau aiguisée d'un peu d'eau-de-vie camphrée, ou bien d'alcool simple ; le tout est maintenu avec un suspensoir. Enfin, avant la fin du second septenaire, la tumeur a diminué graduellement, les choses reviennent à l'état normal, et le malade est guéri.

Nous avons eu très-rarement des accidents inflammatoires ayant nécessité des bains, des applications émollientes. Sur plus de cent opérations, nous n'avons pas encore observé de récidive.

Nous devons ajouter que dans les cas où nous constatons, avant l'opération ou même après la ponction, que le testicule est tuméfié, surtout si l'individu est scrofuleux, au lieu de l'alcool pur, nous injectons de préférence la teinture alcoolique d'iode (un tiers de teinture sur deux tiers d'eau).

Quelquefois nous avons vu l'hydrocèle avec une et deux cloisons ; dans ce cas, nous avons traversé successivement les cloisons avec le trocart, et nous avons passé un séton de deux ou trois fils de soie à travers les cloisons ; après trois ou quatre jours, nous avons retiré le séton, et nous avons toujours guéri nos petits malades. Lorsque ce moyen détermine trop d'inflammation, nous prescrivons des grands bains et nous faisons appliquer des cataplasmes sans enlever de suite le séton, que nous retirons seulement lorsqu'il y a un gonflement convenable et suffisant, avec sensibilité. Des applications de compresses imbibées de liquide résolutif complètent la guérison.

De l'hydrocèle communiquant avec l'abdomen. — Cette hydrocèle se rencontre souvent. Ses causes sont obscures : on doit dire qu'il est probable que très-souvent elle se développe dans le sein de la mère, avant sept mois de conception, époque à laquelle le testicule n'est pas descendu dans la tunique vaginale ; c'est ce qui fait qu'on l'appelle hydrocèle *congénitale*.

Les symptômes sont évidents. La tumeur est molle, sans changement de couleur à la peau, fluctuante ; en la pressant plus ou moins, comme si l'on voulait réduire une hernie, on arrive à faire rentrer le liquide, et on a une sensation particulière sous les doigts, d'un liquide, et non de gaz. La rentrée du liquide se fait quelquefois avec beaucoup de facilité ; d'autres fois il faut une pression assez longtemps prolongée, cela dépend de la dimension de l'ouverture de communication, qui est si petite, qu'on pourrait croire à une hydrocèle ne communiquant pas avec le péritoine. Il arrive souvent que cette espèce d'hydrocèle rentre complétement pendant que les enfants sont couchés et qu'elle reparaît lorsqu'ils se lèvent et qu'on les met sur leurs pieds.

Traitement. — Nous avons vu ces hydrocèles se résorber, guérir avec le temps et par l'usage d'un simple suspensoir, d'autres fois avec un bandage herniaire appliqué avec beaucoup de soin, et bien surveillé par les parents, qui doivent s'efforcer de ne pas laisser filer le liquide par l'ouverture de communication. On a vu de ces hydrocèles guérir ainsi.

Cependant, en général, il faut en venir soit à l'opération palliative par la simple ponction, et cela suffit souvent ; soit à la ponction avec injection d'un liquide, comme dans l'hydrocèle déjà décrite ; seulement il faut ne se décider à l'injection qu'après une ou deux ponctions palliatives.

Enfin, quand on doit injecter de l'alcool, il faut faire exercer avec beaucoup de soin la compression sur l'anneau inguinal pendant qu'on pousse le liquide. Cette opération doit être exécutée avec une grande lenteur, afin de ne pas faire passer l'injection dans le péritoine. Je dirai pourtant qu'un jour, croyant opérer une hydrocèle ne communiquant pas avec l'abdomen, parce que l'ouverture était extrêmement étroite, j'ai injecté au moins 20 grammes d'alcool sans produire aucun accident, quoique cette injection ait pénétré dans l'abdomen.

Cependant il faut être très-attentif à éviter le passage du liquide dans le péritoine, et, pour cela, exercer dans tous les cas une compression sur l'anneau inguinal externe.

De l'hydrocèle enkystée. — L'hydrocèle enkystée consiste dans une petite tumeur plus ou moins volumineuse développée le long du cordon. Elle est sans changement de couleur à la peau, fluctuante, transparente, plus ou moins résistante, glisse assez facilement entre les doigts qui la pressent, descend quand on cherche à abaisser le testicule et, dès qu'on la quitte, remonte vers l'anneau; preuve qu'elle tient évidemment au cordon du testicule.

Cette tumeur se développe sans causes connues, ne détermine pas de douleur, reste longtemps stationnaire, augmente quelquefois de volume; elle ne se termine jamais d'une manière fâcheuse.

On ne la confondra pas chez l'enfant avec une varice, car je n'ai pas eu occasion de rencontrer de dilatations veineuses dans le bas âge, pas plus que d'hémorrhoïdes. On ne la confondra pas davantage avec une hernie, puisqu'elle ne rentre pas dans l'abdomen.

Il faut être averti qu'on a rencontré dans cette région des faux germes enkystés, tumeurs très-rares ayant des caractères spéciaux, la non-transparence, par exemple.

Dans l'hydrocèle enkystée, l'injection d'alcool nous a suffi le plus souvent pour obtenir la guérison. Un petit séton, passé comme dans un abcès, nous a donné aussi de bons résultats, sans inflammation très-intense et sans récidive.

XII

CHUTE DU RECTUM CHEZ LES ENFANTS

On rencontre la chute du rectum chez les enfants autant et même plus souvent que chez les vieillards. Cette maladie, caractérisée par la procidence de la muqueuse rectale, ne doit pas être confondue avec l'invagination.

La chute de la muqueuse se présente sous forme d'un bourrelet rougeâtre au pourtour de l'anus; il n'apparaît que dans certaines circonstances, spécialement à la suite des efforts nécessités par l'acte de la défécation. Lorsqu'on explore le pourtour de ce bourrelet, on remarque qu'il tient à la circonférence de l'anus et qu'il présente un sillon circulaire superficiel; il a 2 ou 3 centimètres au plus de saillie. Au contraire, dans l'invagination, on remarque un prolongement rougeâtre beaucoup plus étendu, formant une sorte de tube qui fait une saillie de 5 à 6 centimètres, et de plus, autour de cette espèce de tumeur tubulée, on introduit facilement soit un stylet mousse, soit une sonde qui permet de tourner autour du cul-de-sac que fait l'intestin en se renversant sur lui-même.

Dans le premier cas, la simple chute du rectum, on reconnaît toujours pour cause, soit la diarrhée, soit la constipation, soit la présence d'un polype du rectum, soit un calcul vésical, soit enfin, et le plus souvent, la débilité générale de l'individu. C'est surtout sur des enfants d'un an à trois ou quatre que nous rencontrons cette procidence muqueuse rectale. Les petits malades sont presque tous débiles, épuisés par la diarrhée, par la mauvaise nourriture; lorsqu'ils vont à la garde-robe, la muqueuse de l'intestin fait saillie et rentre plus ou moins de temps après l'évacuation, quelquefois elle est d'un rouge vif, couverte de mucosités saignantes, d'autres fois elle présente des ulcérations lorsque la muqueuse reste longtemps au dehors. Les malades demeurent longtemps sur le vase de nuit, faisant des efforts et quelquefois fort peu de matière; ils ont souvent l'anus infundibuliforme. Ces chutes du fondement sont plus ou moins répétées, quelquefois deux ou trois fois par semaine, d'autres fois plus fréquentes, et même tous les jours.

En général, cette maladie n'est pas grave chez les enfants; elle se termine quelquefois pourtant par le sphacèle de la portion de muqueuse expulsée, qui s'enflamme peu à peu et finit par se détacher. Souvent les soins généraux et locaux modifient la maladie; ainsi, chez les enfants qui ont de la constipation, si, par un régime convenable, si, par des lavements, on remédie à la cause, la procidence de la muqueuse cesse de se produire. Si c'est la diarrhée qui la détermine et qu'on vienne à la faire cesser, on voit encore les choses rentrer dans l'état normal. Il va sans dire que, dans les cas où c'est un polype du rectum ou un calcul vésical qui produit l'accident, il cède alors seulement que le polype est enlevé ou la pierre extraite.

Mais, dans les cas contraires, on se contente de fortifier les enfants par une bonne alimentation et des bains fortifiants; si les toniques généraux ne suffisent pas, il faut employer des lotions astringentes, la décoction de feuilles de noyer, de roses de Provins, ou bien les solutions d'alun ou de tannin, l'eau vineuse, les applications froides et même glacées, enfin, quand ces moyens échouent, il faut en venir à d'autres.

Le taxis est indispensable pour faire rentrer momentanément la muqueuse. On se trouve bien de coucher pour cela les enfants sur un plan incliné, la tête et le tronc dans une position déclive et le bassin élevé; de cette manière, en pressant le bourrelet enveloppé d'une compresse de linge enduite de cérat, on comprime tout à la fois latéralement et dans la direction de la courbure du sacrum, en poussant même la compresse avec le doigt, on réduit ainsi pour un temps la muqueuse, qu'on peut maintenir avec un tampon de charpie fixé à l'aide d'un bandage; mais ce n'est encore qu'un moyen palliatif, il faut en venir à d'autres plus actifs.

Je ne parlerai ni de l'excision du bourrelet, ni de sa destruction par la cautérisation, moyen qui m'a réussi à Bicêtre, chez les vieillards. Chez les enfants, la section des plis rayonnés de l'anus conseillée par Dupuytren ne m'a pas donné de bons résultats, elle a même été suivie d'érysipèle du pourtour de l'anus. Nous avons depuis 1845 mis en usage la cautérisation ponctuée au pourtour de l'anus; quatre pointes de feu suffisent. Nous employons ce moyen toujours en chloroformant les malades : nous portons une pointe de feu avec un petit cautère de dentiste à l'endroit correspondant au coccyx, puis vers le côté opposé en avant, et enfin deux autres à droite et à gauche. Ce mode de cautérisation nous a suffi, en prenant le soin d'enfoncer un peu l'instrument de manière qu'il arrivât sur le sphincter de l'anus, afin de rendre à ce muscle sa puissance de contraction dont il est privé; et nous avons vu plusieurs malades guérir en quelques jours. Les pansements consécutifs consistent dans des lotions d'eau froide.

Il arrive que la chute de la muqueuse reparaît encore quelquefois jusqu'à ce que la cicatrisation soit complète. Une ou deux fois nous avons dû revenir à une seconde opération ; mais cela dépendait de ce que la première cautérisation avait été trop superficielle et n'avait pas pénétré jusqu'au muscle; le but de l'opération n'était donc pas atteint.

Les occasions si fréquentes que nous avons eues d'appliquer ce traitement, nous ont fait reconnaître une difficulté dans l'exécution de ces cautérisations. Bien que le malade soit endormi, il chasse toujours par des efforts l'intestin, et on est obligé, pour éviter de le cautériser, de l'incliner dans le sens opposé à celui où on porte la pointe de feu; comme le bourrelet est lubréfié de mucosités, il glisse fréquemment et cela fait perdre du temps. Nous avons pris depuis quelque temps le parti, aussitôt que l'enfant est endormi, d'introduire dans le rectum un spéculum fenestré, qui a l'avantage de refouler la muqueuse. Cet instrument permet, en le tournant, de faire correspondre la fenêtre sur les points où nous voulons poser nos cautérisations, à la réunion de la muqueuse avec la peau, endroit qui orrespond parfaitement au sphincter de l'anus, sur lequel on se propose d'agir. Ce moyen, comme tous ceux dans lesquels on use du fer rouge, est rarement suivi d'accident, aussi le préférons-nous aux autres traitements indiqués plus tard, soit par un de nos élèves, M. le docteur Duchaussoy, qui, le premier, a mis en usage devant moi, à l'hôpital des Enfants, des vésicatoires avec application de strychnine, soit par un autre moyen qui consiste à instiller au pourtour de l'anus, à l'aide de la seringue de Pravaz, deux ou trois gouttes d'une solution de strychnine au millième. M. Dolbeau a eu un cas de succès dans mon service. Depuis, mon collègue M. Giraldès n'a pas été aussi heureux, il a échoué : cependant, comme ce traitement est très-simple et inoffensif, lorsqu'on ne dépasse pas ces doses, on peut l'essayer avant d'en venir à la cautérisation.

Quant à l'invagination du côlon dans le rectum, le cas est beaucoup plus rare et plus grave, il dépend toujours d'un mauvais état général du tube digestif. Il est accompagné de coliques, de vomissements, d'accidents d'étranglement ; il se présente sous forme d'un tube muqueux plus ou moins long sortant par l'anus : la médecine doit, avant tout, combattre l'état général, qui réclame des toniques et des astringents, car on observe cette maladie chez des enfants débiles. Il arrive quelquefois que cette portion d'intestin invaginée se sphacèle et est expulsée en dehors, lorsque la maladie dure depuis quelque temps. Au début de la procidence de l'intestin, la chirurgie peut agir mécaniquement en refoulant l'intestin ; mais cela ne peut se faire qu'à l'aide d'une grosse sonde de gomme élastique terminée en olive à son extrémité, ou bien avec un instrument que nous avons imaginé : c'est un anneau métallique fixé à l'extrémité d'une tige de baleine, de manière à faire angle droit avec la tige ; l'anneau doit avoir environ 15 millimètres de diamètre, le manche de l'instrument 20 centimètres environ de longueur : on le trouve chez Charrière. On engage dans l'anneau, préalablement graissé, la portion d'intestin invaginée, on pousse lentement et en tournant l'instrument vers le cul-de-sac, où on se trouve arrêté si l'invagination est ancienne, mais qui cède facilement à la pression si l'invagination est récente ; ce moyen de réduction peut n'être que palliatif, cependant on peut quelquefois espérer que l'intestin ne s'invaginera pas de nouveau.

XIII

DES ARTHRITES CHRONIQUES ET DE LEUR TRAITEMENT.

On observe des arthrites aiguës et des arthrites chroniques ou tumeurs blanches chez les enfants comme chez les adultes et les vieillards; mais chez les premiers, la forme chronique est infiniment plus fréquente que la forme aiguë. D'ailleurs, la plupart des inflammations articulaires rhumatismales étant surtout du ressort de la pathologie interne, nous ne voulons nous occuper d'abord que des arthrites traumatiques, qui suivent la même marche et nécessitent le même traitement que chez les adultes. Aussi, nous bornerons-nous à rappeler que ces arthrites traumatiques, causées par des violences extérieures, réclament un traitement antiphlogistique; que cependant on doit être plus sobre d'émissions sanguines chez les enfants que chez les adultes, et que pourtant il faut tout mettre en œuvre pour empêcher l'inflammation de passer à l'état chronique, terminaison redoutable chez les jeunes sujets, qui sont le plus souvent lymphatiques. Aussi, pour les entorses chez les enfants, sommes-nous très-partisan de l'emploi de l'eau froide et du massage, qui nous ont réussi fréquemment. Nous faisons suivre ces moyens de l'application de la ouate autour de l'articulation, ou bien des bandages inamovibles, qui sont toujours utiles dans ces cas.

Une observation importante que nous pouvons faire, est que les arthrites traumatiques traitées convenablement passent rarement à l'état chronique; nous avons eu maintes occasions de l'observer, bien que nous ayons souvent redouté le contraire chez nos petits malades. Toutes les fois qu'ils ne sont pas prédisposés au vice scrofuleux, ils guérissent bien.

Quant aux arthrites chroniques (elles le sont le plus ordinairement d'emblée, et le plus souvent sans causes locales bien appréciables), elles sont tellement fréquentes à l'hôpital des Enfants, qu'il ne se passe pas un jour sans qu'il se présente à la consultation deux ou trois cas de ces affections.

Nous désignons sous ce nom les arthrites qui surviennent sans inflammation franche, sans fièvre notable et à peine, cinq fois sur cent, sous l'influence d'une cause traumatique.

Les mêmes phénomènes se présentent dans toutes les articulations atteintes de cette malheureuse affection; aux grandes articulations des membres comme aux petites, au tarse, au genou, aux vertèbres, etc., on verra les arthrites se comporter de la même façon et s'amender ou guérir avec le même traitement quand la guérison est possible, ou le plus souvent résister à tous les moyens.

Ces arthrites offrent presque toutes deux symptômes à peu près constants, gonflement et conservation de la couleur blanche de la peau; c'est pour cela qu'on les a appelées tumeurs blanches.

Mais, outre que cette expression semblerait indiquer que jamais la peau ne change de couleur, ce qui n'est pas exact, elle a le tort de confondre sous une même dénomination des lésions bien différentes. Aussi les chirurgiens se sont-ils efforcés de classer plus méthodiquement les nombreuses maladies qui affectent les articulations.

Entre Lloyd et Brodie, qui voulaient que chaque espèce de tissu pût être le siége ou le point de départ des tumeurs blanches, et Rust (de Vienne) qui ne l'admettait que dans les os, les auteurs modernes adoptent une opinion mixte et donnent pour siége à la maladie, tantôt le tissu osseux, tantôt les parties molles.

Ainsi une tumeur blanche pourra avoir son point de départ dans les os et envahir ensuite les parties molles, ou bien la maladie, commençant par les parties molles, s'étendra ensuite au squelette.

On comprend de suite combien il est utile de commencer l'étude des tumeurs blanches, en jetant un coup d'œil sur les altérations anatomiques des articulations.

Nous trouvons dans la composition de ces dernières les tissus osseux et cartilagineux intimement unis l'un à l'aure, les tissus fibreux et séreux ou synoviaux également liés par d'étroites connexions. Les premiers forment le squelette, la partie résistante des jointures; les seconds maintiennent les rapports et facilitent le glissement des diverses pièces osseuses. Puis autour de tout ce système, qui compose l'articulation proprement dite, nous trouvons le tissu cellulaire sous-synovial, les gaînes tendineuses, les muscles, l'enveloppe cutanée, toutes les parties molles, en un mot, qui séparent la cavité articulaire de l'extérieur.

Pour faire voir l'enchaînement qui relie entre elles les diverses altérations morbides, nous allons étudier la succession des lésions anatomiques dans chacun des tissus qui entrent dans la composition d'une articulation. La membrane synoviale se dépolit et se recouvre de granulations très-fines d'abord, et qui deviennent bientôt de véritables fongosités s'étendant jusque sur les cartilages.

Ces fongosités se recouvrent de fausses membranes, puis le tissu cellulaire si riche en vaisseaux qui double la synoviale, s'engorge, sécrète de la lymphe plastique, qui bientôt s'organise, et augmentant tous les jours de volume, donne à la synoviale, de concert avec les fongosités et les fausses membranes sécrétées à sa face interne, une épaisseur qui, dans quelques cas, peut aller jusqu'à un ou deux centimètres.

Bientôt un liquide roussâtre d'abord, puis séro-purulent, et enfin purulent, s'amasse dans la cavité articulaire; la quantité de ce liquide augmente et distend la synoviale, qui se romprait sans l'épaisseur fournie par les fongosités et les fausses membranes; la rotule est soulevée, et c'est alors que l'on peut croire à une hydartrose simple.

Mais les cartilages vont présenter des lésions importantes. Les cartilages vivent aux dépens des os d'un côté, et de l'autre aux dépens des liquides synoviaux. Ils peuvent donc être regardés comme des parasites qui subiront inévitablement les conséquences de l'altération des os et des sucs sécrétés par la synoviale.

Les lésions les plus fréquentes que présentent alors les cartilages sont :

1° La perte d'élasticité ;

2° L'amincissement partiel ou général, commençant par la face profonde ou par la superficie ;

3° La décortication, qui est produite par le développement des bourgeons charnus entre l'os et le cartilage.

Dans ce cas, les cellules osseuses sont mises à nu.

4° La perte de poli qui accompagne toutes ces lésions doit être constante, car elle a souvent lieu chez les enfants comme chez les vieillards, chez lesquels on trouve les cartilages réduits en petits fragments du volume d'un grain de millet, et flottant dans le liquide de l'articulation ;

5° Les érosions caractérisées par une perte de substance partielle étendue jusqu'à l'os. Le cartilage, autour de cette perforation, n'a rien perdu de ses qualités normales. Au fond de la perforation, on voit l'os ou des fongosités qui, dans certains cas, font saillie dans l'articulation.

D'autres fois, ce sont des trous taillés à pic dans le cartilage et constituant un canal étroit, ouvert d'une part dans l'articulation, d'autre part dans le tissu spongieux de l'os. Quelques-uns de ces canaux ne sont point complets, et sont encore recouverts d'une portion de cartilage à la surface libre.

MM. Brodie, Russel, et quelques autres chirurgiens, considèrent les pertes de substance comme des ulcérations, mais nous pensons avec MM. Richet, Cruveilhier et Velpeau, que l'ulcération ne peut avoir lieu dans des tissus où la vascularisation est impossible.

Que deviennent les tissus fibreux au milieu de ces désordres? Tantôt ils se ramollissent, et c'est là le cas le plus ordinaire ; on voit alors leurs fibres comme dissociées, le tissu cellulaire interfibrillaire être converti en gelée, et ils ont tellement perdu de leur cohésion, qu'on les distend et les allonge avec facilité ; ils perdent leur aspect brillant, ils deviennent mats, comme s'ils avaient séjourné dans une solution alcaline. Dautres fois, ils paraissent comme hypertrophiés et indurés ; dans ce cas, on y trouve quelques rares vaisseaux sanguins qui parcourent leurs fibrilles ; mais c'est là le cas le plus rare ; on ne l'observe guère qu'alors que le mal commence à rétrograder.

Nous pensons que ces deux variétés d'altération sont consécutives aux lésions de la synoviale, et que les ligaments ne sont jamais primitivement malades.

Le tissu cellulaire sous-cutané s'infiltre et se gonfle ; la peau devient lisse et conserve le plus souvent sa couleur normale et sa chaleur, mais quelquefois elle présente une vive rougeur et une augmentation de température.

Dans la généralité des cas, la peau présente les ouvertures de fistules ou d'abcès, par lesquelles sortent souvent des séquestres d'os malades.

Les muscles se rétractent, et leurs tendons soulèvent la peau et se font sentir comme des cordes, par suite de l'immobilité du membre malade. Cette immobilité produit aussi l'amincissement des muscles, de sorte que la tumeur paraît moins volumineuse qu'elle ne l'est réellement.

Mais la lésion la plus grave est celle des os. Elle peut être, comme nous l'avons dit, primitive et cause de la tumeur blanche, ou bien consécutive à une altération des parties molles. Les extrémités osseuses, à cause de leur vascularité, subiront l'influence de la maladie plutôt que la diaphyse qui est plus compacte.

Toutes les maladies des os sont susceptibles de produire des tumeurs, et entre autres l'ostéite, la carie, la nécrose..., etc.

L'ostéite peut être simple ou consécutive à une affection générale, comme la tuberculisation, la syphilis. Quand elle est simple, l'os s'infiltre, se gonfle ; du pus se produit ; il peut y avoir carie, nécrose et sortie de séquestres, mais de séquestres venant de la superficie de l'os, en dehors de l'articulation.

Dans le cas de tuberculisation, ce qui n'est pas très-rare chez les enfants, il peut exister un tubercule enkysté qui se trouvera renfermé dans l'extrémité osseuse et s'accroîtra en tous sens. Si ce tubercule atteint la superficie de l'os, il peut s'ouvrir une issue dans le tissu cellulaire, en dehors de l'articulation, et la guérison alors n'est pas impossible.

Si, au contraire, il se vide dans la cavité articulaire, la maladie augmente d'intensité, toutes les parties de l'articulation se désorganisent et il survient des phénomènes généraux qui peuvent enlever le malade.

Dans d'autres circonstances, la matière tuberculeuse est infiltrée dans une portion de l'os qui se nécrosera, sera éliminée par séquestres, et la guérison pourra encore survenir. Mais si l'infiltration se fait jour dans la jointure, le cartilage se détruit en totalité ou en partie, la cavité de l'os s'oblitère, et les séquestres du cartilage peuvent rester dans l'articulation et y entretenir une suppuration interminable.

La carie et la nécrose se comprennent facilement comme résultat de l'ostéite et complication de la tumeur blanche.

Au milieu de tous ces désordres, que nous venons de rappeler, il se produit des déplacements de surfaces articulaires faciles à prévoir.

Ces déplacements tiennent :

1° A l'inflammation des parties molles qui entourent l'articulation. Ces parties perdent de leur résistance, se laissent distendre ; les ligaments ne peuvent plus maintenir les os qui, obéissant à la traction des muscles les plus forts, finissent par se déplacer. De là des luxations plus ou moins complètes ;

2° A la rétraction des muscles résultant de la position vicieuse du malade.

Ainsi, dans la plupart des coxalgies, les malades se couchent sur le côté sain, et fléchissent la cuisse du côté malade sur le bassin. Il s'ensuit que les fessiers sont tendus, qu'ils pressent la tête du fémur sur le bourrelet cotyloïdien, que la cavité cotyloïde se déforme par suite de cette pression continue, et qu'enfin la luxation se produit, le plus souvent, il est vrai, d'une manière incomplète.

Mais quelquefois la tête du fémur glisse jusqu'à la fosse iliaque externe, et alors il y a luxation complète.

Les déplacements par rétraction musculaire ne s'observent que tardivement.

Voyons maintenant dans quel ordre de fréquence se trouvent prises les différentes articulations chez les enfants.

Les articulations occipito-atloïdiennes et atloïdo-axoïdiennes sont moins souvent atteintes que celles des autres régions de la colonne vertébrale, qui, à leur tour, le sont beaucoup moins fréquemment que les articulations des membres.

L'arthrite chronique de l'articulation temporo-maxillaire est des plus rares.

L'articulation scapulo-humérale, les articulations du coude, du poignet, des phalanges se prennent facilement. Nous voyons souvent chez les enfants ce genre d'altération.

Celles des membres inférieurs, notamment celle du genou, présentent souvent des tumeurs blanches.

L'articulation coxo-fémorale, qui est fréquemment atteinte de coxalgie, mérite une mention toute spéciale, et nous traiterons à part de tout ce qui s'y rattache.

Les arthrites chroniques reconnaissent deux sortes de causes, l'une locale ou traumatique, assez rare chez les enfants qui cependant font fréquemment des chutes, l'autre générale, très-ordinaire dans le jeune âge.

La cause locale ou traumatique n'agira que si le sujet est prédisposé; elle n'en sera que la cause occasionnelle. Il est évident que tous les enfants n'auront pas une tumeur blanche pour être tombés sur le genou, tandis que si les tissus y sont préparés par une mauvaise constitution, ils deviendront le siége d'une inflammation qui ne tardera pas à prendre une forme chronique.

La cause constitutionnelle est presque toujours la scrofule, qui domine plus particulièrement chez les enfants des deux sexes placés surtout dans de mauvaises conditions hygiéniques.

Cette exagération du système lymphatique semble prédisposer les sujets qui en sont atteints à contracter des tumeurs blanches, à un tel point que les moindres causes occasionnelles peuvent déterminer chez eux cette terrible maladie.

Quand la tumeur blanche se développe sous l'influence de la scrofule, la maladie débute souvent par les os; mais elle peut commencer par les parties molles, comme dans le cas d'arthrite aiguë passant à l'état chronique.

Toutes les maladies qui portent leur action sur les os peuvent produire les tumeurs blanches.

L'affection débute le plus ordinairement par une gêne ou par une douleur passagère, qui se reproduit à des intervalles plus ou moins éloignés, et qui augmente d'intensité pour devenir permanente.

Quelquefois la douleur se fait sentir plusieurs mois avant l'apparition de la tumeur blanche; elle cessé pendant un laps de temps plus ou moins long, puis elle revient et ne quitte de longtemps le malheureux malade.

Un enfant, menacé de tumeur blanche, sentira, après un exercice un peu violent, une douleur plus ou moins vive que le repos de la nuit fera disparaître; les jours suivants nouvelles souffrances par suite de nouvelles fatigues, et ainsi la douleur reparaîtra en augmentant d'intensité et de durée, à un tel point qu'on ne pourra plus toucher le membre malade, ni même heurter le lit du pauvre patient.

On peut observer, et surtout au commencement de la maladie, un phénomène remarquable : le malade rapporte la douleur à l'articulation située au-dessous de l'articulation réellement prise. Ainsi, dans la coxalgie, c'est quelquefois du genou que l'on se plaint tout d'abord, ou au moins la douleur du genou étant plus intense que celle de la hanche, a fait prendre le change à des médecins non prévenus de ce fait, et leur a fait croire à une affection de cette articulation.

Ici, on peut expliquer ce phénomène par la transmission de la douleur au moyen des nerfs qui viennent s'épanouir autour de l'articulation fémoro-tibiale. Mais cette explication n'est pas admissible pour d'autres articulations.

M. Richet pense que, les deux extrémités d'un os long communiquant par le canal creusé dans sa diaphyse, lorsque l'une de ces extrémités sera affectée d'ostéite, l'autre extrémité s'en ressentira. Mais, comme le fait observer judicieusement M. Nélaton, si cette douleur était l'indice d'une ostéite de l'extrémité inférieure du fémur, par exemple, elle ne tarderait pas à être suivie d'une affection de l'articulation du genou ; or, c'est là ce que l'on n'observe pas.

Quel que soit d'ailleurs le siége de ces douleurs, on a remarqué qu'elles sont plus intenses la nuit que le jour.

Les autres symptômes les plus constants sont :

1° Le gonflement, qui peut être causé par la tuméfaction des os, par un épanchement articulaire, par le gonflement des parties molles extérieures à l'articulation. Il finit par devenir permanent comme la douleur.

2° La claudication, qui est déterminée au début par la douleur que provoque la marche. Mais quand la maladie est guérie, l'enfant peut encore boiter, soit par habitude, soit par suite de rétraction musculaire ou d'ankylose.

3° La déformation de l'articulation. Elle sera surtout causée au début par la tuméfaction des os ou des parties molles ; elle peut aussi provenir d'une hydarthrose ; les abcès et le ramollissement des ligaments, par suite de leur contact avec le pus, font céder les os à l'action des muscles les plus forts, qui opèrent ainsi des déplacements. Les articulations seront encore déformées par la position du malade qui se prête à l'action de certains muscles, en faisant taire celle de leurs antagonistes : il en résulte une traction continue sur les os, qui modifie la forme de l'articulation.

4° Le raccourcissement ou l'allongement du membre malade.

Ils sont quelquefois seulement apparents, car il existe des variations de longueur qui proviennent uniquement de ce que les deux membres que l'on compare affectent des positions différentes. Nous avons pu étudier sur nous-même un raccourcissement de la cuisse qui se produisait lorsque nous voulions marcher, à une époque où nous étions atteint d'une affection rhumatismale de l'articulation coxo-fémorale. La rétraction musculaire causée par la douleur simulait un raccourcissement.

Mais les raccourcissements et les allongements peuvent être réels, à la suite des déplacements des surfaces articulaires.

Il y a des raccourcissements, liés à des rétractions musculaires, qui ne cèdent qu'à la ténotomie.

5° Les ankyloses. Quand les os ont suppuré, ils s'envoient réciproquement des stalactites osseuses, et d'autres fois les ligaments se durcissent ou s'ossifient : de là résultent des ankyloses plus ou moins complètes.

M. Richet a constaté que, lorsqu'il y a déplacement, il peut se former des pseudarthroses susceptibles également de tumeur blanche.

Enfin, un symptôme qui n'est pas rare dans les arthrites chroniques, c'est la crépitation. Elle a lieu lorsque l'articulation est sèche, ou bien lorsque les cartilages étant usés, les os frottent les uns contre les autres, ou que ces mêmes cartilages exfoliés sont répandus en petits grains dans l'intérieur de l'articulation.

En résumé, l'arthrite chronique présente trois périodes principales :

1° Gêne, douleur, gonflement des parties molles.

2° L'inflammation envahit l'articulation, et c'est alors que l'on observe les abcès, les ulcérations, les fistules droites ou tortueuses, si le pus fuse et se fait jour dans un point déclive ; les fongosités et la crépitation.

3° Déformation, luxation, sorties des séquestres, ankylose.

Cette maladie marche quelquefois rapidement, et en quelques mois, elle est arrivée à un tel point, qu'il faut amputer le membre pour empêcher le malade de mourir de consomption.

Mais le plus souvent elle met des années à parcourir toutes ses phases. En général, sa marche est d'autant plus lente qu'il y a complication du côté des os.

Le diagnostic des tumeurs blanches, dans l'acception ordinaire du mot, est très-facile ; il n'en est pas de même du point de départ de la maladie dans tel ou tel tissu, ni de certaines complications.

Ainsi, lorsqu'il s'est développé des fongosités dans l'articulation, on aperçoit une fluctuation qui peut faire croire à des abcès.

On ne pourrait guère confondre cette maladie qu'avec une hydarthrose ou un rhumatisme articulaire, mais alors seulement que ces deux affections, passant à l'état chronique et désorganisant les tissus de l'articulation, mettraient le membre hors d'état de fonctionner. Dans ce cas, n'aurait-on pas affaire à une véritable tumeur blanche, dans l'acception que nous avons réservée à ce mot ?

Le traitement, d'ailleurs, dans l'état actuel de la science, ne serai-til pas le même, dans le cas où l'on diagnostiquerait une tumeur blanche, un rhumatisme chronique ou une hydarthrose dont le liquide serait devenu purulent ?

Au point de vue du traitement général, il serait utile de savoir sous quelle influence s'est développée la maladie. S'il y a scrofule, le malade porte le plus souvent d'autres traces de cette affection, quoiqu'il puisse arriver, comme nous l'avons déjà dit, que tout le vice scrofuleux se concentre sur un seul point. On trouve aussi fort souvent des antécédents de scrofules chez les parents. Il en est de même pour la syphilis, qui n'attaque les os qu'à la période tertiaire, et alors, le plus souvent, on a affaire à une maladie héréditaire. La vérole tertiaire commence par attaquer la diaphyse des os, et à mesure qu'elle vieillit, elle se rapproche des articulations ; mais lorsqu'elle est transmise par les parents, elle peut d'emblée se manifester dans une articulation.

Il est parfois fort difficile de constater si les os sont malades. Le gonflement des parties molles peut en imposer, et il nous est arrivé de pratiquer des amputations dans des cas où les os étaient peu ou point malades, alors qu'ils nous paraissaient atteints, ainsi qu'aux autres personnes qui avaient examiné l'articulation.

Ces erreurs ne peuvent avoir lieu que lorsqu'il n'y a pas de fistules disposées de telle façon qu'en introduisant un stylet, on arrive à constater le bruit de la crépitation sur l'os dénudé.

Le pronostic des arthrites chroniques est presque toujours grave ; cependant il varie souvent, suivant la cause, la période du mal et l'âge du sujet.

1° La cause étant déterminée, cause traumatique, ou toute autre cause en dehors de la scrofule, le pronostic pourra être assez favorable. — Il y a des tumeurs qui guérissent avec le temps et sous l'influence des moyens toniques généraux.

2° La période rendra le pronostic d'autant plus fâcheux que la maladie sera plus ancienne, à moins que l'on ne constate une tendance notable à l'amélioration. S'il y a épanchement, suppuration, déplacement depuis longtemps, etc., il n'y a rien de bon à espérer.

3° L'âge. — L'enfance est favorable à la guérison ; cependant il arrive souvent que le mal ne s'enraye complétement que dans la puberté ou dans l'adolescence, au moment où la constitution s'améliore.

La guérison ne s'obtient le plus souvent qu'avec déformation, raccourcissement, luxation ou ankylose.

On voit aussi les petits malades succomber à l'excès de la suppuration.

Quoi qu'il en soit, on devra toujours se rappeler qu'il n'est peut-être pas de maladie qui donne lieu à plus de mécomptes que celle qui nous occupe dans ce moment.

Traitement. — Il faut diviser le traitement des arthrites chroniques en local et en général. Le traitement local sera dirigé contre les diverses altérations matérielles que l'on aura pu reconnaître. Le traitement général s'adressera à la constitution du malade, et le plus souvent, par là même, à la cause de la maladie.

Le traitement local a une grande importance ; en effet, il peut arriver que la cause qui a produit la tumeur blanche ait disparu, et alors les soins locaux seuls peuvent produire de bons effets. Et même dans le cas où la maladie a sa source dans l'organisme, ils deviennent indispensables ; comme preuve, nous citerons l'exaspération produite par les mouvements intempestifs, le bien-être au contraire qui résulte de l'immobilité ; nous pourrions citer bien d'autres exemples ; mais passons rapidement en revue les divers moyens thérapeutiques que nous avons employés.

Les antiphlogistiques au début, quand il y a rougeur, chaleur, inflammation, en un mot, ne nous ont pas rendu de bien grands services à l'hôpital des Enfants. Ainsi, sur plusieurs arthrites chroniques pour lesquelles nous avons employé les émissions sanguines, deux ou trois seulement ont paru légèrement améliorées. Du reste, ce peu de succès se comprend quand on songe que l'on a affaire à des enfants lymphatiques, scrofuleux, exsangues, chez lesquels la moindre perte de sang peut avoir la plus mauvaise influence sur l'état général.

On ne doit cependant pas rejeter complétement ce mode de traitement, qui serait utile chez des sujets atteints de tumeur blanche et qui recevraient un coup sur l'articulation malade, au moment où leur constitution commencerait à être améliorée par le traitement général ; ou bien, quand au début de l'arthrite, chez des sujets d'une force convenable, il y a fièvre, signes manifestes d'inflammation.

Dans ce cas, nous préférons aux sangsues les ventouses qui apportent à la peau une dérivation salutaire.

Les émollients sont de peu d'utilité ; cependant nous employons les cataplasmes arrosés de laudanum, lorsque les douleurs sont vives.

Les fomentations émollientes, les bains entiers et les douches de vapeur peuvent être mis en usage, lorsque le malade ressent des élancements dans la jointure.

Les frictions ou mieux les onctions avec des substances fondantes, et notamment avec l'onguent mercuriel simple ou belladoné, quand il y a de la sensibilité, nous ont rendu de véritables services ; mais le plus souvent ce sont des moyens insuffisants.

Les topiques, tels que la pommade émétisée, l'huile de croton au début, l'onguent napolitain déjà indiqué, lorsqu'il y a du gonflement, de l'empâtement, ne sont pas sans utilité.

Nous avons peu de confiance dans la pommade à l'iodure de plomb ou à l'iodure de potassium, qui cependant peut être employée.

Nous ne sommes pas partisan des vésicatoires, dont nous n'avons jamais obtenu de services évidents à l'hôpital.

Nous nous sommes assez bien trouvé d'étendre, tous les deux ou trois jours, autour de l'articulation malade, de la teinture d'iode, répétée plus ou moins souvent suivant l'effet produit.

Mais nous n'avons eu qu'à nous louer quelquefois des cautères volants faits avec la pâte de Vienne, lorsque nous voulons agir énergiquement. Il faut en placer quatre autour de l'articulation, et en poser d'autres après leur cicatrisation. Nous avons eu des succès par ces applications, mais nous avons vu aussi les maladies marcher, même après de nombreux cautères volants.

Les moxas ont été abandonnés par nous, parce qu'ils causent trop de douleur pour le peu d'avantage qu'on en retire.

Les cautères actuels, les raies, les plaques, les pointes de feu ont, au contraire, une efficacité incontestable, et pratiquées avec des cautères chauffés à blanc, elles sont peu douloureuses ; de plus, elles ont l'avantage de pouvoir être faites plus ou moins superficiellement, selon les indications, sans la moindre difficulté. Ajoutons pourtant que bien souvent nous en avons retiré peu d'avantage.

Les appareils sont, avant tous les autres moyens, de la plus grande utilité, et indispensables dans tous les cas.

En effet, ils mettent l'articulation du malade dans le repos, tout en permettant au corps de prendre de l'exercice.

Lugol faisait marcher ses malades atteints de tumeur blanche, même du genou, pour les préserver de la langueur qui résulte inévitablement d'un séjour trop prolongé dans le lit.

Comme cette manière d'agir n'est pas sans inconvénient, il est prudent d'appliquer des appareils qui ont l'avantage d'empêcher les mouvements intempestifs de l'articulation malade, et de remplacer la marche par l'usage de petites voitures qui servent à conduire les enfants promener en bon air. On peut appliquer simplement autour de l'articulation de la ouate maintenue par un bandage légèrement serré.

Les appareils peuvent être en métal, en treillage, en gutta-percha, etc. On peut les faire avec des bandes dextrinées, qui ont l'avantage de se mouler exactement sur les parties malades et d'empêcher toute espèce de mouvement.

S'il y avait de la suppuration, si l'on avait placé des cautères, on ménagerait des ouvertures qui n'ôteraient rien de la solidité de l'appareil et qui permettraient de surveiller les plaies.

De plus ces bandages ont l'avantage de faciliter l'expulsion du pus, et d'empêcher l'engorgement du membre en le comprimant.

Avant de placer les bandages, il faut mettre les parties malades dans une position convenable, afin que, s'il survenait une ankylose, l'enfant n'ait pas un membre inutile. Ainsi on devra maintenir fléchie l'articulation du coude, celle du poignet sera au contraire mise dans l'extension. Les membres inférieurs devront être tenus également dans l'extension, et le pied à angle droite sur la jambe.

On renouvellera les bandages dextrinés tous les quinze jours environ, afin de voir s'il ne survient pas de complication ; et puis, si l'engorgement a diminué, l'appareil deviendrait trop large.

Quand il y a rétraction musculaire et que le membre se trouve dans une position désavantageuse, on emploie avec succès les appareils mécaniques, qui redressent le membre par une traction continue, que l'on peut graduer à volonté. On est quelquefois obligé de pratiquer la ténotomie, comme si l'on avait affaire à un pied-bot.

Les tumeurs blanches peuvent se compliquer d'abcès qui se forment dans les tissus avoisinant l'articulation, et qui ont été décrits par Gerdy sous le nom d'*abcès circonvoisins*.

Quand on assiste à la formation de l'abcès, on peut tenter de le faire avorter par les résolutifs, par la compression, quand il n'y a pas de douleur, ou par des applications successives de teinture d'iode tous les deux ou trois jours; mais très-souvent on échoue.

Il faut alors, pour donner issue au pus, pratiquer une ouverture qui sera autant que possible sous-cutanée, ainsi que l'a conseillé M. Guérin. On pourra y revenir plusieurs fois.

Dans les cas où il y aurait un abcès intra-articulaire considérable, on pourrait le traiter par la ponction sous-cutanée et par l'injection iodée.

Lorsque l'ostéite vient compliquer la tumeur blanche ou qu'elle en est la cause, il faut temporiser; la nature fait à elle seule tout le travail nécessaire à l'élimination des séquestres, et ensuite la cicatrisation s'opère promptement.

Cependant, lorsque la constitution du malade est trop détériorée, il y a danger à attendre trop longtemps, car l'abondance ou la durée excessive de la suppuration peut amener la mort. Il faut alors recourir à l'amputation ou à des résections articulaires qui réussissent plus chez les enfants que chez les adultes, mais dont nous sommes très-sobre, parce que nous avons vu beaucoup de guérisons imprévues.

Lorsqu'il se forme des ankyloses, il faut appliquer des gouttières métalliques qui en éviteront la rupture; on a soin alors de placer le membre dans une position convenable, comme nous venons de le dire. Il faut même, à l'exemple de Bonnet, de Lyon, endormir les sujets par le chloroforme, placer par des manœuvres convenables les articulations dans une position normale et appliquer des appareils pendant longtemps.

S'il survient une luxation, on la respectera si elle est trop ancienne; mais si on la voit se former, on maintiendra les surfaces articulaires en rapport au moyen d'appareils inamovibles, ou bien on réduira la luxation nouvellement formée, et l'on appliquera également un appareil.

Nous arrivons au traitement général ou médical; il est à la fois hygiénique et thérapeutique.

Comme il s'agit surtout de combattre le vice scrofuleux, on insistera pour que les malades aient une bonne nourriture et un bon air; puis on s'adressera aux médicaments toniques et dépuratifs. On prescrira des antiscrofuleux sous toutes les formes. Nous conseillons habituellement l'huile de foie de morue, les amers, les préparations iodées et ferrugineuses.

Nous avons soin de faire alterner l'administration de ces médicaments, afin de ne pas fatiguer les malades. Ainsi, par exemple, nous prescrivons de préférence l'huile de foie de morue pendant les temps froids et secs, et les amers pendant les saisons chaudes et humides.

Le fer réussira bien chez les malades qui auront quelques phénomènes chlorotiques ou une prédisposition à la diarrhée.

Les préparations iodées conviennent surtout à ceux qui présentent des engorgements ganglionnaires.

Nous nous trouvons également bien des bains sulfureux et des bains de mer.

Dans tout cela, il ne faut pas oublier que c'est aux soins généraux qu'il faut demander la guérison de la maladie.

Le traitement local n'est en quelque sorte qu'un palliatif de la douleur et de la difformité.

XIV

QUELQUES RÉFLEXIONS SUR LES BRULURES.

Sans vouloir rappeler tout ce que les auteurs classiques ont observé et décrit sur les brûlures en général, nous devons dire que, chez les enfants, ces lésions présentent les différents degrés qu'on rencontre chez les adultes, mais qu'elles sont plus fréquentes et plus graves qu'à tout autre âge de la vie. Les enfants sont plus souvent atteints de brûlures, à cause de leur imprudence, de leur imprévoyance ou de celle des personnes qui les entourent. Les plus petits, au moment où ils sont atteints, ne peuvent rien par eux-mêmes pour échapper à l'accident dont ils sont victimes; ceux qui sont plus grands s'agitent sans rien faire d'utile, et souvent, en fuyant, ne font qu'activer l'action du feu, si un corps en ignition a enflammé leurs vêtements. Il en résulte que les enfants sont brûlés souvent sur une très-large surface du corps, et que quelquefois même la brûlure est presque générale.

Il n'y a pas d'année qu'on n'amène à l'hôpital des Enfants un grand nombre de petits brûlés presque sur toute la surface du corps, ou au moins sur une grande étendue. La plupart de ces enfants se brûlent en l'absence de leurs parents, et quelques-uns meurent avant d'avoir eu du secours.

Toutes ces brûlures, qui, par leur étendue, tuent quelquefois les enfants en vingt-quatre ou quarante-huit heures, ont lieu par un feu de cheminée, de poêle ou de réchaud, et souvent par des allumettes chimiques que les enfants enflamment pour s'amuser.

On rencontre chez ces malheureux petits brûlés tous les degrés, depuis la brûlure la plus légère jusqu'à la carbonisation. Les uns ont des brûlures partielles dans une région du corps, d'autres dans une étendue très-considérable. Les cas dans lesquels la brûlure est circonscrite sont toujours douloureux et demandent du temps pour guérir ; mais les brûlures très-étendues en surface, même superficielles au second degré, jettent souvent les petits enfants dans une prostration profonde, qui les rend insensibles, et quelquefois déterminent des convulsions qui amènent rapidement la mort ; d'autres moins brûlés, quelques-uns plus âgés, résistent plus ou moins longtemps et finissent souvent par mourir, épuisés par la souffrance et la suppuration.

Le pronostic des brûlures chez les enfants est donc peu grave, si elles sont superficielles et peu étendues. Mais lorsqu'elles occupent une large surface du corps, toute la face, toute l'étendue d'un membre, il est, toutes choses égales d'ailleurs, plus grave chez les enfants que chez les adultes : car ils résistent moins à la douleur ; plus ils sont jeunes, plus il y a à redouter les convulsions ; si une longue suppuration survient, ils y résistent avec peine ; ajoutez qu'ils redoutent tous les pansements douloureux, et que très-souvent chez eux on n'obtient que des cicatrices irrégulières, parce qu'ils se prêtent mal aux moyens qui pourraient les faire éviter.

Les brûlures superficielles peu étendues guérissent souvent très-bien, mais laissent toujours quelques cicatrices apparentes. Les brûlures profondes, qui, d'une part, guérissent avec beaucoup de lenteur, laissent toujours après elles, quoi qu'on fasse, des cicatrices plus ou moins irrégulières, des brides, etc.

La marche des brûlures est extrêmement longue ; elle est souvent entravée par des complications d'inflammations intestinales ou bien pulmonaires. La débilité, qui survient par suite de l'abondance de la suppuration, retarde la guérison.

Traitement. — Les nombreux moyens conseillés pour les brûlures sont les mêmes pour les enfants que pour les adultes. Le traitement doit être local et général, il doit varier suivant les principales époques de la brûlure :

1° Aussitôt après l'accident ;

2° A l'époque de l'élimination des parties détruites ;

3° A l'époque de la suppuration ;

4° Au moment de la cicatrisation ;

5° Au moment où des brides se forment ;

6° Enfin, lorsque les brides sont formées.

Sur ces six points, je ne répéterai pas tout ce qui est dit en général dans les ouvrages classiques, je me bornerai à dire ce qui m'a réussi chez les enfants :

1° Aussitôt après l'accident, que la brûlure soit circonscrite dans un point, ou qu'elle soit générale, ou bien étendue à une partie considérable du corps, nous employons d'abord les réfrigérants sous différentes formes. Nous rejetons les remèdes nombreux employés par le peuple ; tout ce qui est froid est utile.

L'eau fraîche, dans laquelle on plonge la partie brûlée : ainsi pour la main, le pied, ce moyen est très-praticable. Lorsqu'on ne peut employer l'immersion, on fera des applications de compresses imbibées d'eau fraîche, de glycérine, sur la partie malade ; il faut les renouveler souvent, ou bien on aura recours à l'apposition d'une vessie remplie d'eau, aux irrigations, aux lavages, etc., suivant la région où siége la brûlure. Lorsque les brûlures sont produites par des caustiques, la potasse, l'azotate d'argent, le phosphore, l'eau ne doit pas être mise en usage, il faut employer l'huile. Après les réfrigérants de plusieurs espèces qu'on peut mettre en usage, je ne connais rien de préférable, pour agir à la fois et comme réfrigérant et comme calmant, à l'emploi topique du liniment suivant :

Décoction de feuilles de laitue..........	150 grammes.
Amandes douces......................	6 grammes.
Amandes amères......................	2 grammes.

Mêlez et triturez suivant l'art ; ou bien l'usage du liniment *oléocalcaire*.

Huile d'amandes douces................	60 grammes.
Eau de chaux.........................	500 grammes.

On l'étend sur la partie brûlée avec un pinceau, plusieurs fois dans le jour et la nuit.

Un moyen généralement conseillé et qui nous a réussi est d'employer la ouate afin de mettre la brûlure à l'abri du contact de l'air ; mais en usant de ce moyen, qui constitue un pansement qu'on ne lève qu'au bout de quelques jours, il ne faut pas négliger, en appliquant cette ouate non gommée, de couvrir d'abord la brûlure d'un linge fenestré enduit de cérat ou de glycérine, et d'apposer la ouate par-dessus ; cela permet d'enlever facilement le premier pansement, ce qui serait très-douloureux sans cette précaution.

2° A l'époque de l'élimination des parties détruites, on peut exciser l'épiderme qui se détache, enlever les eschares qui s'éliminent, les réfrigérants peuvent être remplacés par un pansement soit avec la ouate, comme celui que je viens d'indiquer, soit avec de la charpie appliquée de la même manière, le linge étant toujours enduit de cérat, de glycérine, ou de glycérolé d'amidon, avec addition d'extrait de Saturne ou bien de quelques gouttes de laudanum; ou mieux encore on arrose la charpie d'un mélange d'eau chlorurée, qui a l'avantage de faire disparaître la mauvaise odeur qui existe à cette époque. Ce genre de pansement est employé très-peu de jours quand la brûlure est très-superficielle; dans les cas où l'épiderme enlevé laisse au-dessous une suppuration légère, quelques jours suffisent; mais quand la brûlure intéresse l'épaisseur de la peau, les muscles, etc., la suppuration ne cesse pas aussi vite et dure plus ou moins longtemps.

3° A l'époque de la suppuration, si surtout elle persiste, il est important d'insister sur l'eau chlorurée. Pour moi, tous les moyens nouvellement conseillés n'ont pas d'autres avantages que l'eau additionnée de chlorure d'oxyde de sodium liquide qui modifie très-bien la plaie, diminue la suppuration et agit contre l'odeur. Dans quelques cas, des liniments alcoolisés, dont on imprègne la charpie, peuvent être employés.

A cette époque, en ayant soin, le pansement étant bien fait, de l'arroser de temps en temps d'eau chlorurée, nous ne fatiguons pas les enfants de pansements : nous ne les faisons que tous les deux jours; de cette manière on leur évite des cris, des agitations qui quelquefois sont cause de convulsions. Lorsqu'il s'agit de brûlures très-étendues surtout, ce moyen est indispensable.

Il est souvent très-important de remplacer les pansements ordinaires par l'usage de poudres, amidon, farine de riz, tannin, quinquina, sur les parties génitales, la verge, le scrotum, la vulve, parties où il est impossible de maintenir des pansements; on fait tous les jours une ablution pour faire tomber les poudres de la veille et on saupoudre de nouveau. Dans les brûlures du pourtour de l'anus, il est bon d'introduire souvent des suppositoires de beurre de cacao et même des mèches de charpie, dans le cas où on aurait à redouter le resserrement de cette ouverture naturelle.

Nous ajouterons que, pour les larges brûlures du tronc, nous modifions le pansement afin d'éviter de faire souffrir plus ou moins longtemps nos petits malades. Nous avons pris le parti, pour ces brûlures étendues et presque générales, de coucher les enfants sur un drap saupoudré d'amidon ou de farine de riz, ou de fécule de pomme de terre, de manière que les brûlures soient constamment recouvertes de poudre qui absorbe la suppuration; il se forme ainsi des croûtes qui se détachent en remuant l'enfant chaque fois qu'on veut le saupoudrer; de cette manière on leur cause à peine de la douleur, le pansement se fait promptement, les brûlures sont moins longtemps exposées à l'air, comme cela a lieu pendant le pansement ordinaire; les croûtes qui se forment se détachent seules, et la cicatrice se fait au-dessous, plus ou moins rapidement; quelquefois, pour hâter la cicatrisation, nous mettons un mélange de poudre de tan et de quinquina.

Il est avantageux, lorsque les enfants souffrent beaucoup, de ne pas les mettre sur un lit ordinaire avec un drap, mais bien de les coucher dans une longue boîte de son ; ils sont là comme les chrysalides dans du son, et les pressions sur eux sont presque nulles.

4° Au moment de la cicatrisation, les pansements, qui jusque-là doivent être faits d'une manière très-légère et sans constriction, doivent être modifiés.

On continue l'application des linges fenestrés enduits de cérat; mais les compresses et les bandages doivent être appliqués d'une manière assez ferme, et surtout, dans le but d'éviter les rétractions, il faut empêcher par des corps dilatants les ouvertures naturelles de se fermer, il faut tenir les paupières écartées, les narines ouvertes; la vulve et l'anus doivent être entretenus ouverts par des mèches; il faut donner différentes positions, suivant le siége de la brûlure. Pour la partie antérieure et postérieure du tronc, on doit mettre autant que possible les parties dans une rectitude parfaite; pour le cou, l'incliner soit en avant, soit en arrière, soit sur les côtés, suivant qu'on veut éviter des rétractions dans tel ou tel sens; pour les membres, les tenir, à l'aide de bandages, de coussins, d'attelles, rapprochés ou écartés du tronc, les maintenir dans la flexion ou l'extension, suivant le côté où l'on veut avoir une cicatrice large; pour les doigts, les tenir écartés à l'aide de palettes, afin d'éviter les adhérences entre eux; il faut aussi éviter que les doigts se cicatrisent fléchis dans la main; il importe, dans tous ces cas, de disposer les bandages de manière à diminuer les souffrances des enfants, tout en s'appliquant à bien remplir les indications. Il convient d'ajouter qu'on doit tantôt hâter la cicatrisation, en imbibant la charpie de liquides toniques qui peuvent faire avancer le développement des bourgeons charnus, tantôt les réprimer avec le nitrate d'argent ou bien avec des poudres plus ou moins astringentes et toniques, quinquina, tannin, alun; dans certains cas, on peut accélérer la cicatrisation en faisant des pansements par occlusion, qu'on ne change que tous les trois et même quatre jours, comme s'il s'agissait d'un ulcère.

5° Au moment où des brides tendent à se former, il faut redoubler de soin dans le pansement et avoir le courage, bien que cela soit pénible pour les enfants, de combattre la tendance à la rétraction en insistant sur les bandages convenables pour étendre les brides, et même quelquefois de les déchirer doucement pour éviter leur formation.

6° Enfin, lorsque les brides sont formées, il est nécessaire, à une époque plus ou moins éloignée, lorsque les cicatrices sont complètes, de les détruire par des incisions transversales, ou bien de les inciser et faire des lambeaux qu'on fait glisser pour rendre l'extension ou la flexion auxquelles ces brides s'opposeraient. Dans certaines brûlures de la face, il faut ouvrir les narines qui sont oblitérées et faire porter longtemps des canules. Alors ces opérations douloureuses, très-différentes suivant les cas, réclament l'emploi du chloroforme et nécessitent ensuite des pansements très-pénibles à l'aide de plusieurs bandages variés (c'est dans ces circonstances, où le malade souffre beaucoup, que le chirurgien doit avoir la fermeté de ne pas se laisser émouvoir par les cris des enfants) ; les moyens qui combattent le retour des brides doivent être prolongés très-longtemps ; ils seront continués même après parfaite cicatrisation, car on doit toujours redouter les récidives.

Nous n'avons parlé que du traitement local ; mais le traitement général est des plus importants. Dans les débuts, les moyens antiphlogistiques généraux peuvent être utiles ; les antispasmodiques et les narcotiques sont souvent indiqués; enfin, dans bien des cas, lorsque la suppuration a débilité les malades, les toniques sont indispensables : il y a des circonstances où le quinquina, le vin, doivent être prescrits.

Il faut, en un mot, que le traitement général varie suivant les diverses époques des brûlures et suivant les indications ; dans ces cas, le chirurgien doit être médecin afin de mener les malades à guérison complète.

XV

TRAITEMENT DU BEC-DE-LIÈVRE.

Nous indiquerons de suite, sans nous occuper de ses causes, les différents genres de becs-de-lièvre qu'on rencontre chez les enfants; nous laisserons de côté ce qui a rapport au bec-de-lièvre accidentel, pour ne parler que du bec-de-lièvre congénital.

Ce vice de conformation, quelquefois héréditaire, que les enfants apportent en naissant, s'observe surtout à la lèvre supérieure et très-rarement à l'inférieure; il en existe de trois genres:

1° Bec-de-lièvre simple; 2° bec-de-lièvre double; 3° bec-de-lièvre compliqué.

Le bec-de-lièvre simple (fig. 1) consiste dans une division de la lèvre supérieure, sur l'un des points latéraux de la ligne médiane; cette division correspond à l'une des narines, et s'étend du bord libre de la lèvre en se dirigeant vers la narine, dont elle approche plus ou moins; quelquefois on observe une petite bride, un petit pont, passant d'un bord à l'autre près de la narine. Nous avons vu la difformité consister en une espèce de brèche très-peu étendue, ou bien se prolonger jusque dans l'intérieur de la narine. Nous avons eu aussi occasion d'observer des becs-de-lièvre à moitié cicatrisés lorsque les enfants arrivaient au monde, la cicatrice étant tout à fait semblable à celle obtenue par l'art. Les bords libres de

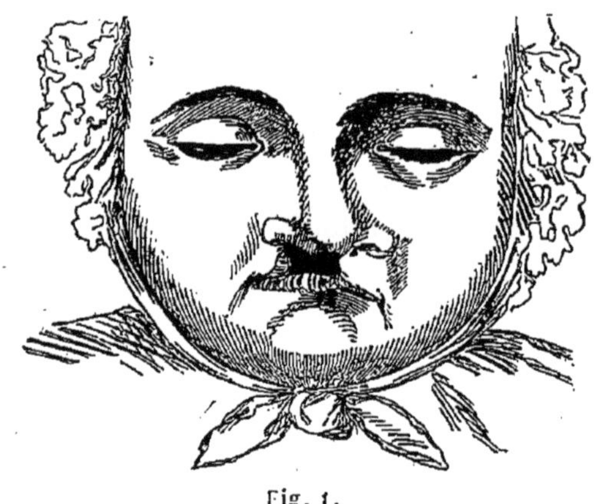

Fig. 1.

cette solution de continuité sont rosés, comme les bords des lèvres, et se trouvent recouverts par le prolongement de la muqueuse labiale. Quelquefois il y a un écartement très-faible, d'autres fois très-grand ; il existe aussi dans quelques cas des adhérences de la lèvre aux gencives.

La première question qui se présente au point de vue du traitement est celle-ci : Faut-il opérer toujours à la naissance, le lendemain, le surlendemain, les becs-de-lièvre simples, ou bien faut-il les opérer plus tard ? Bonfils père et fils, Buth, étaient partisans de l'opération faite dès la naissance. En 1845, M. Paul Dubois et ses élèves remirent cette pratique en vigueur. M. Danyau et d'autres chirurgiens ont réussi ; nous avons nous-même opéré à la naissance avec succès. Cependant l'expérience que nous avons acquise nous a appris, de même qu'à ceux qui ont remis en vigueur l'opération à la naissance, que, pratiquée à ce moment, elle était loin de donner toujours des succès. Si on réussit assez souvent, on échoue aussi dans beaucoup de cas ; c'est pourquoi nous opérons le bec-de-lièvre simple un mois environ après la naissance de l'enfant ; à cette époque, on peut voir si ce dernier est vivace, s'il se nourrit bien, ce dont on n'est pas certain le lendemain de la naissance ; alors, il a passé l'époque de la jaunisse des nouveau-nés, et l'on peut avoir plus de confiance dans le résultat de l'opération ; en cas d'épidémie de variole, il nous est permis aussi de vacciner les sujets, ce qui met encore à l'abri d'une cause d'insuccès, surtout dans les hôpitaux.

Dans tous les cas, nous sommes d'avis d'opérer dans le premier mois les becs-de-lièvre simples, car : 1° l'adhésion est plus facile à cet âge ; 2° l'enfant est exempt de crainte, il criera peu après l'opération ; 3° la suture ne l'empêchera pas de teter à l'instant même, sans que l'on ait l'appréhension de voir se produire l'écartement des lambeaux. Dans tous les cas, l'opération faite à cet âge ne compromet pas la santé de l'enfant, et si l'on échoue, cela n'empêche pas de tenter de nouveau l'opération au bout de quelques mois.

Manuel opératoire. — Un bistouri, ou des ciseaux droits un peu forts ; des aiguilles à bec-de-lièvre droites, en argent ou en acier, à pointe mobile, ou de simples épingles d'Allemagne ; des fils de soie cirés ; des fils d'argent, qui ne coupent pas plus que les autres en les serrant modérément; des aiguilles courbes ou droites, avec chas assez large pour passer un fil de soie double; les aiguilles à écrou, de Thierry (fig. 2), qui nous ont donné de bons résultats : tel est l'appareil instrumental nécessaire, auquel il ne manquera rien si on y ajoute un ténaculum.

L'enfant doit être placé sur un aide, qui est assis et qui presse la tête contre sa poitrine, en ayant, en outre, la précaution de tenir les deux bras de l'enfant avec la main restée libre; le chirurgien, placé devant l'enfant, ayant à côté de lui les instruments indiqués et de plus une éponge légèrement imbibée d'eau, procède : 1° à la section des bords de la division. Un second aide se tient prêt à comprimer avec les doigts la lèvre, dont on coupe l'artère coronaire et qui donne du sang. On peut se servir des doigts de la main gauche pour saisir l'épaisseur de la lèvre, ou bien la traverser d'un ténaculum vers l'angle inférieur; alors, soit avec le bistouri, soit avec les ciseaux, ce que nous préférons, on coupe d'abord les brides qui retiennent quelquefois les lambeaux, on enlève la partie rosée du bord d'un des lambeaux, on fait une section verticale de l'autre côté de la même manière; on peut aussi, avec les ciseaux, couper d'un côté l'angle inférieur, en laissant un petit lambeau à la partie inférieure de l'autre côté, de sorte qu'en rapprochant les deux bords, le petit lambeau vient s'appliquer sur l'angle coupé; de cette manière, on empêche l'encoche qui s'observe si souvent en faisant les deux sections verticales.

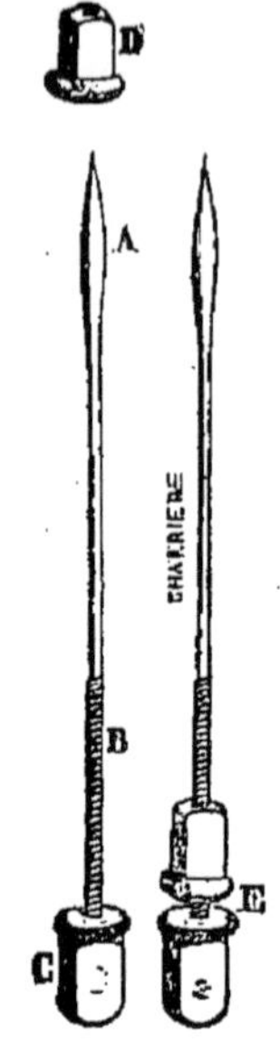

Fig. 2.

2° Une fois les bords de la solution de continuité rendus saignants et mis ainsi dans des conditions de réunion, on a conseillé plusieurs espèces de sutures; nous devons dire qu'après les avoir employées successivement, nous ne saurions toujours adopter la suture entortillée, que beaucoup de personnes mettent en usage; nous trouvons que cette suture doit être faite avec beaucoup de soin pour réussir; souvent on la serre plus qu'on ne veut, et l'épingle coupe d'arrière en avant. Nous préférons donc l'aiguille de Thierry, qui est à fer de lance mobile, lequel, une fois enlevé, permet de visser sur elle un petit écrou qu'on peut serrer ou desserrer à volonté, à l'aide de deux petits porte-écrous, dont l'un est fixe et forme la tête de l'aiguille, et dont l'autre, mobile à volonté, se place après l'extraction du fer de lance, et se visse sur les pas de vis qui sont sur l'aiguille ; à l'aide de ce moyen, on rapproche à volonté les bords de la solution de continuité (fig. 3).

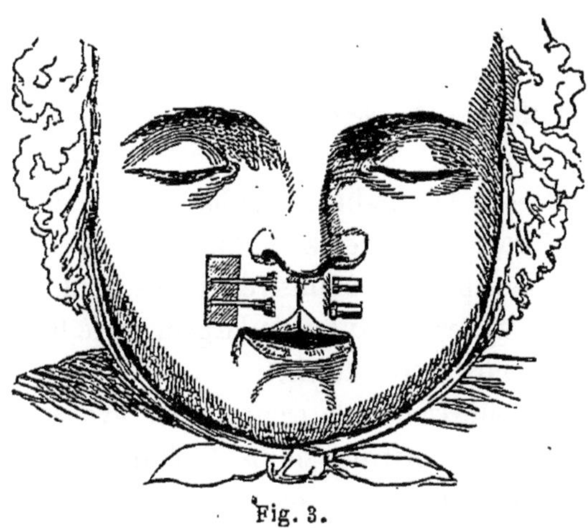
Fig. 3.

Lorsqu'on n'a pas ces aiguilles, on peut employer le procédé de M. Mirault, d'Angers, que nous mettons presque exclusivement en usage : il consiste à faire des points de suture séparés à l'aide d'une aiguille courbe garnie d'un fil de soie double, ou d'un fil d'argent qui réussit très-souvent dans les mains de plusieurs chirurgiens, et en ce moment dans celles de M. Giraldès, mon successeur à l'hôpital.

3° Une fois les fils placés au nombre de deux ou trois, suivant la hauteur de la lèvre, nous n'employons plus de bandages comme anciennement ; ils glissaient et devenaient plus nuisibles qu'utiles : si l'on a pris les épingles, lorsqu'elles sont trop longues il faut en couper les extrémités.

Les soins consécutifs à donner à l'enfant sont très-importants : il faut, si on opère un nouveau-né, ne pas craindre de lui faire prendre le sein ; mais, toutes les fois qu'il crie, il est indispensable de placer sur l'une des joues le pouce, et sur l'autre l'indicateur et l'annulaire de la main droite ou gauche, afin d'empêcher par la pression l'écartement des commissures des lèvres qui tirent sur la suture ; on ne doit cesser cette pression que lorsque l'enfant s'endort et ne crie plus. Cette précaution, étant bien mieux prise en ville par les nourrices ou les mères des enfants qu'à l'hôpital, offre une grande chance de succès.

Nous avons cherché à enlever les points de suture le troisième et le quatrième jour, d'abord un, puis l'autre le lendemain ; mais nous avons reconnu avantageux, comme l'indiquent M. Mirault, d'Angers, M. Giraldès, d'attendre au moins sept à huit jours et même plus : ils ne nuisent que lorsqu'ils sont mal placés ou trop serrés. Quelle que soit l'époque où on retire les points de suture, il ne faut pas de suite les enlever tous, il faut finir par ôter celui qui est sur le point correspondant au bord de la lèvre. Le jour où on enlève le dernier point de suture, il est bon, par précaution, d'appliquer une longue bandelette de bon taffetas d'Angleterre qui soutienne la cicatrice.

Du bec-de-lièvre double.— Le bec-de-lièvre double consiste dans une division de chaque côté de la ligne médiane de la lèvre, de sorte que ces deux divisions, qui sont plus ou moins régulières, sont séparées par un lobule médian qui varie aussi de largeur et de hauteur : quelquefois il est très-court et très-étroit.

Nous dirons pour le bec-de-lièvre double ce que nous avons dit pour le simple : opérer à un mois environ, ne pas opérer les deux côtés en même temps. Notre pratique nous engage à mettre de préférence trois semaines ou un mois entre les deux opérations ; on a plus de chances de succès qu'en faisant les deux sutures le même jour. Pour les sutures, nous employons aussi les points séparés de préférence, avec fils de soie ou fils d'argent.

Toutes les précautions indiquées pour le bec-de-lièvre simple le sont aussi pour le bec-de-lièvre double. Nous devons ajouter que quelquefois, lorsque le lobule moyen est trop court ou trop étroit, on le sacrifie et on réduit ainsi le bec-de-lièvre double à l'état d'un bec-de-lièvre simple ; d'autres fois, le lobule peut être trop court, mais assez large à sa base pour être rafraîchi à droite et à gauche, et former un triangle qu'on peut conserver, en l'ajustant aux deux lambeaux latéraux, soit en le traversant à sa base par une longue aiguille, soit en le fixant de chaque côté à l'aide de points passés.

Du bec-de-lièvre compliqué. — Le bec-de-lièvre compliqué présente une foule d'espèces et de variétés. Il peut exister une solution de continuité simple à la lèvre avec échancrure au bord alvéolaire ; quelquefois division de la voûte palatine seulement jusqu'au voile du palais ; dans certains cas, division du voile du palais sans division de la voûte palatine ; dans d'autres cas, division de l'un et de l'autre. On peut aussi rencontrer ces dernières divisions avec un bec-de-lièvre double.

Dans tous ces cas, il est prudent de laisser de côté les différentes complications, et de s'occuper seulement (dans l'enfance) de la division de la lèvre. On peut faire comme nous l'avons dit pour le bec-de-lièvre simple et pour le bec-de-lièvre double. Alors on ne s'occupe que plus tard de la division de la voûte et du voile du palais ; avec le temps, ces parties divisées tendront à se rapprocher un peu, et alors, à l'âge de douze à quinze ans, époque à laquelle les sujets sont plus dociles, on s'occupera de la question de rapprocher le voile du palais, suture qui réussit quand il est seul divisé ; peut-être même pourra-t-on songer aussi à combler la fissure palatine ; cependant, pour cette partie osseuse, nous préférons les obturâteurs que l'on fait maintenant avec une grande habileté, et qui, selon nous, sont plus utiles que toutes les réunions plus ou moins difficiles, plus ou moins imparfaites, que plusieurs chirurgiens ont tenté d'exécuter.

Il nous paraît utile, en attendant l'époque où on pourra essayer l'usage d'un obturateur ou bien les réunions à l'aide des sutures, de mettre en usage très-longtemps et presque continuellement, au moins pendant la nuit, un compresseur ayant pour but de comprimer les parties latérales des maxillaires supérieurs ; on gagne toujours un peu de rapprochement à l'aide de ce moyen.

Une complication beaucoup plus grave, à laquelle on a donné le nom de *gueule de loup*, consiste dans la difformité suivante : la lèvre est divisée sur la ligne médiane d'une manière plus ou moins irrégulière, avec un écartement très-variable ; les deux os maxillaires supérieurs laissent aussi un écartement très-variable, et souvent on voit le vomer suspendu dans cet écartement. Il se prolonge en avant, et chasse l'os incisif entre l'écartement de la lèvre ; on voit cette extrémité osseuse pousser le lobule médian de la lèvre, qui arrive au bout du nez plus ou moins relevé : les ailes du nez sont plus ou moins écartées, plus ou moins déformées.

En général, les difformités que je viens d'indiquer présentent différentes modifications plus ou moins variées ; mais, au fond, elles sont cependant la plupart analogues : non-seulement elles rendent la figure des enfants repoussante, mais leur créent les plus grandes difficultés pour prendre le sein, car ils ne peuvent serrer le mamelon et ne peuvent être, dans beaucoup de cas, nourris qu'au biberon ou à la cuiller, et encore faut-il prendre les plus grands soins pour que les liquides ne reviennent pas par le nez. On sait aussi combien les enfants qui ont ces genres de difformités parlent mal et ont de la peine à se faire comprendre, à mesure qu'ils avancent en âge. Nous avons vu pourtant des adultes, et entre autres le père d'un enfant atteint comme lui, qui était arrivé à parler assez facilement, et à se faire comprendre journellement d'un personnel nombreux d'ouvriers qu'il dirigeait : il s'était appliqué constamment à prononcer avec beaucoup d'attention.

En face de complications si fâcheuses, on comprend combien il est utile de remédier à ces affreuses difformités, et combien les parents sont désireux que la chirurgie intervienne. Mais autant nous sommes désireux d'opérer les becs-de-lièvre simples dans le premier mois ou dans les premières six semaines, autant nous croyons utile de reculer de six, huit et même dix mois l'opération dans les cas de complications. En effet, bien que dans ces opérations on doive ne pas mettre en question de combler à la naissance l'écartement des maxillaires supérieurs à l'aide de la muqueuse palatine, ou même de réunir le voile du palais seulement, car ces réunions échouent à cette époque, il est pourtant très-certain : 1° que l'opération, sans s'occuper de remédier à l'écartement de la mâchoire, est nuisible et plus ou moins laborieuse, suivant la multiplicité des différents temps du manuel opératoire ; 2° que les douleurs sont d'autant plus longues qu'on se trouve obligé d'agir lentement ; 3° que l'enfant perd d'autant plus de sang qu'on le tient plus longtemps pour l'opération ; 4° qu'ayant perdu du sang, il est affaibli, et qu'il est dans de mauvaises conditions de réunion des plaies ; 5° qu'enfin, son système nerveux étant plus fatigué, il est dans un état qui peut disposer aux convulsions.

Si nous émettons franchement ces idées, c'est qu'elles sont le résultat de l'observation, c'est que nous avons été témoin non-seulement à l'hôpital, mais dans la pratique particulière, qu'en opérant dans les premiers mois, on s'exposait davantage aux insuccès, à cause de la douleur, à cause de la perte de sang qui nuit à la cicatrisation, et enfin à cause de l'épuisement du système nerveux qui dispose aux convulsions, dont la conséquence est la déchirure des sutures et même la mort.

Examinons successivement ce qu'il y a à faire suivant les diverses complications.

Il est des cas où l'écartement produit par le bec-de-lièvre est très-considérable, et quelquefois se complique d'adhérences aux gencives; alors il faut, pour pouvoir réunir, disséquer hardiment et largement, quelquefois très-haut, sur les os maxillaires supérieurs, afin d'arriver à rapprocher les lambeaux qui ne s'affrontent souvent facilement qu'à la condition d'assez larges dissections.

Dans les cas de gueule-de-loup, on doit pratiquer toujours, au plus tôt vers dix mois ou un an, l'opération en deux ou trois temps, à distance de quinze jours ou trois semaines d'intervalle entre chacun. Ainsi dans les cas où l'os vomer fait une saillie en avant et chasse l'os incisif, on conseille d'exciser le vomer en enlevant l'os inter-maxillaire. Le premier temps de l'opération consiste alors dans une section avec les ciseaux ou le bistouri, de manière à permettre le rapprochement des deux portions de la lèvre. Avant de faire cette section, on doit décoller le lobule, qu'on laissera pendant à l'extrémité du nez; il faut lui garder le plus d'épaisseur et de largeur possible : alors, lorsque l'excision des parties qu'on doit enlever est faite, lorsque les portions de la lèvre sont rafraîchies, il faut aviver le sommet du lobule, le relever et le fixer à la partie supérieure de la section médiane. Cette dernière est d'ailleurs faite comme nous l'avons dit dans le bec-de-lièvre simple.

Si l'on ne veut pas sacrifier l'os incisif, il faut agir en deux temps, et faire dans le premier temps une perte de substance triangulaire *au vomer ;* cette section peut être pratiquée avec une pince à disséquer ou des ciseaux courbes : on taille dans le vomer un triangle dont le sommet se dirige vers la partie supérieure des fosses nasales et dont la base correspond à la partie inférieure de la cloison; pour réaliser ce temps de l'opération, qui est assez difficile avec les ciseaux, nous avons fait construire par M. Charrière un emporte-pièce en forme de pince et dont un côté s'engage dans une narine, l'autre côté dans l'autre narine; il permet ainsi de couper, d'un seul coup, le triangle qu'on veut enlever.

Ce premier temps de l'opération étant fait, on doit mettre sur la tête un petit bonnet de toile bien juste ; il faut ensuite, à l'aide d'une longue bandelette de sparadrap dont le milieu est appliqué sur le nez et dont on croise les extrémités derrière la tête, sur l'occiput, établir ainsi une compression qui réunit les deux parties du vomer. On peut aussi appliquer de la même manière une bande étroite roulée à deux globes, dont on pose le milieu sur le nez, et dont on porte les extrémités, en les entre-croisant, derrière la tête; on refoule en arrière l'os incisif, et on l'engage dans l'écartement qui existe entre les deux maxillaires supérieurs, qui sont plus ou moins écartés, mais qui d'autres fois sont très-rapprochés ; cette dernière circonstance de rapprochement considérable est une contre-indication à conserver l'os incisif, qui ne peut jamais rentrer dans sa place normale. A l'aide de la longue bandelette ou à l'aide de la bande à deux globes, dont on applique le milieu sur le nez, et qu'on passe et repasse autour de la tête, on arrive, en surveillant tous les jours ce pansement, à déprimer l'os incisif, et en quinze jours environ on voit les portions du vomer divisées se souder plus ou moins solidement. C'est au bout de ce temps que l'on pratique le second temps de l'opération ; on n'a plus alors qu'un bec-de-lièvre double à opérer.

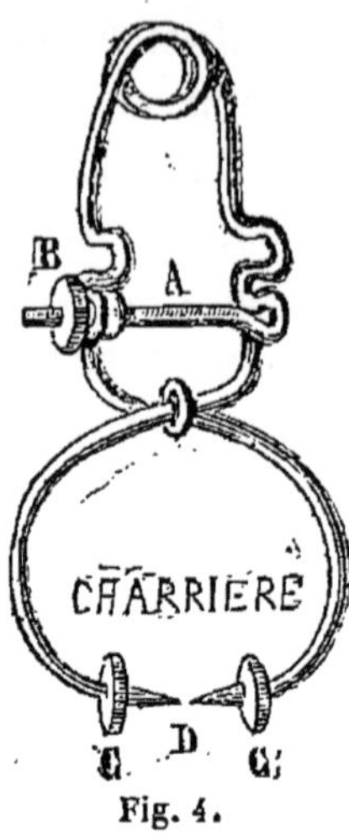

Fig. 4.

Dans les becs-de-lièvre très-compliqués, le nez est souvent fortement épaté, les deux parties molles formant le bec-de-lièvre sont très-difficiles à rapprocher, même en disséquant largement les adhérences. Nous nous sommes bien trouvé dans ces cas de faire faire de fortes et larges serres-fines (fig. 4), dont les pointes s'appliquent au niveau des sillons, en arrière des ailes du nez ; elles pressent assez fortement et peuvent rapprocher les parties profondes qui tendent à s'écarter ; nous avons fait mettre à ces serres-fines une tige transversale qui est à vis et permet, à l'aide d'un petit écrou, de les serrer ou de les écarter, suivant la nécessité. La serre-fine est fixée à la tête de l'enfant à l'aide d'un ruban, et doit être le premier point de réunion qu'on enlève; ainsi, on l'ôte ordinairement avant les points de suture.

Il n'est pas besoin d'ajouter qu'après les opérations simples ou compliquées, le chirurgien doit surveiller attentivement le petit malade, afin de reconnaître et de combattre les complications médicales qui peuvent survenir dans beaucoup de cas.

XVI

DE LA COXALGIE ET DE SON TRAITEMENT.

La coxalgie est une maladie inflammatoire ou sub-inflammatoire de l'articulation coxo-fémorale, caractérisée, au début, par de la claudication, par de la douleur, qu'on ne provoque quelquefois que par des mouvements de rotation ou par la pression de la tête du fémur dans la cavité cotyloïde, ou bien par de la gêne plutôt que de la douleur, sans élévation sensible de la température vers le point malade.

On a souvent appelé la coxalgie luxation spontanée, luxation pathologique, coxarthrocace, etc. Quel que soit le nom qu'on lui donne, il est certain pour nous que la coxalgie a de nombreux points de contact avec la plupart des maladies articulaires de nature scrofuleuse. Les altérations pathologiques sont aussi variables que complexes.

On n'a pas souvent l'occasion d'examiner anatomiquement des coxalgies au début. Dans le seul cas où j'ai pu faire cette étude, sur un sujet qui avait succombé à une affection intercurrente, j'ai constaté une injection légère de la synoviale articulaire. Dois-je conclure de là qu'il existe toujours une inflammation peu intense de la synoviale au début de la coxalgie ? Ce seul fait personnel ne m'autorise pas à l'affirmer, et je suis même porté à croire que, dans certains cas, il pourrait bien n'y avoir, dès le principe, qu'une simple congestion des parties fibreuses péri-articulaires. Mais à mesure que l'arthropathie fait des progrès, l'inflammation se caractérise davantage, et l'on constate quelquefois une synovite purulente. Alors les désordres s'étendent progressivement, la cavité articulaire se remplit de pus, les enveloppes fibreuses distendues se ramollissent et laissent la collection purulente faire saillie pour s'ouvrir au dehors. Lorsque les moyens d'union ont cédé à la pression excentrique par le mécanisme que nous venons d'indiquer, la tête du fémur, usée, cariée, tend à sortir de la cavité cotyloïde. Telle est parfois l'origine des luxations spontanées.

Consécutivement aux progrès de la maladie, les deux surfaces articulaires se trouvent altérées dans une étendue plus ou moins considérable. La cavité cotyloïde surtout est agrandie par l'altération du cartilage et la destruction de la substance osseuse elle-même; souvent les rebords de cette cavité sont refoulés, *éculés* en dehors, et laissent ainsi les surfaces osseuses perdre leurs rapports, et se produire les luxations dites *spontanées;* le ligament rond se ramollit, s'allonge et se détruit. Je n'ai jamais vu ces luxations spontanées se faire autour de surfaces articulaires non altérées, mais toujours, d'une manière lente et graduelle, consécutivement à la destruction des surfaces osseuses. Les luxations sont le plus souvent incomplètes.

Cependant les luxations complètes peuvent s'observer, et dans ces cas, la cavité cotyloïde est effacée soit par des végétations morbides qui comblent sa profondeur, soit par la disparition de ses bords, qui la transforment en une surface à peine excavée. Sur le point de l'os iliaque où repose la tête du fémur déplacée, on voit une nouvelle cavité assez mal conformée, qui gêne beaucoup les mouvements du membre dans cette nouvelle position.

Bien qu'on ait observé des coxalgies chez de petits enfants de six à huit mois, il n'en est pas moins vrai que c'est entre quatre et quinze ans qu'on voit le plus souvent débuter cette maladie. Passé quinze ans, on n'observe, en général, que des récidives de coxalgies temporairement améliorées. Aussi les malades qui paraissent le mieux rétablis ne doivent pas oublier que le mauvais choix d'une profession qui les force à se tenir beaucoup sur les jambes et une hygiène défectueuse peuvent provoquer une rechute.

La constitution exerce bien certainement une influence de premier ordre sur la manifestation de la coxalgie ; c'est, en général, chez des individus lymphatiques et scrofuleux qu'elle se développe. Pour apprécier la valeur étiologique de la scrofule, il faut bien être persuadé qu'un enfant peut être lymphatique sans présenter de ganglions engorgés ou des ophthalmies de cause interne.

Bien que cette maladie soit constitutionnelle, nous trouvons quelquefois des causes déterminantes. Ainsi les mauvaises conditions hygiéniques, les rhumatismes, puis les causes traumatiques négligées pourront amener la coxalgie chez bien des individus, qui, en dehors de ces circonstances fâcheuses, auraient sans doute échappé à ses atteintes. Il existe même des coxalgies traumatiques proprement dites, et ces dernières n'ont pas, à beaucoup près, la même gravité que les coxalgies spontanées.

Les symptômes de la coxalgie varient suivant les cas. Je n'insisterai pas sur les détails que l'on trouvera consignés dans les livres classiques. Qu'il me suffise de dire que le plus souvent le début de cette maladie est lent et insidieux.

On doit considérer ses manifestations morbides dans trois périodes bien différentes : la première, qui correspond au premier degré des altérations pathologiques rhumatismales, traumatiques ou scrofuleuses, est caractérisée par une claudication peu prononcée, une douleur peu vive, une apparence trompeuse d'allongement ou de raccourcissement du membre, déterminée par la contraction musculaire occasionnée instinctivement elle-même par la douleur ; de la gêne dans un ou plusieurs mouvements de l'articulation coxo-fémorale. En général, le bassin est dévié, le côté correspondant à l'articulation malade est abaissé ou relevé, ce qui occasionne l'allongement ou le raccourcissement du membre ; il présente, du côté du dos, une sorte d'ensellure que l'on peut considérer comme caractéristique. Cependant les malades marchent encore et se livrent aux occupations ordinaires de leur âge.

Si la maladie n'est pas arrêtée par une modification naturelle de l'état général du sujet sous l'influence d'une médication convenable, elle passe bientôt à la deuxième période. Alors les symptômes précédents s'aggravent ; le malade cesse de courir, puis refuse obstinément de marcher, pour éviter les douleurs intolérables que provoquent les mouvements. Il prend dans le lit une attitude spéciale, et l'on voit se former autour de l'articulation des collections purulentes qui sont très-longues à se résorber ou à s'ouvrir au dehors.

Lorsque ces abcès se font jour à l'extérieur, ils constituent des fistules intarissables qui commencent la troisième période de la coxalgie. Les surfaces articulaires détruites par la suppuration sont le siége des déplacements que nous avons indiqués. Cette suppuration, souvent très-abondante, épuise les malades, qui tombent dans le marasme et souvent meurent après un temps variable. A l'autopsie, nous avons quelquefois constaté la perforation de la cavité articulaire et la tête du fémur faisant saillie dans le bassin.

Quelquefois, au lieu d'abcès qui viennent s'ouvrir autour de l'articulation, ce sont des fongosités qui comblent la cavité cotyloïde, chassent la tête fémorale et viennent perforer la peau comme un véritable abcès.

On peut voir des malades survivre aux ravages de la troisième période, mais ce n'est qu'après avoir gardé longtemps des trajets fistuleux qu'ils échappent à la terminaison fatale ; encore cette guérison n'est-elle jamais bien consolidée ; ils restent infirmes et sont exposés aux récidives. Nous avons vu quelquefois, mais rarement, des exemples de guérison de ce troisième degré.

En général, la marche de la coxalgie est très-lente, la maladie dure des années ; le plus souvent, la guérison ne s'établit que vers l'âge de seize à dix-sept ans.

On est quelquefois surpris du peu d'influence que la coxalgie exerce sur l'état général de ceux qui en sont atteints. Durant la première et la deuxième périodes de la maladie, les malades peuvent conserver toutes les apparences d'une santé parfaite.

La terminaison de la coxalgie dépend de la cause qui l'a produite, et de la période où elle est arrivée. La première période peut se terminer sans difformité, tandis que la deuxième période laisse toujours une certaine roideur dans l'articulation, ou même l'ankylose. Ces malades, quoique boiteux, sont cependant, après beaucoup de temps, très-solides sur leurs jambes, et peuvent se livrer à des travaux assez rudes sans se fatiguer.

On ne guérit jamais de la troisième période qu'avec des difformités considérables. Le plus souvent, une longue suppuration entraîne une terminaison funeste.

Au point de vue du diagnostic différentiel, nous signalerons principalement les douleurs rhumatismales, comme pouvant simuler le début de la coxalgie ; mais l'apparition subite de ces douleurs, survenant sous l'influence du froid ou de l'humidité, suffira pour faire reconnaître leur nature.

Les abcès de la fosse iliaque, certaines rétractions musculaires, pourraient quelquefois induire en erreur, si l'on n'avait pas le soin de s'entourer de toutes les précautions nécessaires à une bonne investigation.

La luxation congénitale, avec raccourcissement réel, simule tout à fait la coxalgie, surtout lorsqu'il existe des douleurs rhumatismales ou névralgiques autour de l'articulation. Dans ce cas, il faudra tenir compte des antécédents, s'assurer si le malade a toujours boité, dans quelles circonstances les douleurs se sont manifestées, etc.

On évitera la confusion avec la coxalgie nerveuse ou hystérique, décrite par M. Robert. Cette dernière maladie se rencontrera chez des jeunes filles très-excitables ; elle coïncidera, en général, avec d'autres phénomènes nerveux, et s'améliorera rapidement par les préparations ferrugineuses et toniques.

C'est surtout dans le pronostic qu'il faut tenir compte de la cause. On sait que la scrofule joue le principal rôle dans la manifestation de la coxalgie non traumatique. Or, comme la scrofule n'a qu'un temps pour sévir chez les jeunes malades, il faut chercher à porter son pronostic d'après l'évolution apparente de la diathèse scrofuleuse.

Quelquefois, disait notre prédécesseur, M. Baffos, la scrofule assouvit sa rage sur une seule articulation ; l'état général devient excellent, et le malade, bien portant d'ailleurs, peut n'avoir que sa coxalgie. Dans ce cas, l'âge aidant, une guérison durable peut être obtenue. Je dis une guérison durable, et non complète, parce que les individus qui parviennent, au bout de plusieurs années, à se servir du membre malade, sont toujours plus ou moins difformes, et ne sont jamais que des infirmes guéris. Cependant, ces malades sont contents de leur position, et s'estiment heureux d'avoir retrouvé la santé après huit, dix ans de souffrance et de soins continus.

Il est inutile de dire que le pronostic de la coxalgie emprunte un nouveau degré de gravité à chacune des trois périodes où on l'observe. Si la première et la deuxième période laissent, en général, un bon espoir, la troisième est le plus souvent désolante ; cependant, il ne faut pas oublier que les coxalgies, même les plus graves, guérissent, surtout si elles sont de nature rhumatismale.

Ajoutons encore une fois que les coxalgies traumatiques sont moins graves que les coxalgies spontanées ou liées à la constitution. Je pourrais citer plusieurs cas de coxalgies consécutives à des violences extérieures, dont la terminaison heureuse a été obtenue après un traitement de sept à huit mois seulement. Dans le courant de l'année 1859, M. Roger nous a adressé une jeune malade qui avait fait une chute d'un arbre sur la hanche ; il s'ensuivit une coxalgie non douteuse, que nous avons vue guérir dans l'espace de huit mois par le repos.

Comme la plupart des affections chroniques, la coxalgie emprunte ses ressources thérapeutiques à des moyens locaux et à des moyens généraux, qui agissent d'autant plus efficacement qu'ils sont employés au début. Énumérons d'abord les moyens locaux qui sont plus particulièrement du ressort de la chirurgie; nous indiquerons ensuite les moyens généraux.

Le traitement local varie avec chacune des trois périodes de la maladie. Lorsque le système de Broussais était en vigueur, on appliquait souvent des sangsues au début de la coxalgie. J'ai moi-même obtenu quelquefois, par ce moyen, un soulagement momentané dans des cas de coxalgie aiguë, avec des douleurs très-vives autour de l'articulation. Depuis quelques années, nous avons presque complétement renoncé à ces émissions sanguines, qui affaiblissent les malades sans donner des résultats suffisamment durables. Ce n'est donc que dans les cas exceptionnels, lorsqu'il existe un état aigu très-intense, que nous avons quelquefois recours aux ventouses scarifiées, encore faut-il que l'état du malade nous y invite, pour ainsi dire.

Après les émissions sanguines, on a beaucoup vanté les résolutifs, tels que les onctions avec la pommade mercurielle belladonée, la pommade iodurée, etc. Nous employons encore volontiers ces moyens, et nous prescrivons concurremment avec ces onctions des cataplasmes et des douches de vapeur autour de l'articulation. Nous pouvons affirmer que nous avons obtenu souvent de bons effets de cette combinaison.

Les révulsifs ont eu aussi leur vogue. Nous dirons des vésicatoires volants ce que nous avons déjà dit des saignées : ils améliorent momentanément; mais on a remarqué que les vésicatoires s'enflamment facilement, et déterminent quelquefois de vives douleurs. A cause de ces inconvénients, mon père leur préférait des cautères volants appliqués successivement. D'après les résultats de sa pratique, j'ai depuis employé ce genre de révulsifs avec beaucoup de persévérance. Qu'il me suffise de dire que j'ai fait appliquer jusqu'à quarante cautères volants autour de la même articulation. Ces exutoires, de l'étendue d'une pièce de vingt centimes, sont entretenus, pendant un temps variable, avec le sparadrap et l'onguent de la mère. J'ai obtenu ainsi un soulagement plus durable qu'avec les moyens déjà signalés, et je puis même dire que, dans quelques cas, la guérison a été observée.

Cependant nous devons avouer qu'à côté de ces rares succès, nous pourrions citer un nombre effrayant de cas où nous avons complétement échoué. Malgré l'inconstance des résultats obtenus par les cautères, je ne crois pas encore devoir renoncer à leur usage. Je suis convaincu que dans certaines formes de coxalgie, ils peuvent rendre quelques services. Ce n'est pas la manière de voir de tous les chirurgiens — et de M. Bouvier en particulier — qui, après avoir mis longtemps en usage des cautères volants, renoncent à les employer, persuadés qu'ils sont que ces suppurations continues épuisent les malades, et qu'en définitive l'efficacité de ces cautères est trop problématique pour contre-balancer leurs inconvénients. Bonnet, de Lyon, préconise l'immobilisation comme moyen curatif, sans abandonner tout à fait les cautères.

On avait reconnu depuis longtemps les bons effets de l'immobilisation dans les maladies articulaires ; mais c'est au chirurgien de Lyon que revient l'honneur d'en avoir fait une application méthodique au traitement de la coxalgie. L'immobilisation est le véritable moyen de s'opposer à la contraction musculaire qui, par son action, est la cause de tous les désordres secondaires de cette affection ; aussi ce moyen doit être employé au début de la maladie, avant même qu'une légère déviation du bassin se manifeste.

Déjà, M. Martin avait construit dans ce but un appareil qui tenait le membre dans une demi-flexion ; cette attitude avait des avantages et nous a donné des succès, mais elle avait aussi l'inconvénient de tenir l'articulation fléchie, et la cuisse devenait très-difficile à étendre. Bonnet a pensé qu'il était préférable de maintenir le membre dans l'attitude de l'extension. Pour remplir cette indication, il employa d'abord une simple gouttière, mais il ne tarda pas à s'apercevoir qu'il fallait immobiliser le bassin, et du même coup les deux membres inférieurs. Il fit usage d'abord d'un appareil très-compliqué, très-difficile à placer, et qui était dextriné ou amidonné ; il réclamait une quantité considérable de bandes, beaucoup de temps à sécher, beaucoup de soins pour l'application, et de grandes difficultés pour le changer ; ce n'est pas cet appareil que nous conseillons ; mais Bonnet fit construire sa gouttière double que tout le monde connaît.

Je n'ai pas à entrer dans les détails descriptifs de cet appareil ; il suffit que l'on sache que pour l'appliquer, on endort habituellement les malades, afin de les placer dans une position convenable, en étendant les muscles rétractés. Il est bien entendu qu'il faut prolonger l'anesthésie jusqu'à ce qu'on soit parvenu à étendre le membre dans l'état normal ; il faut pour cela faire des mouvements doux et gradués de flexion et d'extension, arriver à la rectitude complète de l'articulation et au redressement de la région lombaire. On fixe alors solidement le membre dans la gouttière ; on doit s'assurer également du membre sain.

Les résultats obtenus par la gouttière perfectionnée de Bonnet sont admirables. En l'appliquant au début de la maladie, on préviendra souvent les désordres affreux que nous avons indiqués plus haut ; et si on ne guérit pas toujours les malades sans claudication, ils peuvent marcher assez bien et poser le pied sur le sol sans béquille et même sans canne. Nous n'avons qu'un seul reproche à faire à cet appareil, c'est son prix trop élevé pour la généralité de ceux qui en ont besoin. Ayant, dans la majorité des cas, à traiter des coxalgies chez des personnes peu fortunées, nous avons mis tous nos soins à chercher un système d'immobilisation à la portée de toutes les bourses, et qui remplace la gouttière de Bonnet.

Voici l'appareil auquel nous nous sommes arrêté après plusieurs essais ; il nous paraît bien remplir le double but que nous nous proposons, et il nous semble préférable à celui de Bonnet pour tenir les enfants propres.

Il se compose (voir le dessin ci-contre) : de deux attelles en bois de chêne ou autre, ayant 5 millimètres d'épaisseur, 4 à 5 centimètres de largeur, et un peu plus que la longueur d'une béquille proportionnée au sujet ; elles sont appliquées en dehors de chacun des membres inférieurs. Elles doivent monter jusque sous les aisselles, sans gêner toutefois les mouvements des bras, et dépasser les pieds de 10 à 15 centimètres.

Ces deux attelles sont symétriques, présentent trois mortaises ainsi disposées : La première correspond au bassin et à l'étendue de la hauteur du bassin, elle sert à fixer le bandage de corps. On peut la remplacer par deux : une au niveau du bord supérieur de l'os des îles, une autre au niveau du grand trochanter, de manière à empêcher les liens de se déplacer.

Les deux autres mortaises correspondent au genou et au-dessus des malléoles ; elles sont destinées à recevoir des cravates pour fixer le membre. Au-dessous de la mortaise inférieure sont placées deux échancrures qui servent à fixer les liens inférieurs du coussin pour empêcher son ascension le long de l'attelle.

L'extrémité supérieure de l'attelle est arrondie ; dans l'application, elle

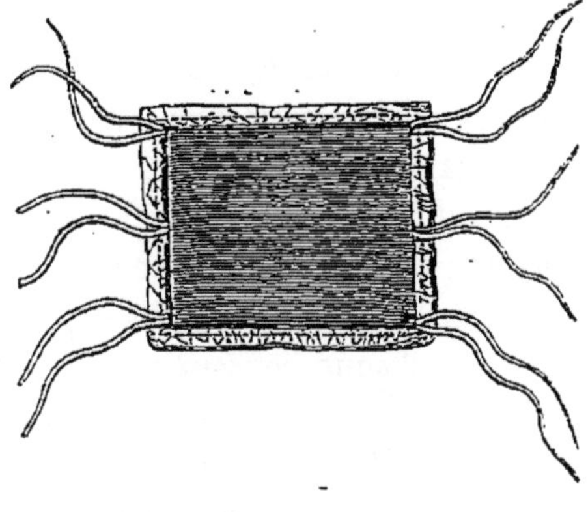

est coiffée par un gousset pratiqué sur le coussin. L'extrémité inférieure qui dépasse les pieds, comme nous l'avons dit, se termine par un enfourchement avec un trou à cheville disposé de manière à le fixer solidement dans la mortaise de la traverse.

2° La traverse consiste dans une planchette transversalement ellipti-

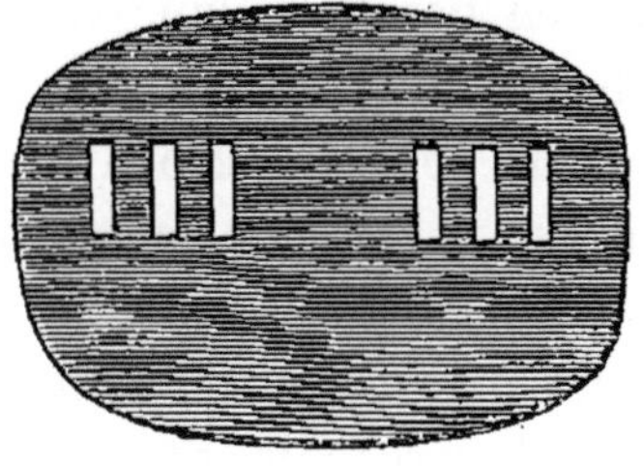

que. Sur cette traverse sont pratiquées, dans le sens vertical, six mortaises rectangulaires. Deux de ces mortaises sont plus grandes et plus rapprochées de la courbe postérieure : elles sont destinées à recevoir l'enfourchement des attelles, et leur écartement égale celui des pieds dans la station verticale. Les quatre autres mortaises, plus petites, disposées par paires, et placées un peu plus en haut et en dedans, servent à fixer les liens extenseurs. Par cette disposition, la traverse fixe les attelles, et à la fois donne de la solidité à l'appareil, protége les orteils contre le poids des couvertures, et empêche le talon de subir la pression si fâcheuse de son propre poids. Un autre avantage important, c'est qu'il permet de porter facilement le malade sur les côtés, lorsqu'il est nécessaire de le voir par le plan postérieur. Voilà pour la charpente de l'appareil. Cela regarde la menuiserie.

Les autres parties sont plus particulièrement du ressort de la couture ; ce sont : 1° Deux coussins à fractures symétriques, placés en dedans des attelles, qu'ils dépassent en haut et en bas de 5 centimètres; chaque coussin se compose d'un sac en toile, deux ou trois fois plus large que les attelles, un peu plus long qu'elles, et rempli de balles d'avoine.

L'extrémité supérieure de chacun est munie d'un gousset qui reçoit l'extrémité correspondante de l'attelle. Sur le reste de son étendue sont disposés trois rubans de fil pour le fixer à l'attelle.

2° Des moyens de fixation, savoir : un bandage de corps formé de deux pièces, une en avant, une en arrière, deux petits matelas carrés en ouate, qu'on peut placer sous chaque pièce du bandage de corps. Le bandage de corps est *coupé*, c'est-à-dire que la moitié destinée à fixer les attelles en arrière, quoique semblable, est indépendante de la moitié destinée à les fixer en avant. Chaque moitié de ce bandage se compose d'une pièce rectangulaire en toile forte, ou mieux en tissu élastique assez ferme, portant trois paires de rubans de fil cousus sur les côtés ; ces liens sont fixés deux à deux, de manière à pouvoir permettre une libre constriction, lorsqu'on les noue sur le bord de la mortaise, dans laquelle ils peuvent glisser facilement.

Les petits matelas ouatés sont un peu plus larges que les pièces du bandage de corps ; ils ont pour but d'alléger la pression trop dure de la toile.

Les cravates n'offrent rien de particulier : ce sont de simples fichus pliés en cravates ; deux pour chaque côté, une pour le genou, une pour la partie inférieure de la jambe. Quelquefois, pour soutenir le pied dans une position convenable, on fait usage d'une autre cravate disposée en étrier, comme dans les appareils à fractures. Cet étrier peut être fixé à la mortaise inférieure. Il peut aussi servir à faire l'extension.

Lorsque les malades présentent une ensellure très-prononcée, et que le bandage de corps est insuffisant à redresser le bassin, nous ajoutons à notre appareil un bandage de corps ordinaire, que nous plaçons autour des fesses, plus bas que le précédent. Le milieu du plein de ce bandage est placé en arrière : les chefs sont ramenés en avant, entre les coussins et les hanches, puis renversés de nouveau en arrière, sur les attelles qui font poulie de renvoi. De cette façon, le bassin est repoussé solidement en avant entre les pièces de l'appareil, tandis que le reste du tronc est maintenu par la pièce antérieure du bandage coupé. Ces deux forces en sens contraire sont suffisantes pour détruire l'ensellure et donner à notre appareil un avantage de plus.

Si les surfaces osseuses sont déjà usées et qu'il y ait tendance au déplacement, nous fixons deux lacs extenseurs autour de la jambe par un bandage roulé, ou bien à l'aide d'un foulard plié en cravate, disposé en nœud coulant au-dessus des malléoles, et nous venons fixer les extrémités du foulard ou du mouchoir, plus ou moins serrées, sur les mortaises que nous avons indiquées. Comme une très-faible extension est suffisante, le poids du corps fait assez contre-extension. Cependant, si une plus forte traction était nécessaire, il serait facile de retenir le tronc avec une large cravate fixée au lit ou des sous-cuisses, que l'on placerait alternativement à droite ou à gauche, pour ne pas blesser par une pression continue.

Ainsi composé, notre appareil est d'une simplicité extrême. Son prix de revient est modique. Il suffira d'avoir à sa disposition un menuisier et une couturière pour l'établir. Les médecins de province seront toujours à même de se le procurer, et c'est là, selon nous, un avantage important sur la gouttière de Bonnet.

L'appareil une fois préparé, voici la manière de l'appliquer : s'il existe une déformation de la hanche ou du bassin, si peu que le redressement soit douloureux et provoque des contractions musculaires, nous endormons les malades. Nous sommes alors plus à notre aise pour donner aux membres et au bassin une position régulière, et nous profitons en même temps du sommeil chloroformique pour bien constater l'état de l'articulation malade.

Lorsque le malade est dans l'attitude désirée, c'est-à-dire le membre bien étendu, l'enfant couché sur le dos, nous faisons glisser l'appareil tout monté de bas en haut, puis nous passons sous la région lombaire le petit matelas et le demi-bandage postérieur. Nous avons soin de nouer à deux les liens à droite et à gauche, afin que les attelles soient également serrées des deux côtés. Nous ferons remarquer qu'il faut nécessairement serrer d'abord en arrière, car les pièces de l'appareil ont une grande tendance à se déplacer en avant et à laisser le grand trochanter faire saillie en arrière de l'attelle, ce qu'il faut éviter.

Le demi-bandage antérieur et le petit matelas sont fixés en dernier lieu ; on noue successivement les cravates qui embrassent les attelles et les membres de bas en haut, en ayant soin de ne pas comprimer trop fort pour ne pas gêner la circulation. Une fois l'appareil bien placé, il faut enlever le malade à deux, et cela peut se faire facilement, sans lui causer de douleur ; alors on jette sur le lit, à l'endroit correspondant au siége, de la poudre d'amidon ou de riz. On devra tous les jours incliner le malade à droite ou à gauche pour le nettoyer et pour le saupoudrer de nouveau. Toutes les fois qu'un besoin se fera sentir, on pourra le soulever et lui passer un bassin plat. On pourra aussi le porter sur un canapé ou sur un autre lit, pour faire le sien. Il y aura toujours avantage à disposer le lit du malade en plan incliné, pour que le tronc soit plus élevé que les pieds. De temps en temps on déliera les cravates (des deux côtés), afin de permettre quelques mouvements qui préviennent la roideur des articulations.

Le temps que doit durer l'immobilisation est très-variable ; depuis que nous avons recours à notre procédé, trois mois ont suffi à l'une de nos malades pour amener une amélioration telle, que nous avons jugé à propos d'enlever l'appareil. Ce résultat est aussi satisfaisant que possible ; mais il est très-rare de pouvoir retirer l'appareil aussi tôt ; il faut, en général, le laisser très-longtemps.

Dans le but de soustraire les malades convalescents à la fatigue qu'entraîne le séjour prolongé au lit, nous conseillons de retirer de temps en temps l'appareil pour le réappliquer la nuit seulement. Mais pour éviter que les malades s'affaiblissent en restant constamment à leur chambre, nous les faisons promener en bon air dans une petite voiture où on les place avec l'appareil.

Comme conclusion générale, nous dirons que, jusqu'ici, notre appareil nous a semblé réunir les avantages des autres appareils beaucoup plus coûteux. Nos malades peuvent, comme avec la gouttière de Bonnet, être transportés d'un lieu dans un autre sans éprouver d'ébranlements douloureux. Ils sont assez bien immobilisés pour ne plus souffrir et pour s'ankyloser au besoin dans une position convenable. De plus, l'air circule mieux dans notre appareil, et les soins de propreté sont plus faciles à donner. Cependant, lorsqu'il s'agira de confier des malades au chemin de fer, par exemple pour un long voyage, la gouttière double de Bonnet sera préférable, car elle protége plus étroitement les parties malades. Comme cette gouttière demande peut être moins de surveillance et qu'elle est moins susceptible de se déranger, nous la préférons encore à notre appareil toutes les fois que les malades seront dans des conditions de fortune à pouvoir en faire les frais. Mais, dans les hôpitaux et chez les classes peu fortunées, nous pouvons lui substituer le nôtre, sans rien perdre du bénéfice de l'immobilisation. Quel que soit l'appareil mis en usage, celui de Bonnet, de Lyon, ou le nôtre, il faut l'appliquer le plus tôt possible dès le début de la maladie; il faut le garder très-longtemps et ne laisser marcher les malades qu'après plusieurs mois de traitement, un an et même plus. De temps en temps, on peut essayer de laisser le malade couché un jour ou deux sans l'appareil, pour le faire reprendre dès le lendemain.

Avant de terminer ce qui est relatif au traitement local, disons un mot des abcès. Lorsqu'ils viennent faire saillie au dehors, faut-il les ouvrir ? Règle générale, nous ouvrons le plus tard possible, afin d'éviter l'épuisement qu'amène une longue suppuration. Lorsque nous nous décidons à ouvrir, nous avons recours tantôt à la ponction avec un gros trocart plat imaginé par M. Guérin, et à l'aspiration au moyen d'une seringue qui peut être vissée à la canule ; tantôt à la ponction simple ou à l'application d'un tube de drainage, suivant la méthode de M. Chassaignac. Quelquefois les collections purulentes vidées par le trocart ne se remplissent pas de nouveau. Le plus souvent, l'abcès se reproduit comme avant, ou bien la ponction devient le siége d'un trajet fistuleux. C'est alors que nous nous sommes bien trouvé des injections iodées, suivant les indications de notre confrère Boinet, (une partie de teinture d'iode pour deux parties d'eau).

Le drainage a, sur les sétons ordinaires, l'avantage de permettre les injections détersives dans le foyer purulent, en y adaptant la canule d'une seringue.

Enfin, si la luxation pathologique est un fait accompli et récent, il faudra chercher à réduire et à maintenir avec l'appareil. Dans le cas où la luxation serait ancienne, ou bien dans le cas où l'ankylose serait produite, il faudra respecter la lésion et s'abstenir de toutes tentatives, dans la crainte de provoquer une recrudescence des accidents en voie de s'éteindre. Il ne faut pas oublier que dans certaines coxalgies, la tête du fémur s'étant luxée, et n'ayant pas été maintenue par un appareil, il arrive qu'elle se porte du côté de la peau et tend à la perforer; cette partie osseuse nécrosée fait fonction de corps étranger et peut, avec avantage, être enlevée dans ces cas; mon prédécesseur M. Baffos fit cette opération avec succès; j'ai voulu la faire, les parents s'y sont opposés; M. Follin, M. Dolbeau et d'autres avant eux l'ont faite avec succès: c'est une opération qui ne doit pas être rejetée dans certains cas.

Pour ce qui est du traitement général, nous n'avons rien à ajouter à ce que nous avons dit à propos des tumeurs blanches en général.

XVII

MOYEN TRÈS-SIMPLE DE PRATIQUER DES IRRIGATIONS DANS LE PHARYNX.

Il est une foule de cas dans lesquels il est indiqué de prescrire des gargarismes aux enfants; mais ceux-ci pour la plupart, les plus grands comme les plus petits, ne savent pas mettre en usage ce moyen; il y a même des adultes qui ne sont pas plus habiles. On peut aussi remarquer, en se gargarisant soi-même, que le plus ordinairement le liquide ne va pas jusqu'aux amygdales, et qu'il n'agit pas aussi bien qu'on doit le désirer.

Il faut encore observer que, dans les cas d'inflammations très-intenses de l'arrière-gorge, les malades ont beaucoup de peine à ouvrir la bouche, et qu'ils peuvent à peine desserrer les dents; c'est pour ces cas, et surtout pour les enfants, que dans les angines tonsillaires simples ou intenses, dans les abcès des amygdales, dans les stomatites pseudomembraneuses, dans les angines couenneuses ou gangréneuses, ou même dans des angines chroniques granuleuses ou autres, que nous avons cru utile de faire des injections, ou mieux des irrigations dans la gorge. Comme il faut toujours se servir d'une seringue ou d'un irrigateur qu'on a chez soi, ou qu'on se procure facilement, il ne s'agissait que d'avoir une canule convenable, pour déprimer la langue et faire jaillir le liquide dans les différents points de la gorge. Les canules de gomme ordinaires ne dépriment pas la langue, et peuvent être mordues et brisées par les enfants. Nous avons fait construire un instrument que nous appelons *canule abaisse-langue;* après avoir essayé plusieurs métaux, sur l'avis de M. Charrière, nous nous sommes fixé à le faire en bronze aluminium; ce métal a l'avantage de ne pas être altéré par les eaux sulfureuses, qu'on peut employer en certain cas, pour les amygdalites chroniques par exemple : il a la forme de l'extrémité d'un manche de cuiller ; il est légèrement courbé, il a environ 12 à 15 centimètres de long, il est épais de 5 millimètres et creux dans toute son étendue; l'extrémité destinée à abaisser la langue a sur sa circonférence et sur sa convexité un certain nombre de petits trous comme ceux d'un arrosoir. A l'autre extrémité existe un véritable bout de canule, qui peut s'ajuster au conduit en caoutchouc d'un irrigateur, ou même d'une seringue. Une fois fixé, et l'appareil étant rempli du liquide qu'on veut injecter, on place sous le menton une cuvette pour recevoir le liquide qui retombe de la bouche; on penche légèrement la tête du malade en arrière, on abaisse la langue comme pour examiner l'arrière-bouche, on fait partir le liquide très-doucement, afin qu'il tombe d'abord lentement dans la bouche, puis graduellement avec plus de force, afin qu'il produise une véritable irrigation.

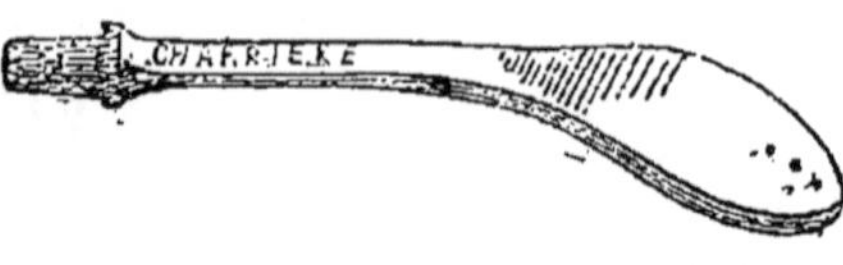

De cette manière le liquide projeté frappe les parties malades et peut les déterger des mucosités, des concrétions, des fausses membranes et même des escharres qui se trouvent sur la muqueuse des amygdales, du voile du palais et des autres régions de la bouche. On peut réitérer ces irrigations plusieurs fois par jour; les grandes personnes s'y habituent facilement, et les enfants eux-mêmes finissent par en faire un jeu.

Je dois ajouter que dans certaines amygdalites chroniques, et dans les angines granuleuses, j'ai obtenu de bons résultats des irrigations, en employant des eaux sulfureuses, comme le docteur Lambron le pratique à Luchon.

XVII

DE LA VULVITE CHEZ LES PETITES FILLES

La vulvite, ou inflammation de la vulve, se rencontre chez les enfants les plus jeunes comme chez les plus âgées. Il y en a de plusieurs espèces, que nous devons indiquer séparément :

1° Vulvite simple ; 2° vulvite diphthéritique ; 3° vulvite ulcéreuse ; 4° vulvite gangréneuse ; 5° vulvite syphilitique.

La *vulvite simple* commence par un érythème très-léger de la muqueuse de toute la vulve, avec ou sans démangeaisons ; elle s'observe chez les enfants les plus jeunes, quelquefois peu de semaines après la naissance ; elle est caractérisée par de la rougeur et un prurit avec suintement muqueux ; elle reconnaît pour cause la malpropreté et donne lieu à de l'écoulement, de la leucorrhée, si commune chez les petites filles. Dès qu'on la constate, on la fait cesser par des lotions d'eau fraîche ou légèrement astringente. Si on néglige ces lavages, il arrive très-souvent que les lèvres de la vulve se collent, ce qui constitue l'adhésion des lèvres ; quelquefois cette adhésion est congénitale, c'est-à-dire formée avant la naissance, mais nous n'en avons pas constaté de cas bien positifs. Nous avons été très-souvent consulté par des parents et même par des confrères qui croyaient à une oblitération du vagin, laquelle consiste, en de tels cas, dans des adhérences des grandes lèvres formées par des fausses membranes transparentes, très-minces, analogues à celles qu'on rencontre entre le prépuce et le gland chez plusieurs petits garçons qui ont eu des balanites et chez lesquels le gland ne se découvre pas. Cette fausse membrane tient les grandes lèvres accolées, mais ne couvre pas le méat urinaire, ce qui fait que les enfants ne sont pas gênés pour uriner ; elle se décolle et se déchire très-facilement à l'aide d'un stylet mousse ou bien en faisant un léger effort d'écartement des lèvres.

En pratiquant cette petite opération, on évite pour l'avenir une adhérence plus solide, qui peut occasionner de la gêne à l'époque où les règles apparaissent. Alors une opération plus douloureuse devient utile. Lorsque les grandes lèvres sont écartées, il est bon de placer quelques brins de charpie qui empêchent de nouvelles adhérences; quelques lotions avec de l'eau et de l'extrait de Saturne, faites deux ou trois fois par jour, sont utiles, et peuvent mettre à l'abri d'une récidive, qui se voit assez souvent.

Il faut ajouter que nous avons vu quelquefois la vulvite déterminée par des oxyures vermiculaires qui se trouvaient dans le rectum, et, passant de l'anus à la vulve, y provoquaient l'inflammation de la muqueuse. Dans ces cas, les petites filles ont de très-vives démangeaisons qui peuvent les porter à la masturbation; il importe donc de triompher rapidement de ces accidents. Les onctions mercurielles, les suppositoires au calomel, les infusions d'absinthe en lotions, les bains sulfureux, sont les meilleurs moyens à mettre en usage pour détruire ces helminthes, et faire disparaître l'irritation phlegmasique qu'ils avaient causée.

La *vulvite diphthéritique* est caractérisée par des fausses membranes; on rencontre cette espèce de vulvite soit d'emblée chez des enfants qui ne présentent pas encore d'autres manifestations morbides, soit plus souvent chez des petites filles atteintes ou menacées de diphthérite dans d'autres parties, le pharynx, le larynx, les amygdales. La face interne des grandes lèvres est tapissée de fausses membranes blanches, plus ou moins solides, analogues à celles qu'on rencontre sur les amygdales dans l'affection pseudo-membraneuse véritable. Lorsqu'on décolle ces fausses membranes, le tissu sous-jacent est saignant; elles tendent à se reproduire; les ganglions de l'aîne sont souvent engorgés; de plus, l'état général est plus ou moins languissant, et il y a souvent de la fièvre.

Cette affection annonce souvent que l'enfant est atteinte d'une diphthérite généralisée; aussi résiste-t-elle aux moyens locaux le plus ordinairement, et même les moyens généraux en triomphent rarement. Bien que le pronostic en soit grave, il ne faut cependant pas négliger d'agir et par les topiques et par un traitement général. Les moyens locaux consistent dans l'application du nitrate d'argent, soit en nature, soit en solution; le jus de citron peut aussi être employé avec succès, ainsi que les insufflations d'alun et de tannin. Ces moyens réussissent surtout quand il n'y a pas de diphthérite générale, car, si elle existe, les moyens généraux sont les seuls capables de modifier la maladie. Il ne faut pas confondre cette fausse membrane avec celle qu'on retrouve chez des enfants syphilitiques : ceux-ci ont, en général, d'autres symptômes concomitants, chancres, plaques muqueuses, etc.

Vulvite ulcéreuse. — Il n'est pas rare de rencontrer chez les petites filles des ulcérations ou des excoriations à la face interne des grandes lèvres ; elles s'observent dans les cas de vulvites simples négligées ; elles sont aussi le fait de mauvais soins dans les cas surtout où les enfants sont affectés de leuchorrée ; elles peuvent être déterminées par la masturbation répétée ; elles n'ont aucun caractère syphilitique et sont cependant quelquefois accompagnées de plaques muqueuses. Les unes et les autres cèdent à des moyens locaux, bains entiers et locaux, lotions astringentes, eau blanche, application de jus de citron, d'eau chlorurée, de nitrate d'argent et principalement à des soins de propreté, suivis d'un pansement qui consiste à tenir les lèvres écartées par de la charpie.

La *vulvite gangréneuse* est souvent une terminaison des vulvites dont nous venons de parler ; elle ne se déclare cependant que lorsque les enfants sont dans de fâcheuses conditions de santé générale : on l'observe à la suite des fièvres graves, des maladies adynamiques et de certaines scarlatines graves ; elle est caractérisée par une transformation de la muqueuse qui tapisse les grandes lèvres et toute la vulve en tissu noirâtre qui constitue une véritable eschare molle et humide, laquelle tend à se développer, à gagner du terrain, tant que la maladie est abandonnée aux efforts de la nature.

Le traitement doit être local et général : l'indication principale consiste à combattre la maladie qui débilite l'enfant ; ainsi les toniques de différentes espèces, quinquina, amers, bouillon, vin, café, etc., doivent être placés en première ligne.

Le traitement local n'est pas moins indispensable ; les applications de jus de citron, les poudres de quinquina et de camphre, les lotions vineuses, etc., peuvent suffire ; mais ces moyens échouent souvent, et le meilleur pour limiter la gangrène est l'emploi du fer rougi à blanc ; la cautérisation doit dépasser la limite formée par l'eschare, qui souvent encore peut être franchie par le mal le lendemain. Lorsque ce moyen local énergique réussit, il reste un large ulcère, véritable brûlure plus ou moins profonde, qui réclame le pansement des brûlures dans cette région. Il est important d'appliquer des poudres de quinquina et de charbon légèrement camphrées; les lotions avec le vin aromatique ou l'eau chlorurée peuvent être utiles. Enfin toutes les précautions possibles pour éviter les adhérences des lèvres sont de la plus haute importance; des pansements faits avec soin doivent être fréquemment renouvelés.

Vulvite syphilitique. — Elle est caractérisée par des chancres ou des pustules muqueuses. Hâtons-nous de dire que les plaques muqueuses qui s'observent entre les grandes lèvres et qu'on remarque aussi à l'anus, ne sont pas toujours de nature syphilitique, qu'elles se développent souvent sous l'influence des mauvais soins, de la malpropreté, et qu'alors elles cèdent aux lavages d'eau blanche, aux applications de nitrate d'argent, aux grands bains, sans qu'un traitement général soit nécessaire. Quand, au contraire, ces plaques muqueuses résistent à ces moyens et qu'elles se trouvent accompagnées de véritables chancres, ou de pemphigus de nature syphilitique, il faut, indépendamment des soins de propreté, y ajouter des cautérisations et un traitement général constitué soit par les bains de sublimé, soit par la liqueur de Van Swieten, à l'intérieur, ou le protoiodure de mercure. Cette affection, chez les très-jeunes enfants, est héréditaire et apparaît souvent quinze ou vingt jours après la naissance; chez les enfants plus âgés, de huit à dix ans, par exemple, elle est acquise et produite par le contact d'individus atteints de syphilis.

Nous avons appliqué avec avantage aux petits nouveau-nés le traitement suivant:

Tous les jours un bain dans une baignoire de bois, avec addition de sublimé de 2 à 4 grammes; tous les jours également huit à dix gouttes de liqueur de Van Swieten dans une petite cuillerée de sirop de gomme.

Si la mère nourrit, il faut la soumettre à un traitement général. Si l'enfant ne peut être allaité par sa mère, il est indiqué de ne pas le donner à une nourrice, et, tout en faisant le traitement prescrit, de le nourrir au biberon; nous pensons que, dans quelques cas, il sera avantageux de nourrir l'enfant avec le lait d'une chèvre soumise aux frictions mercurielles; il sera de la plus grande importance de bien soigner la bête, qui devra vivre le plus possible en plein air, afin que son lait soit de la meilleure qualité.

On pourra encore nourrir ces enfants syphilitiques avec le lait conseillé par le docteur Labourdette; on sait que ce lait arrive tous les jours à Paris ; il est le produit de vaches nourries dans les pâturages de la Normandie, mais qui, tous les jours, prennent un bol d'iodure de potassium préparé exprès et fidèlement administré aux bêtes avant leur départ pour le pâturage et à leur retour; nous connaissons de bons résultats de l'usage de ce lait, que nous prescrivons dans les cas de syphilis et de scrofule chez les nouveau-nés.

XVIII

COUP D'ŒIL SUR LES MOYENS LES PLUS PROMPTS ET LES PLUS INOFFENSIFS POUR EXTRAIRE LES CORPS ÉTRANGERS DU CONDUIT AUDITIF EXTERNE

Si l'on excepte les concrétions de cérumen qu'on rencontre principalement chez les vieillards et rarement chez les enfants, on doit dire que chez ces derniers, on observe plus qu'aux autres âges de la vie des corps étrangers dans le conduit auditif externe; pour notre part, nous en avons vu un nombre considérable à l'hôpital et en ville.

Les corps que nous avons rencontrés sont très-divers : du cérumen endurci, des cailloux, des pierres taillées extraites de bagues, ou de boucles d'oreilles, des perles, des pois, des noyaux, des haricots, des fragments de tubes de verre, des boulettes de papier, des graines de fruits, etc., etc. On a signalé des insectes, mais nous n'avons pas eu occasion d'en rencontrer. Itard, le savant chirurgien de l'institution des sourds-muets, en a rapporté plusieurs observations.

Tous ces corps étrangers, lorsqu'ils séjournent dans le conduit auditif, peuvent déterminer des accidents, principalement ceux qui peuvent se tuméfier, inflammation, suppuration, bourdonnement, accidents cérébraux, méningites; aussi est-il indiqué de débarrasser le plus tôt possible les enfants qui ont un pois, une graine qui peuvent se développer par l'humidité. Le chirurgien doit, avant tout, bien s'assurer qu'un corps étranger existe, car on a souvent fait des tentatives très-dangereuses dans des cas où il n'existait rien. Si, après avoir bien placé le malade, avoir dirigé la lumière dans la direction du conduit, on reconnaît le corps étranger, on doit agir différemment suivant les cas :

1° Le corps étranger peut être un liquide : de l'eau chez les nageurs, de l'huile; dans ces cas une seule secousse imprimée à la tête suffit pour faire couler le liquide.

2° Quelquefois c'est du cérumen concrété; un simple cure-oreilles, préalablement imbibé d'huile, permettra de chasser cette concrétion. Il peut arriver qu'il faille commencer par ramollir ce corps étranger par plusieurs injections d'eau tiède, ou d'huile, ou de glycérine.

3° Les pois, les haricots, les graines, les boulettes de papier, renflent et se ramollissent, ils peuvent être pincés ou accrochés quelquefois assez facilement, soit avec une petite pince, soit avec un petit crochet court qui pénètre dans le corps étranger.

4° Les corps durs, comme les cailloux, les noyaux, les graines résistantes comme les graines d'Amérique, peuvent être enlevés de plusieurs manières, et avant tout, comme on l'avait conseillé très-anciennement, et comme le faisait aussi Menière, médecin des sourds-muets, il faut employer les injections. Nous avons usé très-souvent de ce moyen, et pour toutes les espèces de corps étrangers, mais il faut le faire d'une certaine manière, avec beaucoup de persévérance; aussi doit-on montrer aux parents à pratiquer ces injections, car il faut souvent les répéter plusieurs jours de suite, avant de voir le moyen couronné de succès.

Pour mettre en œuvre ces injections, il est bon de se procurer un irrigateur Eguisier (n° 2 ou 3), armé d'une canule droite et que l'on remplit d'eau froide, ou mieux, d'eau tiède. On fait tenir l'enfant par quelqu'un qui a la précaution de l'envelopper avec un drap ployé en plusieurs doubles; les bras sont ainsi maintenus enveloppés; ce drap doit entourer le cou de l'enfant pour éviter de le mouiller, de plus il faut qu'un aide le place de manière que la tête soit légèrement inclinée, et qu'on dispose au-dessous de l'oreille une cuvette dans laquelle tombera l'eau.

Le chirurgien dirigera la canule de l'irrigateur dans le conduit auditif, en faisant partir le jet d'abord très-lentement, afin que l'eau puisse passer entre le corps étranger et les parois du canal, frapper sur la membrane du tympan, et par son choc en retour entraîner le corps étranger qui tombera dans la cuvette, quelquefois après une première injection. Il est important que le chirurgien, tout en faisant l'irrigation de la main droite, tire le pavillon de l'oreille alternativement en haut, en bas, en avant, en arrière, afin de modifier la direction du jet ; mais il faut ne pas s'en tenir là et insister, s'il y a lieu, plusieurs jours de suite, si on n'a pas de résultats à la première injection ; ayant appris à des parents à faire des injections, j'en ai vu qui, après huit à dix jours, avaient obtenu le corps étranger. Il est donc bien important de ne pas perdre patience. Cependant, lorsque ce moyen n'est pas suivi de succès, les manœuvres qui nous paraissent le mieux réussir sont celles faites avec de simples petites pinces, utiles surtout dans les cas de corps mou, papier, charpie, etc.. ou bien celles avec la curette ordinaire ou encore la curette articulée que Leroy d'Etiolles a imaginée pour les petits calculs engagés dans l'urètre ; elle est, en général, d'un emploi facile et avantageux. Dans plusieurs cas il est important de la conduire principalement le long de la paroi inférieure du canal, qui est plus large.

L'introduction des curettes étant toujours plus douloureuse que le premier moyen, et les enfants étant toujours disposés à remuer, s'il faut mettre en usage ce moyen, nous n'hésitons pas à employer le chloroforme, afin d'agir avec plus de sûreté sur certains enfants indociles et irritables.

Lorsque les enfants sont au contraire dociles, outre la position inclinée de la tête, M. Debout a recommandé de faire ouvrir la bouche au patient. Il suffit d'introduire l'extrémité du petit doigt dans son conduit auditif externe et de faire mouvoir le maxillaire pour se convaincre de l'ampliation que subit le canal chaque fois que le condyle du maxillaire abandonne ses surfaces articulaires. Cette attitude facilite la mise en œuvre de tous les procédés opératoires, mais celui auquel elle vient le plus en aide est le procédé si inoffensif des injections.

XIX

DE LA CATARACTE

La cataracte, chez les enfants, consiste, comme chez les adultes, dans l'opacité du cristallin.

Il y en a de deux genres : la cataracte congéniale, la cataracte accidentelle.

La *cataracte congéniale* s'observe à la naissance, elle est quelquefois héréditaire, mais le plus souvent n'a pas de cause connue ; quelquefois elle est très-complète lorsque l'enfant vient au monde. Il arrive, cependant, qu'elle est pour ainsi dire au début pendant les premiers temps de vie et qu'elle ne devient bien appréciable qu'au bout de quelques mois et même de quelques années.

Nous avons constaté chez des nouveau-nés des cataractes bien formées : la cause serait-elle un arrêt de développement? serait-ce l'effet d'une inflammation intra-utérine?

Cette cataracte peut être membraneuse ou capsulaire, cristalline ou laiteuse. Quoi qu'il en soit de ces variétés, elle présente à la vue les caractères suivants : au centre de la pupille on remarque une partie blanche d'une teinte bleuâtre comme l'amidon préparé en colle pour empeser le linge ; tout le cristallin a la même teinte ; l'iris très-mobile présente son état normal ; la chambre antérieure a toute sa capacité, l'uvée qui circonscrit la pupille se dessine bien sur l'opacité bleuâtre.

Chez les individus qui viennent au monde avec une cataracte congéniale incomplète et qui arrivent à l'âge de raison, on apprend d'eux que la vue est fortement affaiblie, surtout le soir, mais jamais complétement éteinte et qu'ils distinguent le jour de la nuit.

On rencontre aussi chez les nouveau-nés des cataractes qui présentent seulement de l'opacité au centre du cristallin; c'est surtout dans ces cas que l'on constate chez les enfants du nystagmus et du strabisme, par cela même qu'ils voient un peu, non par le centre du cristallin, mais par la circonférence.

Les nouveau-nés ayant une cataracte, abandonnés à eux-mêmes, voient encore à l'âge de sept à huit ans, mais ils arrivent à cet âge n'ayant aucune notion des objets. Souvent l'œil a perdu de son volume et de sa force visuelle, il tend à s'atrophier ; aussi ne mettons-nous jamais en question d'opérer tardivement les cataractes congéniales ; car plus on attend, plus on a à redouter la diminution de force dans la rétine, plus on a à craindre non-seulement que l'éducation de la vision se fasse lentement et imparfaitement, mais encore que l'intelligence, qui doit en grande partie son développement à la faculté de voir et d'apprécier les objets, ne soit très-retardée.

Tous les enfants opérés très-tardivement mettent, non-seulement beaucoup de temps à apprendre à voir, mais encore voient toujours moins bien que ceux qui ont été opérés de bonne heure : aussi sommes-nous partisan de l'opération faite peu de temps après la naissance.

Pronostic. — L'enfant atteint de cataracte congéniale sera dans des conditions favorables, si son œil fait des mouvements pour chercher la lumière ; dans le cas contraire, le pronostic serait fâcheux. Quoi qu'il en soit, il n'y a pas d'avantage à attendre, surtout si, pendant le mois qui suit la naissance, l'opacité persiste. C'est à cette époque d'un mois, six semaines, deux mois, que nous trouvons avantageux d'opérer les cataractes de cette espèce. A cet âge, l'enfant a passé l'époque des petites maladies des premiers temps de la naissance ; on a pu le vacciner, et de cette manière, il est dans des conditions convenables pour être soumis à l'opération, sans craindre autant les complications fâcheuses.

Préparation à l'opération. — Après avoir dilaté la pupille par une goutte d'un collyre à l'atropine, après avoir vidé le canal intestinal, soit à l'aide de lavements, soit à l'aide d'un léger purgatif (sirop de chicorée ou calomel), on peut procéder à l'opération de la manière suivante :

Manuel opératoire. — Nous couchons l'enfant sur un oreiller fixé solidement sur une planche ayant la longueur du petit malade ; nous l'attachons lui-même à l'aide de deux serviettes placées en cravate, l'une passant sur les bras et la poitrine, l'autre portant sur le bassin et les cuisses. On peut ainsi tenir l'enfant couché, comme Dupuytren le faisait, ou debout devant la lumière. Puis, la tête étant fixée par la main d'un aide, celui-ci maintient la paupière supérieure de l'autre main avec la pulpe du médius ou l'indicateur, ou bien avec un releveur de la paupière. L'opérateur, placé devant le malade, s'il opère l'enfant levé, ou bien placé à l'un des côtés, s'il l'opère couché, peut pratiquer l'opération par extraction ou par abaissement. Cette dernière méthode nous paraît préférable chez les enfants, car le plus souvent les cataractes sont molles ou laiteuses, ou bien capsulaires, et, dans ces circonstances, l'abaissement est favorable et la résorption facile ; de plus, le manuel opératoire est plus simple. Si l'enfant est âgé d'un an ou plus, on peut le chloroformer ; on s'en abstient s'il n'a que quelques semaines.

L'opérateur, armé d'une aiguille plate, très-légèrement courbée, tenant la paupière inférieure abaissée avec la pulpe du médius de la main droite ou gauche, suivant l'œil sur lequel il opère, suit pour l'opération les différents temps indiqués pour la méthode par abaissement ; après avoir essayé la dépression et l'abaissement du cristallin avec soin, il arrive que souvent la cataracte étant molle, ce dernier coule vers la partie inférieure de l'œil, sans qu'on soit obligé de faire d'abaissement ; ou bien la cataracte étant molle et la membrane du cristallin opaque, il faut faire manœuvrer l'aiguille de haut en bas avec beaucoup de soin pour diviser la capsule ; ou bien encore, la cataracte ayant une résistance qui ne permet pas de l'abaisser, il faut la diviser, et, après avoir ainsi opéré, faire le broiement. Nous nous trouvons bien de faire passer des fragments du cristallin dans la chambre antérieure; ces portions sont facilement résorbées, et, après avoir quelquefois rempli la totalité de la chambre, on les voit se dissoudre plus ou moins rapidement, surtout si les fragments sont petits.

Après l'opération, nous appliquons sur l'œil une compresse imbibée d'eau fraîche, que nous maintenons légèrement et que nous renouvelons souvent sans ouvrir l'œil. Nous couchons l'enfant dans un lit à rideaux ou bien dans une chambre fermée à la lumière à l'aide de persiennes ou de rideaux épais. Nous continuons deux ou trois jours de suite l'application de l'eau froide. S'il y a des douleurs, de l'insomnie, nous donnons une cuillerée à café de sirop de codéine. Nous employons aussi une forte infusion de feuilles de laitue ou l'application de compresses imbibées dans un collyre composé comme il suit :

Eau distillée........................	30 grammes.
Sulfate de zinc......................	ãã 5 centigrammes.
Sulfate de morphine..................	

Si l'inflammation de l'œil existe avec beaucoup de douleur, nous ne craignons pas de faire appliquer une sangsue derrière l'oreille correspondante à l'œil opéré ; nous étendons autour de l'œil la pommade avec l'onguent napolitain et l'extrait de belladone. Nous donnons le calomel comme purgatif et nous tenons constamment les deux jambes enveloppées d'une couche de ouate et recouvertes de taffetas gommé. Lorsque l'œil va bien, nous diminuons graduellement l'application des compresses imbibées d'eau froide ; nous diminuons aussi graduellement l'obscurité, et c'est seulement lorsqu'il n'y a plus de douleur et de sensibilité vive que nous laissons pénétrer le jour dans la chambre.

L'éducation de l'œil se fait ensuite d'une manière très-lente et nécessite de ne pas exercer l'œil à une trop vive lumière ; par conséquent, ces enfants opérés doivent porter un abat-jour pendant un certain temps, ou bien un voile, ou bien des lunettes à verres teints en noir-fumée, s'ils sont assez âgés pour les porter.

Lorsqu'après un mois, six semaines, la résorption du cristallin n'est pas complète, on peut avec avantage introduire de nouveau, avec précaution, l'aiguille et essayer de compléter l'opération par une nouvelle manœuvre. On agirait de même si, après une première opération, il se formait une cataracte secondaire. Dans tous les cas, il ne faut agir une seconde fois que lorsqu'il n'existe plus de traces d'inflammation oculaire.

Cataracte accidentelle. — Cette affection se développe le plus souvent sans cause connue ; quelquefois cependant on l'observe chez des enfants qui ont fixé le soleil, ou sont restés dans des terrains sablonneux très-éclairés par la vive lumière du soleil ; chez eux, mêmes symptômes et même traitement que chez les adultes. Nous avons vu cette espèce de cataracte survenir chez des enfants débilités par des maladies chroniques longues ; l'opération échoue dans ces circonstances.

Cataracte traumatique. — Cette espèce est assez souvent observée chez les enfants, à la suite de contusions de l'œil ou de blessures sur le globe oculaire. Elle ne se développe qu'après une inflammation plus ou moins intense, qu'il faut combattre avec persévérance : il faut attendre longtemps avant de se décider à l'opération.

L'onguent napolitain, la belladone, les purgatifs, les vésicatoires volants derrière l'oreille correspondante à l'œil malade, sont des moyens qu'il ne faut pas négliger ; nous avons eu de bons résultats dans des cas où on nous avait appelé pour opérer. Toutefois, il ne faut pas trop insister sur ces moyens, si après cinq à six mois ils sont demeurés sans effet, et se décider à agir. Il n'est pas rare de voir ces cas se compliquer d'amaurose, ce qui contre-indique l'opération. Le collyre à l'atropine peut alors éclairer le diagnostic.

S'il y a opacité du cristallin et que la pupille soit mobile, on suivra, dans ces circonstances de cataracte traumatique, le manuel opératoire que nous avons indiqué. Il y a souvent nécessité de détruire des adhérences de la capsule à l'iris, et il faut mettre à cela une grande attention, afin de ne pas blesser l'iris. Les soins consécutifs seront les mêmes que ceux déjà indiqués plus haut.

XX

DES HERNIES ABDOMINALES

Les hernies abdominales, qui sont caractérisées par la sortie des viscères de l'abdomen à travers les ouvertures naturelles, s'observent presque aussi souvent dans l'enfance qu'aux autres âges, surtout dans les premiers mois de la vie.

Nous les avons rencontrées plus souvent chez les petits garçons que chez les petites filles.

Quelques faits nous autorisent à dire que cette affection peut être héréditaire. Mais, sans recourir à l'hérédité, il y a à noter chez les enfants certaines conditions particulières qui peuvent expliquer le développement d'un nombre considérable de hernies. Ces causes résident, d'une part, dans la disposition des ouvertures, qui sont moins tendues, moins serrées que chez l'adulte, et d'une autre part dans le laisser-aller que les enfants mettent dans les efforts qu'ils font ; en effet, l'enfant nouveau-né ou âgé seulement de quelques mois ne retient pas plus ses cris que ses besoins d'évacuer, et il pousse avec toutes ses forces, souvent en les exagérant le plus possible. Pour nous, ce sont là les causes principales des hernies chez les enfants ; ce n'est pas qu'il y ait lieu d'exclure, chez eux, les causes qu'on observe chez les adultes ; mais elles agissent bien moins fréquemment dans l'enfance, et en même temps elles sont bien moins appréciables.

Les parties constituantes de la hernie ne sont pas toujours les mêmes : nous avons vu la hernie formée par l'épiploon, l'intestin grêle, le gros intestin, l'appendice iléo-cœcal ; nous avons vu, chez trois petites filles, l'ovaire faisant hernie par l'anneau inguinal et descendu dans la grande lèvre ; les autres organes de l'abdomen peuvent aussi se présenter. En général, toutes ces hernies sont enveloppées d'un sac formé par le péritoine, si ce n'est dans le cas de hernie inguinale congéniale, où les organes déplacés descendent directement dans la tunique vaginale.

Les ouvertures par lesquelles se produisent les hernies chez les enfants sont d'abord, chez les plus jeunes, à la naissance, l'ouverture ombilicale, l'écartement de la ligne blanche; plus tard, et pourtant encore quelquefois à la naissance, l'anneau inguinal.

Les symptômes sont en général à peu près les mêmes que chez les adultes.

Examinons successivement la hernie ombilicale, celle de la ligne blanche, celle de l'anneau inguinal.

La hernie ombilicale s'observe à la naissance ou peu de jours après; elle peut reconnaître pour cause d'abord les cris de l'enfant et quelquefois le manque d'attention à soutenir le ventre avec le bandage de corps; quelquefois aussi le peu d'embonpoint et la faiblesse de l'enfant peuvent être cause de cette hernie.

On la reconnaît facilement : en examinant l'ombilic, on rencontre, soit par l'ouverture, soit un peu en dehors de l'ouverture, en bas ou en haut, une tumeur sans changement de couleur à la peau, ayant le volume d'une demi-noisette ou d'une noix, facile à réduire et faisant éprouver sous le doigt qui la presse un gargouillement notable. On la fait disparaître par la pression, et elle se montre de nouveau dès qu'on lève le doigt; quelquefois l'enfant a des coliques; mais ce qu'il y a surtout de remarquable, c'est que la tumeur augmente par les cris.

Lorsque la hernie est peu volumineuse, il suffit de soutenir le ventre pour voir l'ouverture ombilicale se rétrécir et la tumeur diminuer promptement, surtout si l'enfant se fortifie et prend de l'embonpoint. Mais souvent elle tend à augmenter de volume et il est indiqué de la contenir à l'aide d'un bandage.

On en a imaginé de plusieurs espèces; mais le plus souvent ces bandages glissent, ne maintiennent pas la hernie et sont tout à fait insuffisants. Nous croyons, d'après ce que l'expérience nous a appris, qu'il convient de rejeter complétement les bandages à ressort, les plus simples, comme les plus compliqués; les ceintures avec des pelotes fixées sur leur milieu ne rendent pas plus de services. Nous pensons que le mieux est d'employer des bandes agglutinatives; aussi préférons-nous à tous les bandages l'application d'une simple demi-sphère en cire jaune ou en caoutchouc vulcanisé formant la pelote, qu'on fixe avec une longue bandelette de sparadrap diachylon gommé appliqué en forme de ceinture; elle fait une fois et demie le tour du corps et a une largeur de 4 centimètres environ; elle adhère à la peau et maintient facilement la hernie. Ce bandage simple, qui nous paraît supérieur à tous les autres et qu'on a toujours sous la main, doit être préparé avec soin. Il faut faire une demi-sphère avec de la cire jaune; pour cela, on ramollit la cire par la chaleur, et l'on en forme une espèce de bille qu'on coupe en deux. Cette demi-bille doit avoir un volume variable, suivant la dimension de l'ouverture de l'anneau sur lequel elle doit s'adapter de manière à exercer une compression; mais il est nécessaire qu'elle soit plus large que l'ouverture, dans laquelle elle ne doit pas entrer, car alors elle serait plus nuisible qu'utile.

Cette pelote, enveloppée d'un linge fin, doit être placée de telle sorte que sa convexité soit en rapport avec l'anneau et sa partie plate avec la bandelette de sparadrap; par-dessus cette bandelette on fait quelques circulaires avec une bande de toile autour du ventre; il est utile aussi, avant d'appliquer ce bandage, de saupoudrer avec de l'amidon ou de la poudre de riz le nombril et la partie du tronc et des lombes qui doivent être en contact avec le diachylon. Cette poudre est utile pour prévenir l'érythème que peut déterminer l'action du sparadrap sur la peau. Ce genre de bandage doit être laissé en place trois ou quatre jours de suite; lorsqu'on veut le renouveler, il convient de préparer d'avance une nouvelle pelote et la bandelette agglutinative; quand on enlève le bandage, il faut de suite porter le doigt sur l'ombilic, afin d'éviter que la hernie ne sorte avant qu'on puisse placer la nouvelle pelote; de cette manière, si déjà l'ombilic s'est resserré, on ne perd pas, par la sortie de l'intestin, ce qu'on aura déjà gagné. Si les enfants ont la peau irritable, qu'elle devienne rouge par l'usage du sparadrap, il faut se contenter d'une bande de toile bien appliquée circulairement autour du ventre, mais cette espèce de bande a l'inconvénient de glisser, de se déplacer, et ne tient pas comme le sparadrap.

La hernie ombilicale guérit le plus souvent en six semaines, deux mois, et quelquefois plus, en appliquant avec soin ce genre de bandage. Aussi nous n'avons jamais mis en question de recourir au procédé de guérison radicale par la ligature après la réduction des portions contenues dans le sac; que la ligature soit simple ou multiple, avec ou sans torsion, elle ne nous inspire pas une parfaite sécurité, car elle offre des dangers.

Je n'ai pas vu de hernie ombilicale étranglée chez les enfants. J'en ai vu de légèrement engouées, qui devenaient réductibles après l'application de cataplasmes.

La hernie de la ligne blanche se fait quelquefois par un écartement assez considérable, soit au-dessus, soit au-dessous de l'ombilic. Elle présente une tumeur de forme ovalaire plus ou moins allongée; elle est fluctuante et rentre par la pression. Dans ces cas, les ceintures ventrales bien appliquées sont utiles.

La hernie inguinale, chez les enfants, et chez les petits garçons surtout, est assez commune; elle peut être simple ou double.

Chez les enfants comme chez les adultes, elle présente des symptômes locaux et des symptômes généraux. Ces derniers consistent en coliques plus ou moins marquées, quelquefois des vomissements répétés.

Les symptômes locaux sont ceux qu'on observe chez les adultes. On constate à la région de l'aine une tumeur plus ou moins volumineuse, quelquefois très-petite, grosse comme une noisette, d'autrefois bien plus forte, toujours sans changement de couleur à la peau, fluctuante et se laissant réduire facilement, avec gargouillement, en général par une pression peu considérable qui fait repasser l'intestin dans l'anneau inguinal.

Ces symptômes se remarquent souvent à droite et à gauche en même temps; car il n'est pas rare de voir à la fois deux hernies inguinales.

Les parties contenues sont en général l'intestin grêle ou le gros intestin, avec ou sans l'épiploon. Nous avons une fois trouvé, en opérant une hernie étranglée, l'appendice iléo-cœcal chez un enfant de sept à huit ans, qui est mort de péritonite.

Nous avons vu, chez des petites filles, trois fois la hernie de l'ovaire par l'ouverture inguinale.

On peut confondre, chez les enfants, la hernie inguinale avec une hydrocèle, un kyste du cordon, un testicule qui descend, une tumeur de mauvaise nature du testicule, et chez les petites filles avec une descente de l'ovaire. Le premier cas de ce genre que nous ayons vu a été méconnu : nous avions eu dans notre service à l'hôpital des Enfants, en 1851, une fille de onze ans portant, en bas et à la face interne de la grande lèvre gauche, une petite tumeur qui fut prise pour un kyste par moi, par M. Broca et d'autres confrères ; l'enfant la portait depuis l'âge d'un an. Croyant avoir affaire à une petite tumeur enkystée, comme cette tumeur était devenue très-douloureuse et gênait la marche, nous l'enlevâmes. Après l'avoir découverte par une incision, reconnaissant qu'elle était suspendue par un prolongement, une ligature fut placée sur le pédicule, qui fut coupé : c'était un ovaire. L'enfant succomba deux jours après, à une péritonite qui avait débuté sur le ligament large qui formait le pédicule. Nous avons évité semblable erreur sur deux autres petites filles que nous avons observées plus tard. Nous avons alors constaté que ces hernies présentaient une petite tumeur placée en dedans de la grande lèvre, que cette tumeur roulait comme un kyste, et qu'en la pressant, elle glissait entre les doigts ; elle paraissait retenue lorsqu'on voulait l'attirer en bas, elle remontait en haut lorsqu'on la lâchait, comme un kyste du cordon remonte lorsqu'on cherche à l'abaisser ; dans les deux cas, on ne pouvait faire rentrer la tumeur.

Il ne faudra pas confondre la hernie avec l'hydrocèle simple ou enkystée. D'abord, dans l'hydrocèle simple, il y a une fluctuation appréciable d'un liquide et non d'un gaz ; il y a souvent réduction, mais ce n'est que dans l'hydrocèle qui communique avec l'abdomen, et enfin on peut constater la transparence.

L'hydrocèle enkystée est une petite tumeur transparente, circonscrite sur le trajet du cordon, qui monte ou descend suivant qu'on abaisse ou qu'on laisse remonter le testicule.

Il est bien important de distinguer d'une hernie le testicule qui descend par l'anneau ; cette descente arrive ordinairement vers le septième mois de la conception ; mais elle a souvent lieu au moment de la naissance, ou quelquefois plus ou moins de temps après.

Lorsque le testicule descend, on apprend d'abord par les parents ou par l'examen qu'on fait soi-même, qu'il n'y a rien dans le scrotum, du côté correspondant ; on reconnaît que ce qui se présente à l'anneau inguinal est sous forme d'une tumeur arrondie plus ou moins ferme, pouvant rentrer par la pression, sans gargouillement. On peut aussi, en prenant la tumeur entre les doigts et en l'attirant en bas, reconnaître qu'elle est retenue par un pédicule qui est le cordon, qu'elle peut rentrer complétement pour ressortir si on fait tousser ou même marcher l'enfant ; cette tumeur n'est plus douloureuse quand elle est rentrée, tandis que lorsqu'elle reparaît dans l'anneau, la compression que lui fait éprouver celui-ci, détermine quelquefois de la douleur.

Il faut aussi faire chez l'enfant la distinction de la hernie congénitale de celle qui est accidentelle; dans la première, la hernie se fait dans la tunique vaginale, ce qui se rencontre souvent chez l'enfant dont la tunique vaginale n'est pas fermée; dans la seconde, il y a un sac indépendant de la tunique vaginale.

La hernie inguinale est en général formée par l'épiploon ou l'intestin; abandonnée à elle-même, elle tend à augmenter de volume et peut devenir énorme. Les enfants peuvent avoir ce genre de hernie sans qu'on observe d'accidents graves. Cependant ils ont le plus souvent des coliques, surtout quand la hernie n'est pas rentrée, ou qu'elle est incomplétement maintenue. Elle peut s'enflammer par la pression des bandages, alors il y a douleur, et, dans ce cas, quelques bains, des cataplasmes, la suppression momentanée du bandage, si l'enfant en porte un, suffisent pour faire cesser les accidents; elle peut aussi, comme chez l'adulte, s'engouer ou même s'étrangler.

L'engouement est caractérisé par la présence de matières dans les intestins. Cet accident, qu'on rencontre surtout chez les vieillards faibles qui ne maintiennent pas leur hernie, se voit aussi chez les petits enfants faibles ou délicats; plusieurs chirurgiens, et entre autres M. Goyrand, en ont observé.

L'engouement est caractérisé par augmentation de volume, pesanteur de la tumeur, consistance molle et pâteuse; il y a des borborygmes, des éructations; la peau de la tumeur a une couleur normale, le ventre se ballonne sans être douloureux; quelquefois il y a des nausées et même des vomissements. Des émollients sur la hernie, quelques lavements suffisent le plus souvent pour amener la détente, qui s'opère par des évacuations. Le taxis et même un léger purgatif sont indiqués.

L'étranglement chez les enfants se rencontre plus rarement que chez les adultes et les vieillards, mais nous l'avons vu plusieurs fois, même sur des enfants de quelques semaines. Nous avons constaté, dans ces cas d'étranglement, tous les symptômes qu'on rencontre chez les adultes : dureté et tension de la tumeur; le ventre est dur et douloureux; il y a des éructations, des vomissements; le malade vomit d'abord ce qu'il a dans l'estomac, puis ensuite les matières des intestins remontent, et il rend par la bouche des matières fécales, il en expulse peu ou point du tout par l'anus. En un mot; on observe chez les enfants tous les symptômes qu'on remarque chez les adultes et les vieillards. La tumeur peut s'enflammer, se perforer, et un anus contre nature s'établir ensuite plus ou moins rapidement; en même temps la figure s'altère, le pouls, qui était fréquent d'abord, s'affaiblit, et la mort peut arriver.

Ces symptômes graves s'observent toutefois moins que chez les adultes, et souvent la hernie peut rentrer spontanément ou au moins se réduire plus facilement. En effet, toutes les fois que nous avons été appelé pour des hernies étranglées chez des enfants, nous avons pu, en général, employer le taxis avec succès, et il ne nous est arrivé d'échouer que dans des occasions très-rares.

Lorsque nous voulons mettre en usage le taxis, surtout chez les plus jeunes enfants, nous les plaçons sur un plan incliné, de manière à tenir la tête et le tronc plus bas et le bassin élevé : nous suivons les préceptes indiqués pour le taxis sur les adultes; nous pressons la tumeur près de l'anneau, de manière à faire rentrer la partie supérieure d'abord et le reste ensuite. Nous essayons d'abord cette manœuvre fort peu de temps sans employer le chloroforme; mais dès que nous en avons reconnu l'inutilité, ce qui arrive souvent, parce que les enfants, en poussant, s'opposent à la réduction, nous conseillons d'appliquer un cataplasme sur la tumeur; nous faisons prendre un bain, et de suite nous avons recours à l'anesthésie, afin de pouvoir mettre en usage le taxis sans avoir à redouter les cris et les efforts des petits malades; presque toujours nous sommes arrivé ainsi à réduire.

Lorsque la réduction est impossible, il faut en venir à l'opération, et le succès est d'autant plus certain que le taxis a été moins longtemps prolongé, et qu'on opère moins de temps après le commencement de l'étranglement. Au bout de huit à dix heures, à partir du début des accidents, il faut employer le bain, le taxis avec le chloroforme, et ne pas reculer devant l'opération, si la hernie n'est pas réduite. En effet, Pott a perdu en deux jours un enfant atteint d'une hernie étranglée; Gooch a vu mourir un enfant de six semaines; Dupuytren a opéré un enfant de vingt jours; M. Goyrand en a opéré un de quatre mois, qui a guéri; le professeur Roux a opéré un enfant de deux ans.

Nous avons rencontré plusieurs hernies étranglées qu'en général nous avons eu le bonheur de réduire par le taxis aidé du chloroforme, même chez des enfants de six semaines et deux mois. Rarement nous avons eu occasion de pratiquer l'opération, et dans celles que nous avons pratiquées, nous avons eu un insuccès sur trois, les seules que nous ayons pratiquées.

Les précautions qu'il faut mettre en usage dans le manuel opératoire doivent être les mêmes que celles employées chez les adultes. Les soins consécutifs sont également très-importants et plus minutieux à cause de l'âge tendre. On a à combattre des péritonites.

Nous devons dire que les accidents que nous venons d'indiquer sont très-rares chez les enfants, et qu'en général plus on est consulté de bonne heure, plus on a chance de voir les enfants guérir promptement de leur hernie, en appliquant constamment avec soin des bandages bien appropriés, surtout si ces enfants, de maigres qu'ils étaient, viennent à prendre de l'embonpoint. Ceux qu'on traite dans les premiers mois de la vie peuvent guérir par l'application régulière d'un bandage en quatre ou cinq mois. Ceux qui sont à l'âge d'un an et plus peuvent guérir souvent en portant le bandage un an. Mais lorsqu'ils sont plus âgés, il faut ne pas faire quitter le bandage avant plusieurs années, et encore, quand on veut le supprimer, ne pas le faire quitter définitivement de suite. On doit, dans la plupart des cas, commencer par faire porter le bandage nuit et jour, et quand on croit nécessaire de le retirer, il convient de n'en suspendre l'usage d'abord que la nuit, pour le reprendre le jour.

En général, nous nous trouvons bien d'appliquer des bandages dès qu'on nous consulte; d'abord nous mettons en usage les bandages légers en caoutchouc de Galante, à pelotes à air, pour les nouveau-nés; mais pour les enfants de six mois à un an, nous préférons les bandages à ressort, fabriqués très-légèrement, recouverts de futaine, puis d'un fourreau de taffetas gommé. Il est tout à fait indispensable, pour les enfants très-jeunes, d'avoir toujours deux bandages au moins, parce qu'ils sont le plus souvent mouillés et qu'il faut les changer chaque jour.

Enfin, nous devons terminer en disant que toutes les fois que le testicule a franchi l'orifice externe du canal inguinal, et qu'il est très-près de l'anneau, il est bien indiqué de ne pas le faire rentrer et de le laisser au dehors ; quelquefois le temps permet qu'il descende davantage, à moins que le cordon ne soit trop court, comme on l'a vu ; mais il arrive aussi que le testicule comprimé dans le canal cause des douleurs fréquentes, qui se répètent à des intervalles rapprochés. Si, dans ce cas, on ne peut maintenir le testicule hors de l'anneau à l'aide d'une pelote herniaire préparée exprès, pouvant retenir l'intestin rentré et le testicule au dehors, sans trop le comprimer, il vaut mieux, selon nous, suivre le conseil donné par Marjolin, qui disait que s'il existait hernie du testicule et hernie de l'intestin, si l'on ne pouvait maintenir la hernie intestinale sans comprimer le testicule, il valait mieux rentrer la hernie et le testicule, et maintenir la totalité réduite que d'exposer l'enfant tout à la fois à des accidents de compression du testicule et à des accidents d'étranglement de l'intestin.

XXI

DE LA LEUCORRHÉE

La leucorrhée, caractérisée par un écoulement blanc ou jaune verdâtre venant du vagin, se rencontre souvent chez les petites filles, depuis les premiers mois de la vie jusqu'à l'âge de la puberté.

Parmi les *causes* qui produisent cette affection, la première et la principale est la constitution lymphatique, elle est assez souvent héréditaire, comme le prouvent une foule d'exemples ; elle peut se développer uniquement sous l'influence de la diathèse scrofuleuse, ou bien à la suite d'une maladie aiguë ; quelquefois elle succède à la suppression d'un eczéma de la vulve. Des causes locales peuvent la déterminer aussi, telles que des oxyures passant du rectum à la vulve, occasionnant une vulvite et par suite l'inflammation de la muqueuse du vagin avec écoulement leucorrhéique ; enfin elle peut être le résultat de l'introduction de corps étrangers dans le vagin ou de la masturbation.

Symptômes. — Tantôt chaleur, prurit à la vulve, d'autres fois ni douleur, ni démangeaison. Le liquide qui s'écoule est souvent incolore, muqueux, ou bien il est épais, jaunâtre et même verdâtre ; parfois, en examinant la vulve, on la trouve plus ou moins baignée de liquide séro-purulent et même de pus fétide, comme dans le véritable catarrhe utérin et vaginal. En portant le doigt dans le rectum et en pressant d'arrière en avant la partie postérieure du vagin, on fait sortir le liquide par l'orifice vulvaire. Quelquefois ces phénomènes locaux existent seuls sans agir sur l'état général, mais on voit assez souvent les petites filles pâles, ayant les yeux cernés, se plaignant de perte d'appétit et de mauvaises digestions ; elles sont souvent fatiguées et reculent devant les marches un peu longues.

Il arrive que cet écoulement cesse de lui-même sans traitement, mais il peut continuer d'augmenter, et alors il occasionne de l'épuisement et de la maigreur.

C'est surtout dans les cas où l'écoulement est considérable qu'une vulvite plus ou moins intense peut se déclarer et causer des douleurs telles que l'enfant refuse de marcher. On conçoit que cette affection, bien que peu dangereuse, débilite les enfants lorsque sa durée se prolonge.

Les altérations pathologiques sont difficiles à constater ; on ne peut employer en effet le spéculum, et ce n'est que par hasard qu'on trouve à examiner le vagin de petites leucorrhéiques, qui meurent de maladies intercurrentes.

Deux ou trois fois nous avons eu cette occasion. Deux fois nous avons vu la muqueuse du vagin, ainsi que la face interne de la matrice phlogosées, et nous avons pu par la pression faire suinter du mucus épais à travers le col : ce qui nous porte à penser qu'il y a souvent en même temps catarrhe utéro-vaginal.

Le *pronostic* de cette maladie n'est pas grave, elle peut durer longtemps, se modifier quelquefois pour revenir avec plus d'intensité ; l'établissement des règles suffit quelquefois pour la faire disparaître ; c'est pour cela que le chirurgien doit être très-circonspect et ne pas se prononcer sur la durée de cette fâcheuse indisposition, car il peut arriver aussi qu'après les règles très-régulièrement établies, on voit persister la leucorrhée.

Quand la cause est locale, il y a plus de chances de voir l'écoulement cesser rapidement que lorsqu'il dépend de la constitution.

Traitement. — C'est tout à la fois par les moyens locaux et généraux qu'on doit traiter les écoulements ; ainsi, les lotions variées, émollientes d'abord, s'il y a de la chaleur : eau de guimauve, eau de son, eau de graine de lin. Mais ces émollients ne doivent être mis en usage que peu de temps, et si la cause locale dépend des oxyures du rectum, il faut agir contre ces vers en conseillant matin et soir des suppositoires au calomel introduits dans l'anus ; lorsque ce n'est pas là la cause, il faut employer surtout les astringents en lotions et même en injections dans le vagin ; l'eau et l'extrait de Saturne, l'infusion de feuilles de noyer, l'infusion de roses de Provins peuvent être employés pour laver souvent la vulve ; mais lorsque l'écoulement vient du vagin, il faut de préférence injecter ces liquides matin et soir avec précaution dans le canal vaginal, en mettant en usage une seringue garnie d'une canule fine de gomme élastique bien fixée et pouvant être introduite par l'ouverture de la membrane hymen. Ces injections peuvent être faites par des mères intelligentes, en faisant placer les enfants sur le bord du lit et tenant les lèvres écartées; le chirurgien doit montrer, au moins une fois, comment on doit pratiquer ces lavages, qui m'ont paru donner de bons résultats, surtout lorsqu'on les fait largement avec un irrigateur qui permet d'introduire au moins un demi-litre de liquide qui asperge le col utérin et les parois du vagin. Il nous est arrivé de mettre en usage des injections avec de l'eau et du nitrate d'argent.

Eau distillée........................	125 grammes.
Azotate d'argent cristallisé...............	50 centigr.

Lorsqu'on emploie ce genre d'injection, on doit en faire une par jour avec une petite seringue de verre, seulement trois ou quatre jours de suite et tâcher de faire retenir le liquide dans le vagin quelques minutes, en appliquant de suite entre les grandes lèvres un tampon de coton et faisant rapprocher les cuisses. On ne revient que de loin en loin à ce genre d'injections si on en obtient un bon effet, une ou deux fois par semaine par exemple. Tous ces moyens locaux ne sont suivis de résultats que si on met en usage les moyens généraux qui agissent sur l'économie entière, comme les toniques donnés par l'estomac ou en bains entiers.

Quelquefois des purgatifs légers, 15 grammes d'huile de ricin donnés une fois la semaine, produisent de la diminution dans l'écoulement; ou bien des lavements au séné, 12 grammes de follicules en infusion; ou bien 45 à 50 grammes de miel de mercuriale.

De tous les purgatifs, le lavement de coloquinte est le plus actif et même assez violent; il doit être ainsi préparé, suivant le docteur Claude : Pomme de coloquinte : un quart si elle est petite, un tiers si elle est grosse; faire macérer vingt-quatre heures dans un vase couvert rempli de 100 grammes d'eau chaude. Ce lavement, très-actif, est suivi de plusieurs garde-robes, même sanguinolentes; on donne alors à l'enfant des boissons gommées et quelques potages légers. On peut recommencer cinq à six jours après une seconde et même une troisième fois. J'ai obtenu ainsi la disparition de la leucorrhée pour plus ou moins de temps.

Mais comme moyens généraux agissant sur toute l'économie, les grands bains gélatineux et salés, les bains sulfureux, les bains de mer, les arrosements et lotions de tout le corps à l'eau froide, sont des moyens puissants qu'il ne faut jamais négliger d'employer très-fréquemment.

Enfin les préparations iodées, surtout les préparations ferrugineuses, les pilules de phosphate de fer, de proto-iodure de fer, les eaux naturelles ferrugineuses, et, pour changer, le vin de quinquina, l'huile de foie de morue sont, avec le régime alimentaire tonique, ce qu'on doit employer avec persévérance.

Il faut être bien convaincu que tous ces moyens que nous conseillons sont utiles, et qu'on ne doit pas les négliger; mais qu'il faut du temps pour que la constitution se modifie et amène la cessation de la maladie.

XXII

DU TORTICOLIS

Le torticolis est une courbure du cou, avec inclinaison involontaire vers l'une des épaules; c'est le plus souvent un symptôme qui présente des différences suivant les cas, et qui réclame en général des traitements différents, suivant les maladies qui en sont la cause. Il peut dépendre de maladies aiguës et de maladies chroniques ; ainsi :

1° Le torticolis observé chez les nouveau-nés dépend d'une faiblesse des muscles d'un côté du cou ; l'équilibre, dans ce cas, ne se rétablit qu'en fortifiant le côté opposé à l'inclinaison, et quelques jours suffisent le plus souvent ;

2° Un érysipèle, un phlegmon, un engorgement, une brûlure récente sur l'un des côtés du cou, un rhumatisme déterminent un torticolis et réclament le traitement de la maladie qui en est la cause. Ce genre de torticolis est plus ou moins grave, suivant la maladie qui l'a déterminé ;

3° Des maladies chroniques, telles que les paralysies, les arthrites cervicales, les caries des vertèbres, le rachitisme de la région cervicale et les cicatrices vicieuses des brûlures qui déterminent une déviation du cou, nécessitent des traitements appropriés ;

Enfin, le torticolis déterminé par rétraction musculaire, qui est celui dont nous voulons principalement nous occuper dans cet article, consiste dans une inclinaison latérale du cou, occasionnée par le raccourcissement d'une seule ou des deux portions du muscle sternocléïdo-mastoïdien, fait bien démontré, quand on examine avec attention un cas de ce genre, et sur lequel Albinus et Mickel étaient d'accord.

En faisant respirer un individu on voit, comme l'a bien fait remarquer M. Guérin, que le sterno-mastoïdien est moteur de la tête, et le cléïdo-mastoïdien est inspirateur. Ce n'est pas l'avis général.

Les causes de cette difformité sont obscures; elle peut dépendre d'un arrêt de développement, de convulsions déterminant la rétraction musculaire.

En étudiant attentivement les symptômes de cette rétraction, on voit l'inclinaison de la tête soit à droite, soit à gauche, la diminution de longueur soit du cléïdo-mastoïdien, soit du sterno-mastoïdien; de plus, l'inclinaison de la région cervico-dorsale opposée à l'inclinaison de la tête.

La rétraction siége le plus souvent sur le faisceau sternal du muscle; quelquefois cependant, le faisceau claviculaire l'est conjointement avec le premier. Le muscle rétracté est plus court, moins volumineux, et cela d'autant plus que le sujet est plus avancé en âge.

Les muscles de la face, du côté de la rétraction, sont tous moins développés, atrophiés; les mouvements de la tête se font tout d'une pièce avec les épaules, et sans douleurs.

Lorsqu'on porte la tête du côté opposé à la flexion, on voit le muscle se tendre sous la peau et empêcher l'inclinaison de la tête du côté opposé. On remarque aussi très-souvent une tension du trapèze, qui est plus ou moins rétracté.

Cette difformité, abandonnée à elle-même, ne peut aller qu'en s'aggravant. Le corps des vertèbres se tasse du côté de la courbure. il n'y a, en général, qu'une opération et les moyens mécaniques qui en puissent triompher.

Les bandages employés anciennement, au début de la déviation, restent presque toujours sans résultat; on peut les mettre en usage pour préparer les individus à porter des appareils mécaniques, mais sans compter sur eux seuls; il faut, de plus, pratiquer une opération à laquelle on avait pensé il y a longtemps: Tulpin, Chéselden l'ont pratiquée; plus tard Dupuytren, Roux, Magendie, Diffenbach ont fait la section du muscle, mais d'une manière vicieuse. C'est depuis MM. J. Guérin et Bouvier que l'on pratique avec régularité et presque certitude l'opération admise aujourd'hui; nous voulons dire l'opération par la méthode sous-cutanée.

Laissant de côté les bandages qu'on avait conseillés anciennement, tous les chirurgiens, pour agir contre la déviation, en sont venus à l'usage d'un collier mécanique, que tous les bandagistes exécutent plus ou moins bien et qui doit être préféré à tous les autres, à moins qu'on ne se trouve dans l'impossibilité de se le procurer.

Ce collier consiste en deux portions solides, faites en plaques métalliques garnies et matelassées convenablement, dont l'une s'applique sous la base du crâne et sous la mâchoire inférieure, l'autre s'applique sur la partie supérieure du thorax, sur les épaules et les clavicules; elles sont toutes deux maintenues écartées l'une de l'autre, à l'aide de tiges métalliques qui montent sur les parties latérales du cou, et qu'on peut allonger plus ou moins d'un seul côté ou des deux, de manière à éloigner la tête de la base du col, et à la renverser dans un sens ou dans un autre.

Un de ces colliers mécaniques étant approprié au sujet qu'on veut opérer et disposé de manière à bien remplir les indications, on habitue l'enfant à porter cet appareil pendant quelques jours, et c'est alors qu'on se décide à pratiquer l'opération.

Manuel opératoire. — Les chirurgiens ont complétement renoncé aux procédés anciens dans lesquels on divisait la peau d'abord et les muscles ensuite, source de grandes difficultés pendant et après l'opération. On met en usage la méthode sous-cutanée, très-simple et très-facile. Il est quelquefois nécessaire de couper la portion sternale, la portion claviculaire et même le bord du trapèze, que nous avons vu rétracté. Il faut donc, avant d'agir, tâcher de décider à l'avance, par un examen attentif, si l'on aura à diviser un seul ou plusieurs des muscles indiqués; on doit cependant ne pas ignorer que, si l'on n'obtient pas après la section principale du muscle sterno-mastoïdien le redressement complet, il faut, en général, agir de suite sur les autres portions qui font saillie et qui s'opposent à la réussite complète de l'opération. De cette manière, on évite de revenir plusieurs jours après à la section, soit du cléïdo-mastoïdien, soit du bord du trapèze.

Dans tous les cas, il faut coucher le malade sur le côté opposé à celui où l'on doit agir; si l'enfant est remuant et indocile, il vaut mieux le chloroformer. Il faut étudier sur le patient la disposition des veines superficielles qui rampent sous la peau dans la région inférieure du cou près du sternum et de la clavicule. La disposition de ces veines est variable; elles peuvent gêner quelquefois par leur volume. Il est bon de les éviter le plus possible. L'enfant sera tenu de manière à faire saillir le faisceau musculaire rétracté. Pour cela, la tête sera portée en sens inverse de l'inclinaison; de cette manière, non-seulement on fait saillir le muscle, mais on l'écarte des parties sous-jacentes, ce qui permet d'en éviter la lésion.

Alors l'opérateur, faisant un pli à la peau dans la direction des fibres du tendon, doit se servir d'un ténotome droit et pointu ; il plonge, à la base du pli, entre la peau et le muscle, à 10 ou 15 millimètres au-dessus de l'insertion du muscle, en conduisant l'instrument transversalement, la lame à plat et sans la pousser, de manière à ne point percer la peau de l'autre côté. Ce premier temps étant fait, on se sert d'un ténotome boutonné concave sur le tranchant ou convexe; après l'avoir introduit à plat par le trajet pratiqué, on le dirige de manière à placer le tranchant en avant des fibres du tendon et on presse d'avant en arrière pour diviser le tendon dans cette direction, en pressant plutôt qu'en sciant, afin d'éviter d'arriver à la section complète trop brusquement. Nous préférons agir ainsi; on peut cependant introduire le ténotome en arrière du tendon et alors diriger le tranchant en avant pour faire la section d'arrière en avant sans diviser la peau, ce qui rend l'opération plus délicate.

Lorsque, après la section de cette portion principale, on voit encore, en inclinant la tête, le muscle cléïdo-mastoïdien faire saillie, on doit agir de même sur lui et de même aussi sur le trapèze, dont on se contente de diviser le bord saillant.

Dans la plupart des cas, on peut se borner à la division du sterno-mastoïdien. Deux fois, pour ma part, j'ai été obligé de diviser le cléïdo-mastoïdien.

Après ces sections, il ne faut pas espérer avoir de suite un redressement complet; il y a encore de la rétraction passive, comme l'appelle M. Guérin, dans les muscles profonds du cou, qui ne cède que lentement avec les appareils.

Une fois l'opération pratiquée, on doit appliquer sur la piqûre une bandelette de taffetas d'Angleterre; on place quelques tours de bande et on attend trois ou quatre jours pour que la plaie de la peau soit bien cicatrisée. Il ne faut pas s'effrayer d'un peu d'épanchement de sang qui se fait quelquefois sous la peau, cela dépend de quelques veines sous-cutanées divisées.

Au bout de trois ou quatre jours la plaie de la peau est fermée;

le sang épanché se résorbe et on peut alors penser au traitement mécanique.

En effet, il faut être bien convaincu que, la section des muscles opérée, le redressement de la tête commence à être facile; mais il est encore fort incomplet, car les muscles profonds, par leur rétraction passive, s'opposent à l'inclinaison et à la rotation de la tête ; d'un autre côté, les muscles divisés tendent à se rapprocher, et ce n'est qu'en tenant les bouts de muscles écartés qu'on peut arriver à une guérison; encore n'est-elle jamais très-complète, à cause de la rétraction des muscles profonds qu'on n'a pu atteindre, et à cause de l'affaissement du corps des vertèbres, qu'on ne peut faire disparaître complétement.

Quoi qu'il en soit, il faut en venir, trois ou quatre jours après la section musculaire, au traitement mécanique, sans lequel le résultat reste incomplet. Ce traitement mécanique est souvent destiné à combattre l'inclinaison cervico-dorsale et la rétraction des muscles profonds. Il pourrait se faire avec des bandages inclinant la tête; mais cela ne réussit pas. Il n'y a de réellement utile et convenable que l'appareil mécanique connu sous le nom de *casque*, appliqué à un lit orthopédique, ou bien une minerve ; ou, ce qui est plus simple encore, le collier mécanique dont nous avons parlé. Il se trouve chez beaucoup de bandagistes mécaniciens, avec des modifications, des additions plus ou moins ingénieuses, destinées à faciliter les inclinaisons du cou et de la tête dans toutes les positions, à combattre l'inclinaison principale et les inclinaisons secondaires déterminées par l'action des muscles et par la courbure de la région cervicale.

Ce collier doit être appliqué avec beaucoup de soin pour éviter des excoriations; et doit être retiré dans diverses circonstances, mais seulement pour quelques instants. Au début, il doit être porté très-longtemps, et d'autant plus longtemps que le sujet est plus âgé; aussi est-il avantageux de commencer le traitement du torticolis ancien le plus tôt possible, et nous croyons qu'il est bon d'opérer les enfants vers deux ou trois ans.

Nous devons ajouter qu'il est convenable, en général, de faire de préférence cette opération dans la saison où il y a le moins de maladies aiguës chez les enfants, pour éviter que les premiers jours du traitement ne soient compliqués de quelque affection fébrile ou autre.

Lorsque le col paraît être revenu dans la rectitude normale, il est indispensable que les opérés n'abandonnent pas complétement leur collier; il faut qu'ils continuent à l'appliquer tous les jours, au moins quelques heures, et lorsqu'ils ne le portent pas, il faut qu'ils mettent une cravate dans laquelle on enveloppe un col ferme et résistant, qui continue à agir en portant la tête du côté opposé à l'inclinaison pathologique.

On doit enfin dire, pour terminer, qu'on n'obtiendra un succès durable qu'en agissant comme on le fait pour le pied-bot, en s'opposant longtemps au retour de la difformité.

XXIII

DES VICES DE CONFORMATION DES DOIGTS ET DES ORTEILS

Les vices de conformation des doigts et des orteils sont en plus, ou en moins, ou par adhérences. Nous avons rencontré ces vices de conformation chez des enfants issus de mariages consanguins et dans d'autres non consanguins.

On voit des nouveau-nés venir au monde avec des doigts en moins; on en a vu, chez des fœtus acéphales, soit des appendices digitaux, soit la main composée de deux doigts; on a trouvé des cas où une phalange manquait, mais on a plus souvent rencontré des doigts en plus. Nous avons constaté dans ces cas que ce vice de conformation était souvent héréditaire : nous avons vu la grand'-mère, la mère et l'enfant être atteints de deux gros orteils doubles. Nous l'avons observé aux doigts et aux orteils, ou bien les doigts et les orteils en plus sont insignifiants, très-petits et très-peu développés; nous avons vu, par contre, une main gauche double composée de huit doigts bien conformés, les deux pouces manquaient. Il n'est pas rare de rencontrer un pouce ou un petit doigt en plus, composés d'une ou deux phalanges, ayant quelquefois des tendons qui s'y rendent et peuvent déterminer des mouvements, quelquefois même ils communiquent avec l'articulation principale du doigt ou de l'orteil voisin. On les voit au niveau de l'articulation du pouce, d'autres fois au niveau de l'articulation du petit doigt, ou du gros orteil. Il y en a qui sont assez bien développés et sont juxtaposés, c'est-à-dire qu'on rencontre deux pouces, ou bien deux petits doigts, ou bien enfin la même disposition aux orteils, réunis par une membrane cutanée et les parties osseuses libres, quelquefois aussi des doigts tenant ensemble; ainsi nous avons vu un double pouce, un double gros orteil. Dans ces cas, les deux pouces sont quelquefois unis par la peau seulement et ont chacun des phalanges et des articulations séparées; il y en a d'autres dont les phalanges sont juxtaposées, intimement soudées ensemble, d'autres fois la première est simple et les autres sont séparées. Nous avons vu le pouce avoir une première phalange seule et unique et la phalange unguéale être double, chaque partie séparée, articulée isolément sur la première phalange et ressembler ainsi à une fourche dont chaque extrémité représente un bout de pouce plus ou moins bien conformé; quelquefois on voit cette fourche formée par la bifurcation de la dernière phalange.

Il y a des pouces assez bien séparés, mais s'articulant tous deux sur le premier métacarpien; cela se voit à la main, mais aussi au pied : on rencontre deux gros orteils s'articulant au même point et dont l'un se dévie en dedans et s'éloigne de l'autre.

Les vices de conformation des doigts par adhérence s'observent très-souvent sur l'annulaire et le médius; quelquefois sur les quatre doigts on en rencontre qui sont réunis par une membrane cutanée qui les tient réunis dans toute leur longueur, ce sont de véritables palmipèdes, plus souvent dans une moitié de l'étendue seulement. Nous avons vu le médius et l'annulaire réunis par une membrane cutanée jusqu'à la phalange unguéale; cette phalange peut être soudée latéralement à l'autre, de manière que les parties osseuses ne sont pas distinctes et ne font qu'une phalange large et difforme, ayant deux ongles réunis.

Nous avons vu les doigts réunis former un moignon informe dans lequel on ne peut plus rien distinguer, aucun doigt, aucune articulation. Ce genre d'adhérence se voit surtout chez des enfants dont la main a été brûlée; on l'a rencontré pourtant chez des nouveau-nés, comme vice de conformation.

Examinons les opérations qui sont indiquées dans ces divers vices de conformation.

Lorsqu'on rencontre des doigts en plus, il faut distinguer ceux qui sont inutiles, gênants et pour ainsi dire des appendices insignifiants. Dans ces cas, l'indication est positive, il faut tôt ou tard les enlever, et le plus tôt sera le mieux, à moins de quelques maladies concomitantes qui feraient ajourner; mais il arrive, dans certains cas, qu'ils sont régulièrement près des autres sans écartement, et qu'on n'a rien de mieux à faire que de les laisser; ils agissent simultanément avec les autres et ne gênent pas les mouvements.

S'il y a des doigts surnuméraires qui s'éloignent des autres et forment un angle avec le pouce avec le petit doigt, à la main comme au pied, ceux-là doivent souvent être enlevés ; mais quelques-uns s'éloignent peu et se présentent sous forme de fourche, ils se trouvent articulés sur le même métacarpien que le doigt principal, ou sur la première phalange, ils gênent dans les mouvements et peuvent être appliqués à côté du doigt principal ; dans ce cas, une opération qui consiste dans l'adhérence ou de deux doigts ou de deux phalanges est indiquée. Le procédé par cautérisation conseillé par M. Cloquet, et déterminant ensuite l'adhérence des deux parties présente quelquefois plus d'avantage que d'enlever le doigt surnuméraire. Ce procédé nous a réussi dans un cas où deux gros orteils formaient une espèce de fourche.

Quant aux doigts adhérents entre eux (ce qu'on appelle *syndactilie*), ils sont quelquefois étendus et sans flexion, ou bien fléchis et rétractés ; ils sont deux seulement ou plusieurs, il y a indication d'agir.

Cette opération n'offre pas de difficulté ; mais, s'il est facile de diviser la membrane cutanée qui réunit les doigts, il est très-difficile de maintenir la séparation.

Nous avons employé l'incision simple, en la prolongeant le plus possible du côté dorsal, afin d'obtenir une cicatrice oblique qui rappelle la commissure normale. Nous avons, suivant le conseil de Dupuytren, exercé une compression sur l'angle de réunion des doigts à l'aide d'une longue et étroite bandelette de diachylon ou de toile, dont nous avons appliqué la partie moyenne sur l'angle interdigital et dont nous avons ramené les extrémités en avant et en arrière de l'avant-bras. Nous avons employé le procédé de Rudtorffer en traversant la base du pli interdigital au moyen d'une aiguille qui entraîne un fil de plomb qu'on laisse dans la plaie jusqu'à ce que les bords de l'ouverture soient cicatrisés. Alors le pli interdigital présente un trou analogue à celui qu'on pratique sur le lobe de l'oreille et on le divise ensuite.

Tous ces moyens échouent ; ce sont les procédés autoplastiques qui nous ont fourni les meilleurs résultats.

Le procédé de Zeller nous a réussi : il consiste à faire sur la face dorsale de la membrane interdigitale une incision en V dont la pointe arrive au niveau du milieu de la première phalange et dont la base regarde l'articulation métacarpophalangienne; on dissèque ce lambeau en lui donnant le plus d'épaisseur possible, on coupe toute l'étendue de l'adhérence, on renverse le lambeau dans l'espace interdigital, pour l'appliquer vers la face palmaire de la main, et on le fixe avec une bandelette de sparadrap ; on panse les doigts séparément en les tenant écartés.

M. Morel-Lavallée conseille de faire deux lambeaux; M. le docteur Decès donne l'avis de faire tenir les doigts écartés le plus possible, de saisir le pli interdigital dans une pince; on incise à droite et à gauche parallèlement aux doigts réunis, les doigts s'écartent, une languette cutanée interdigitale reste dans l'intervalle; les doigts sont tenus écartés à l'aide d'une palette convenable, ils sont redressés et, de cette manière, s'ils étaient fléchis avant l'opération, ils arrivent à la rectitude et entraînent l'anse formée par la languette contre la commissure normale.

On panse d'ailleurs séparément les plaies des doigts, en les tenant toujours écartés.

Il y a un autre procédé fort ingénieux du docteur Didot, de Liége, que nous avons aussi employé. On le pratique ainsi : supposons l'annulaire et le médius réunis, on incise le long de la face dorsale du doigt annulaire, depuis l'extrémité libre du pli interdigital jusqu'au milieu de la première phalange; de chaque extrémité de cette incision on en dirige deux transversalement : la supérieure se prolonge jusqu'au niveau de la partie moyenne du médius, l'inférieure jusqu'au bord libre de la membrane interdigitale, on dissèque ce lambeau carré de l'annulaire jusqu'au médius. Ce lambeau se trouve formé de la partie postérieure de la peau de l'annulaire, de la palme interdigitale et du médius. Un lambeau semblable, mais taillé en sens inverse, est pratiqué sur la face palmaire du doigt médius, il est formé de la peau de la partie antérieure du médius, de la palme interdigitale et de l'annulaire; cette dissection faite, on incise les quelques brides celluleuses qui retiennent les doigts, et l'un des lambeaux sert à recouvrir la partie dénudée de l'annulaire et l'autre la partie dénudée du médius, le pli cutané de la base des deux doigts est formé au moyen d'une suture.

Nous devons dire que ce moyen d'opérer, difficile et laborieux à exécuter, réclame, comme les autres procédés indiqués, l'usage de l'arrosement continu d'eau fraîche; il se complique assez souvent d'inflammation, quoi qu'on fasse, et souvent de sphacèle des lambeaux. De plus, il ne met pas à l'abri des récidives qu'on observe presque toujours, quel que soit le procédé opératoire mis en usage.

Nous terminerons en disant ce qu'a dit Chelius, et ce que je tiens de lui-même, ayant eu une conversation avec lui : c'est que la prudence exige qu'on ne fasse pas ce genre d'opération avant que le développement des doigts soit complet, sans cela on verra de nouvelles adhérences apparaître, soit parce que la peau ne peut, à cause de la cicatrice, se développer aussi vite que les doigts, soit parce que l'adhérence marche de la base des doigts vers leur extrémité, à mesure qu'ils acquièrent plus de longueur. Il est donc préférable d'attendre pour opérer que les doigts aient cessé de croître.

Quel que soit le procédé qu'on préfère, quel que soit l'âge auquel on opère, il est bien important de maintenir les doigts étendus sur une palette dont les doigts sont écartés, il est indispensable de faire l'irrigation continue après l'opération et de ne pas la cesser brusquement, mais d'une manière lente et graduée. Par-dessus tout, il est de la plus haute importance, la cicatrice étant terminée, de tenir les doigts encore étendus sur une palette de bois, et que le malade, après l'avoir portée plusieurs semaines *jour* et *nuit*, la porte plusieurs mois encore la *nuit* et exerce les doigts pendant le *jour*.

Les adhérences des orteils sont loin de réclamer ce que nous venons de dire pour les doigts. Il ne faut pas oublier que les vices de conformation des orteils sont surtout des déviations, des extensions ou des flexions forcées ; dans ces cas, il faut être sobre d'opération et surtout d'ablation, les moyens mécaniques, la ténotomie sont souvent les seuls moyens à mettre en usage. Les opérations se bornent à enlever quelques orteils à l'état rudimentaire dans le cas où ils causeraient de la gêne dans la chaussure, et par suite dans la marche. Il n'est pas besoin d'ajouter combien il est important de ne faire ces opérations que lorsqu'il y a urgence absolue, et de porter la plus grande précaution pour les soins consécutifs qui mettent en garde contre les angéioleucites consécutives.

XXIV

DE LA CARIE VERTÉBRALE, MAL DE POTT

La carie vertébrale est une affection que l'on pourrait dire propre à l'enfance, malgré les quelques exemples que l'on rencontre chez l'adulte; c'est une des maladies qu'on observe le plus souvent à l'hôpital des enfants à tous les âges.

Elle est caractérisée par une ostéite d'une ou plusieurs vertèbres. Elle nous présente anatomiquement trois périodes : le *début*, l'*accroissement*, la *terminaison*.

Première période. — Début. — Il y a d'abord une ostéite avec un gonflement osseux, quelquefois peu sensible; plus tard, sur le trajet d'une ou deux vertèbres, une gibbosité plus ou moins marquée, c'est-à-dire une saillie, formée par une apophyse épineuse d'une vertèbre ou deux; cette saillie, qui apparaît sous forme anguleuse, est toujours accompagnée et produite par une altération du tissu osseux du corps de la vertèbre; à l'examen cadavérique, on trouve ce tissu, plus ou moins rouge, infiltré de sang et de pus; les cellules osseuses sont distendues; on a constaté parfois, mais assez rarement, la présence de tubercules plus ou moins consistants; dans tous les cas, le corps de la vertèbre ou des vertèbres malades est toujours moins résistant que dans l'état normal.

La gibbosité, dans le principe quelquefois très-peu marquée, offre un angle plus ou moins saillant, suivant le plus ou moins de vertèbres malades et leur manque de résistance. Les régions cervicale, dorsale et lombaire de la colonne vertébrale sont atteintes de cette maladie; on l'observe peut-être plus souvent à la partie inférieure de la région dorsale.

Deuxième période. — La gibbosité peut être plus ou moins saillante, en raison de l'état plus ou moins avancé de ramollissement du corps des vertèbres qui présentent des déformations variées.

Dans le cas où la carie occupe la partie antérieure du corps, l'affaissement du corps a lieu en avant; dans ce cas, la gibbosité est plus saillante, si le ramollissement a lieu dans toute l'épaisseur; il y a en plus tassement des vertèbres dans le sens de l'épaisseur des os, et alors la colonne vertébrale est diminuée de hauteur, quelquefois la lésion est plus marquée sur les côtes. Dans ce cas, le tronc est incliné latéralement soit à droite, soit à gauche.

C'est aussi à cette seconde période que nous avons constaté des collections purulentes qui ne se rencontrent qu'à l'autopsie, parce qu'elles sont assez peu considérables pour être reconnues pendant la vie. On voit le pus s'étendre en forme de nappe sous le ligament vertébral antérieur, soit à la région pharyngienne, soit à la région dorsale ou lombaire. On reconnaît que les organes, placés en avant de ces collections, peu comprimés quand elles sont peu considérables, le sont bien plus à mesure qu'elles se développent et viennent tout à fait gêner et même arrêter les fonctions du pharynx, de l'œsophage, des bronches, des poumons, de l'estomac, des intestins, suivant le point où on les rencontre.

Ces collections sont quelquefois tellement développées, que nous les trouvons épanchées dans la poitrine, dans le ventre, le petit bassin, et dans ces cas, la mort est souvent arrivée subitement; d'autres fois, elles ont fusé dans la fosse iliaque, elles sortent du bassin par l'anneau inguinal, par l'échancrure sciatique et contournent l'articulation de la cuisse; elles se rencontrent dans la gaîne des muscles psoas et iliaque.

On a vu ces collections purulentes perforer l'intestin, le rectum, par exemple, et on explique par cette lésion certains soulagements éprouvés, ou certaines guérisons survenues par l'expulsion du pus par l'anus.

Nous avons vu assez souvent, comme beaucoup d'autres, des collections purulentes qui se portaient en arrière de la colonne vertébrale, et dans ces cas, les conséquences sont bien moins fâcheuses. Ces collections purulentes peuvent être expulsées par les efforts de la nature ou par la main du chirurgien. Quelquefois, le pus se résorbe plus ou moins lentement, ou s'écoule par des ouvertures faites spontanément ou par l'art et, si le sujet a résisté à tout ce travail qui peut durer des années, c'est alors qu'arrive la troisième période.

Troisième période. — Ou bien cette période est une période d'aggravation qui amène la mort, ou bien c'est une période de guérison.

Dans le cas d'aggravation, les vertèbres se détruisent de plus en plus, des portions d'os nagent au milieu de foyers purulents plus ou moins considérables, et le pus se répand plus ou moins loin. On rencontre quelquefois la résorption purulente compliquée de méningite tuberculeuse ou de phthisie pulmonaire, qui mettent fin à la vie de ces malheureux malades.

Dans le cas où la maladie tend à guérir, on voit la nature faire des efforts prodigieux pour soutenir la colonne vertébrale qui tend à se fléchir de plus en plus; les foyers des abcès diminuent d'étendue et finissent par disparaître soit sans s'être ouverts, soit s'étant vidés au dehors. Les fistules se tarissent graduellement et se ferment, on voit les trajets oblitérés ou réduits à l'état de cordons fibro-celluleux. On trouve les vertèbres qui étaient malades, tassées, consolidées, qui dépassent les vertèbres voisines, plusieurs adhèrent entre elles, il se fait un ankylose; on voit des portions de vertèbres restées saines être entourées de véritables stalactites osseuses qui servent de soutien aux parties détruites, et enfin, la colonne vertébrale plus ou moins difforme reprend, par ce travail merveilleux de la nature, assez de solidité pour soutenir parfaitement le tronc, mais toujours avec courbure et souvent en comprimant la moelle.

Causes. — On reconnaît avec raison à cette affreuse maladie des causes prédisposantes et des causes déterminantes; les premières sont la constitution lymphatique, le vice scrofuleux, affection propre à l'enfance; parmi les secondes, on voit les chutes, les coups sur la colonne vertébrale, on indique aussi la masturbation, qui peut être tout à la fois cause et effet, car il peut se faire que ces malheureux enfants, qui sont pour la plupart forcés de garder le lit, soient portés à la masturbation uniquement par cette cause, et que ce vice les débilite et aggrave la maladie vertébrale.

Reconnaissons qu'il faut, pour déterminer cette affection, une prédisposition spéciale, c'est la cause véritable; la cause traumatique détermine quelquefois, mais rarement, la carie vertébrale; c'est du moins ce qui résulte du grand nombre d'observations que nous avons eu l'occasion d'étudier.

Nous trouvons dans les symptômes de cette maladie trois périodes, comme nous en avons trouvé trois dans les lésions anatomiques.

Première période. — Quelquefois, douleur dans un point fixe sur le rachis, voussure plus ou moins marquée sur le trajet d'une ou plusieurs vertèbres, une saillie qu'on appelle gibbosité se manifeste, la pression dans ce point augmente la douleur, embarras dans la marche ; quelquefois, le tronc courbé en avant ou en arrière, lassitude, fourmillement dans les jambes, besoin de s'asseoir et de ne pas rester debout ; lorsque la maladie a son siége à la région cervicale, nécessité de soutenir la tête en appuyant le menton sur la main ou sur un dos de fauteuil, ou sur un soutien quelconque.

Dans la carie dorsale ou lombaire, les membres deviennent faibles ou paralysés, les malades sont bientôt portés à ne pas se remuer beaucoup et même à rester volontiers étendus sur le dos. Ils se plaignent s'ils sont heurtés ou secoués involontairement.

Deuxième période. — Tous les symptômes augmentent d'intensité, la sensibilité est plus grande sur la gibbosité, elle devient plus saillante, par suite du ramollissement. Les abcès par congestion se développent et viennent faire saillie dans les régions pharyngienne, inguinale, fessière ou fémorale, ou dans une région quelconque de la partie postérieure du tronc. C'est ainsi que nous avions observé un malade qui présentait à la région lombaire une énorme collection de pus que l'on pouvait réduire dans l'abdomen comme une hernic, par l'intervalle au-dessus de la crête iliaque, limité par les bords des muscles grand oblique de l'abdomen et grand dorsal.

Les gaînes des nerfs émanants de la moelle épinière servent de conducteurs au pus, que l'on voit fuser aussi dans les gaînes aponévrotiques des divers muscles du tronc.

Les diverses fonctions peuvent se trouver gênées ou abolies. Les abcès de la région cervicale nuisent à la parole et à la déglutition ; des paraplégies et des paralysies du mouvement et du sentiment ou de l'un et de l'autre se produisent par suite de la compression de la moelle ou des cordons nerveux qui en émanent. L'abolition simultanée de ces deux fonctions s'observe surtout lorsque le pus s'est fait jour dans le canal rachidien.

Troisième période. — C'est alors que peut avoir lieu l'ouverture des abcès internes dans les cavités du thorax et de l'abdomen, accidents terribles dans les deux cas. S'ils s'ouvrent dans le thorax, quelquefois, mort rapide par asphyxie déterminée par la compression des organes de la poitrine. Lorsque les abcès fusent dans le bassin, ils viennent quelquefois faire saillie dans l'aine et peuvent s'ouvrir spontanément en filant sous le péritoine.

C'est également dans cette troisième période que surviennent la fièvre hectique, la diarrhée, le marasme, et enfin, la mort.

Mais à ce point de la maladie, la carie n'attaque pas seulement les vertèbres, mais encore les diverses pièces du squelette, et toutes les parties de l'économie semblent céder à l'effort destructeur d'une diathèse, qu'on pourrait appeler diathèse ulcéreuse.

Cependant la terminaison du mal n'est pas toujours funeste. On est quelquefois assez heureux pour voir la carie s'arrêter, qu'elle ait été enrayée par une hygiène bien entendue ou par une médication rationnelle, ou même abandonnée aux efforts de la nature.

Des trajets fistuleux s'établissent à la suite des ouvertures spontanées ou faites par la main du chirurgien ; il arrive qu'elles finissent par se tarir, s'obstruer, et la guérison a lieu, mais toujours avec plus ou moins de difformité et beaucoup de lenteur ; il y a de la gêne, de la roideur dons les mouvements et une gibbosité plus ou moins notable, qui prend de la solidité avec le temps.

Envisagée au point de vue de sa durée, la carie vertébrale est une affection pour laquelle environ dix-huit malades sur vingt gardent le lit pendant des années entières. Quelquefois on est plus heureux, lorsque la maladie est traitée avec intelligence dès le début ou qu'elle est peu intense.

On voit alors disparaître les manifestations diathésiques en quelques mois ; mais cela est rare, et le plus souvent, la guérison se fait attendre. Dans tous les cas, il faut pour l'obtenir, insister avec persévérance sur les moyens de traitement mis en usage.

Lorsque la terminaison doit être funeste, on voit survenir la fièvre, la diarrhée, l'infiltration des membres, les épanchements séreux, en un mot, les signes d'une cachexie complète, et les malades succombent dans l'épuisement et le marasme.

Diagnostic. — Il est important de ne pas confondre la carie vertébrale avec d'autres affections qui pourraient avoir quelques-uns de ses caractères.

Au début de la maladie, on remarque un embarras dans la marche, de la roideur et même de la douleur dans les mouvements qui se rencontrent également dans le lombago. Mais dans cette dernière affection, la douleur est vive, aiguë, il y a souvent de la fièvre, mais de courte durée, ce qui est rare dans la carie vertébrale, qui présente peu de fièvre d'abord.

De plus, s'il existe quelque saillie en un point du rachis, douloureux à la pression, la question est élucidée.

On ne confondra pas la carie vertébrale avec le rachitisme, dont les courbures osseuses se font lentement, sans produire d'angles aigus et sans grande douleur.

Ici en effet, pas de tassement, d'écrasement du corps des vertèbres, mais bien ramollissement de tout le rachis, il y a incurvation et non raccourcissement de la colonne vertébrale.

Le plus souvent la saillie, que l'on rencontre chez les rachitiques, est arrondie ; mais il ne faudrait cependant pas s'en rapporter absolument à ce caractère, qui n'est pas constant, et qui peut également se rencontrer dans la carie vertébrale ; nous en avons observé plusieurs exemples.

Le diagnostic du rachitisme s'établit surtout par une vue d'ensemble du tempérament et de la constitution du malade ; son thorax en carène, son ventre ballonné, les nodosités de ses poignets et de ses chevilles, la forme de sa tête et la courbure pathognomonique de ses os seront des signes plus que suffisants pour éviter toute erreur.

Le rachitisme exclut ordinairement la scrofule, qui est la cause la plus fréquente du mal de Pott ; cependant il se peut que ces deux maladies se compliquent l'une de l'autre.

Encore un signe différentiel : dans la carie, il y a augmentation du volume des os, et douleur plus ou moins vive à la pression, ce qui ne se trouve pas dans le rachitisme.

Si à tous les accidents de la carie viennent se joindre les abcès par congestion, le doute alors n'est plus permis.

Certaines affections du bassin, telles que les arthrites sacro-iliaques, peuvent en imposer pour une carie. Mais un examen attentif empêchera toute erreur, soit qu'on exerce une pression sur la partie douloureuse, soit qu'on fasse remuer le bassin sur l'articulation sacro-iliaque.

La douleur serait ici plus latérale, moins médiane que dans la carie vertébrale.

Complication. — Cette maladie peut se compliquer de tous les accidents de la scrofule, de tubercules pulmonaires et cérébraux, et de presque toutes les maladies aiguës.

Les abcès par congestion, en fusant au loin, produisent des décollements considérables.

Les abcès peuvent s'ouvrir spontanément, quelquefois les malades guérissent; nous avons observé des guérisons, même dans des cas rebelles.

Une autre complication terrible, c'est l'infection purulente qui survient après l'ouverture des abcès ; qu'elle soit spontanée ou artificielle, ces deux cas sont mortels.

Pronostic. — Tout dans cette maladie conspire contre le malheureux malade et le praticien ; la structure de la vertèbre favorise singulièrement la naissance et le progrès de la carie, et sa situation profonde fait que le mal est tardivement accusé ; enfin, il n'y a pas possibilité de l'attaquer directement. Le pronostic est donc toujours grave.

Toutes choses égales d'ailleurs, le pronostic sera plus favorable si la maladie est accidentelle et traumatique, et si le traitement est appliqué au début.

Dans tous les cas, il y restera une difformité plus ou moins grande, qui arrivera avec beaucoup de lenteur dans la plupart des cas de guérison.

On aura souvent des gibbosités considérables qui ne cèdent à aucun moyen; il ne s'agit plus ici que d'une soudure osseuse que la nature médicatrice a établie et qu'il faut respecter. Lorsque des fistules s'établissent, il faut ordinairement beaucoup de temps pour les tarir.

Traitement. — Le traitement du mal de Pott présente trois indications principales : 1° modifier la disposition générale de l'économie en vertu de laquelle se développe la carie; 2° combattre le travail phlegmasique des os et des parties voisines ; 3° prévenir les désordres qui pourraient résulter des mouvements qui se passent au niveau de la partie affectée de l'épine. Vient ensuite la thérapeutique des abcès.

Pour satisfaire à la première indication, on aura principalement recours à un régime fortifiant. On placera le malade dans les conditions hygiéniques les plus favorables. Les préparations pharmaceutiques amères, la gentiane, le houblon, le noyer, les ferrugineux, certains médicaments dont les propriétés antiscrofuleuses sont généralement reconnues, tels que l'iode, l'iodure de potassium, l'huile de foie de morue, les préparations de phosphate de fer, seront administrés sous différentes formes. Comme on le voit, le traitement interne sera le traitement antiscrofuleux.

Dans le but de combattre l'inflammation, surtout si la carie vertébrale survient à la suite de violence extérieure, on emploiera les ventouses scarifiées ou les sangsues, mais avec beaucoup de prudence, car généralement les sujets chez lesquels la maladie se déclare, même sous l'influence d'une cause externe, sont d'un tempérament lymphatique ou scrofuleux.

Nous préférons aux émissions sanguines les frictions mercurielles du docteur Serres, d'Uzès, les frictions irritantes, les vésicatoires volants, les moxas, et principalement le cautère actuel ou potentiel, sous forme de pointes.

Voici ce que la pratique nous a appris à ce sujet :

Les cautères actuels se cicatrisent beaucoup plus promptement que les cautères produits par les caustiques ; or, comme l'indication à remplir, selon nous, est d'exercer le plus fréquemment possible une révulsion à la peau, les cautères par le feu devront être préférés.

Mais comme on éprouve moins de répugnance, de la part des malades ou de leurs parents, dans l'application des caustiques que dans celui du fer rouge, nous employons souvent la pâte de Vienne, et nous hâtons la chute des escarres par des pansements avec l'onguent de la mère ou l'onguent digestif. Nous nous gardons bien de mettre des pois, comme certains médecins le conseillent, dans la plaie qui en résulte ; de sorte que nous avons une prompte cicatrisation et seulement des cautères volants, que nous pouvons renouveler un très-grand nombre de fois.

Nous devons ajouter que ces applications de caustiques n'ont jamais produit d'accidents entre nos mains, jamais d'érysipèles.

Nous dirons aussi que la maladie marche souvent malgré ces moyens ; notre collègue M. Bouvier les rejette dans tous les cas, et se contente de ventouses sèches, d'applications de teinture d'iode ; mais nous trouvons ces moyens bien faibles pour une maladie aussi grave.

Nous ne supprimons les cautères que lorsque les paralysies ont cessé ou diminué, et que la pression, exercée assez fortement au niveau des apophyses épineuses saillantes, ne développe plus aucune douleur. On peut encore, par prudence, ne les supprimer que successivement. Nous sommes donc encore dans les idées de Pott, puisque nous ne rejetons pas dans tous les cas les cautères. Cependant, dans beaucoup de cas peu intenses, nous nous en abstenons.

Voyons maintenant ce qu'il y a de mieux à faire pour remplir la troisième indication.

On doit, autant que possible, empêcher les mouvements dans la partie malade; il faut soutenir la colonne vertébrale et non la redresser. D'après ce que nous avons dit de la formation de la gibbosité, il est évident qu'il ne faut agir sur elle qu'avec beaucoup de modération.

Autre chose est de chercher à produire un redressement, ou de soutenir l'épine par un appareil qui n'a d'autre effet que d'immobiliser les deux segments de la colonne. Ces segments, par suite de la destruction des liens qui les unissaient, ont de la tendance à exercer l'un sur l'autre des frottements dangereux : ceux-ci, en effet, provoquent de la douleur et entretiennent dans les parties profondes un état inflammatoire, dont le moindre inconvénient serait de mettre obstacle à la consolidation. De plus, ils peuvent comprimer la moelle, qui l'est déjà souvent par la suppuration qui peut fuser dans le canal vertébral.

Examinons donc ici la valeur des moyens mécaniques employés, et qui peuvent se réduire à trois : les lits mécaniques, les corsets et les béquilles.

Nous commençons par rejeter l'emploi de tout lit mécanique. En effet, il ne s'agit pas de redresser, mais de maintenir. Si donc on fait coucher le malade, que ce soit sur un lit ordinaire, en ayant soin toutefois que les matelas, faits avec du crin, de la fougère ou du varech, présentent une certaine résistance. Un lit mou serait mauvais et nuisible.

On verra, d'après la région malade, quelles sont les parties que l'on doit maintenir dans la rectitude, si elle existe à la région cervicale. Il faut que la tête soit soutenue soit sur un oreiller de crin, soit, et mieux encore, à l'aide de colliers mécaniques qui portent sur les épaules et soutiennent la tête en montant sur les parties latérales de la base du crâne et sur la mâchoire inférieure. Ce moyen est employé si on veut faire lever le malade.

La carie existe-t-elle à la région dorsale? Faites que le malade se couche sur le dos ou sur le ventre, mais qu'il ne se courbe pas, car bientôt le redressement présenterait de grands inconvénients ou serait impossible ; la guérison pourrait s'effectuer, peut-être même serait-elle plus prompte, mais il resterait une difformité des plus fâcheuses.

Le rachitisme peut quelquefois être redressé par les lits mécaniques, que nous proscrivons en général dans la carie.

Les corsets mécaniques réussissent à une certaine période de l'affection. Ils ont pour avantage certain de soutenir, à l'aide de montants qui passent sous chacune des aisselles, la partie supérieure du corps non malade, laquelle pèserait sans cela sur l'inférieure en l'écrasant et augmenterait les désordres déjà produits par la carie. Ils peuvent arrêter la gibbosité dans sa formation. Ils sont utiles au début.

Ces corsets, pour être bien faits, doivent emboîter parfaitement les hanches par une ceinture résistante, de chaque côté de laquelle partent deux tuteurs mobiles à l'aide de vis, de manière à suivre la croissance du sujet dans ses évolutions successives. Ces deux tuteurs font l'effet de béquilles en soutenant les épaules. Le corset a des avantages réels comme organe de protection et comme support ; on doit toujours le porter longtemps et même après la guérison, qui souvent n'est qu'apparente et qui serait suivie de récidive si on négligeait de soutenir la colonne vertébrale.

Bonnet, de Lyon, avait fait construire deux appareils qui remplissent bien les indications voulues ; l'un de ces appareils est destiné aux malades qui gardent le lit, et l'autre à ceux qui se lèvent et marchent.

Le premier consiste en une sorte de plastron en fil métallique, modelé sur la gibbosité et rembourré à sa face concave pour prévenir tout contact douloureux ; le second est composé de deux ressorts réunis au-devant du bassin et terminés par des béquilles qui vont appuyer sur les parties externes et supérieures de la poitrine ; une ceinture placée au-dessus du bassin sert à soutenir la partie inférieure de ces béquilles.

Cet appareil est surtout utile lorsque les malades commencent à se lever.

Après ce qui vient d'être dit, on conçoit facilement l'utilité des béquilles.

S'il y a paralysie complète ou incomplète, le poids du bassin et des membres inférieurs exercera une traction salutaire, lorsque les épaules seront soutenues par la partie supérieure des béquilles. Un avantage immense pour le malade, au point de vue de l'hygiène, ce sera de pouvoir marcher à l'aide de ces appareils, aussitôt que la guérison sera en bonne voie.

Mais surtout ne perdons jamais de vue qu'aucun moyen mécanique ne peut avoir des résultats complétement satisfaisants en dehors du traitement interne aidé du bon air, et de la bonne alimentation ; aussi joignons-nous à ces moyens mécaniques la prescription de coucher les malades dans une petite voiture douce et de les promener dans un jardin et sur un sol uni qui ne cause aucune secousse aux enfants.

Quant aux abcès par congestion dépendant de la carie vertébrale, ils méritent une mention particulière, à cause des régions qu'ils occupent et de la difficulté que l'on a souvent à les atteindre. Quelquefois même, ils sont inaccessibles aux instruments tranchants, et ils ne peuvent être soumis qu'au traitement général ; tels sont les abcès de la région dorsale antérieure.

Les collections de pus des régions cervicale et lombaire sont plus facilement atteintes.

Les abcès de la région cervicale, par la gêne qu'ils occasionnent aux fonctions de la déglutition et de la phonation, sont promptement reconnus, et on peut percevoir la fluctuation avec le doigt porté dans l'arrière-gorge. Dans ce cas, on pourra évacuer le pus avec le bistouri ou avec le pharyngotôme, instrument dont nous n'avons eu qu'à nous louer.

On pourrait objecter à cette manière de faire que l'air entrant dans le foyer purulent, y déterminerait la putréfaction du pus, et parfois la résorption purulente.

Mais il ne nous est pas arrivé d'accidents par l'évacuation du pus, qui est chassé par la contraction énergique et simultanée des muscles de la région pharyngienne.

A la région lombaire et fessière, le pus fait saillie au-dessus de la crête iliaque, ou bien, il fuse par les échancrures sciatiques jusque dans les régions profondes ou superficielles de la cuisse, ou dans la gaîne des muscles psoas et iliaque.

Dans tous les cas, le pus reste souvent stationnaire, et alors si les abcès ne déterminent que peu de gêne, il faut les respecter et insister surtout sur le traitement général et le repos. Mais lorsqu'ils auront acquis un grand volume, qu'ils deviendront rouges et douloureux, il faudra se décider à les ouvrir ; ce ne sera qu'à l'aide de ponctions sous-cutanées successives à l'aide du trocart plat et de la seringue de M. Guérin. On appliquera ensuite un morceau de sparadrap de diachylon sur la piqûre, et on exercera une compression méthodique sur la poche avec des bandes et des compresses.

Malgré ces précautions, le pus se reforme assez rapidement, et au bout de quelques jours ou de quelques semaines, on en est réduit à recommencer l'opération, en ayant soin, pendant tout ce temps, de continuer le traitement général.

Lorsque le pus se forme de nouveau, nous nous sommes bien trouvé de faire, à l'exemple du docteur Boinet, des injections de teinture d'iode étendues d'eau au tiers ou à la moitié; nous renouvelons les injections plusieurs fois, à huit jours d'intervalle, en ne laissant que quelques minutes le liquide.

Des trajets fistuleux s'établissent parfois à la place des ouvertures, et le pus s'en écoule peu à peu d'une manière continue ou intermittente. C'est ainsi que procède souvent la nature pour arriver à la guérison. Lorsque ces fistules ne cessent pas, on peut, avec succès encore, injecter de la teinture d'iode étendue d'eau.

Flaubert, de Rouen, et, après lui, Lisfranc ont conseillé de faire sur l'abcès des incisions de plusieurs centimètres d'étendue, ne redoutant nullement le contact de l'air dont l'introduction, d'après ces praticiens, facilite l'adhérence des parois, en déterminant une légère inflammation.

Nous avons essayé ce moyen, qui ne nous a pas réussi. Nous avons eu à déplorer la mort d'un malade qui a succombé à l'infection purulente, à la suite d'une inflammation trop vive de la poche de l'abcès.

Il existe enfin une autre méthode pour l'ouverture des abcès, nous voulons parler des caustiques. Mais à la chute de l'escarre, l'air peut encore pénétrer dans la poche et déterminer des accidents. Nous avons donc cru devoir rejeter ce moyen et lui préférer le trocart, en faisant même plusieurs ponctions successives et en venir, s'il le faut, aux injections iodées.

Il est certain qu'à l'aide de tous les moyens locaux que nous venons d'indiquer, nous avons vu guérir des malades, mais que souvent aussi nous avons vu la maladie marcher et le malade succomber.

Ajoutons aussi que, sous l'influence des moyens généraux seuls, on a vu des malades guérir ; aussi, il ne faut pas négliger de continuer très-longtemps les iodures, les ferrugineux, le quinquina et tous les amers; et même à la fin de la maladie, lorsqu'elle marche vers la guérison, il est souvent utile de prescrire les bains de mer et les bains sulfureux, même plusieurs années de suite, aux époques convenables. Dans tous les cas, ces guérisons sont survenues avec beaucoup de temps, et presque toujours aussi avec des difformités plus ou moins notables.

XXV

DES IMPERFORATIONS CONGÉNITALES DE L'ANUS ET DES INTESTINS

On rencontre des nouveau-nés qui apportent en venant au monde un vice de conformation qui consiste dans l'imperforation de l'anus; elle existe quelquefois seule et souvent se rencontre avec l'imperforation des intestins. Nous voulons ici, sans exposer ce sujet important dans tous ses détails, dire seulement ce que nous avons vu, ce que nous avons fait et ce que notre expérience nous engage à faire au moins quant à présent.

1° *Imperforation anale; atrésie complète.* — Les enfants qui arrivent au monde avec ce vice de conformation auquel on a donné le nom d'*anus imperforé* ou *d'atrésie anale* sont dans des conditions telles, qu'ils ne peuvent se débarrasser du méconium; ils sont comme les individus atteints de hernie étranglée; ils ont le ventre distendu par des gaz, ils vomissent d'abord ce qu'ils boivent, puis le méconium remonte dans l'estomac, ils le rendent par la bouche et peuvent succomber en deux, trois, quatre jours, si on ne vient leur porter secours. Ce genre d'imperforation présente plusieurs espèces; quelquefois nous n'avons trouvé aucun vestige d'anus, d'autres fois nous avons vu l'anus bien conformé extérieurement et au milieu des plis rayonnés un diaphragme touchant à l'intestin terminé en cul-de-sac, en sorte que l'ampoule rectale est formée au niveau du sphincter de l'anus. D'autres fois nous avons trouvé un anus bien conformé dans lequel on pouvait entrer l'extrémité du petit doigt, mais offrant un cul-de-sac dans lequel on était arrêté sans pouvoir pénétrer plus loin qu'à 1 ou 2 centimètres, là se borne l'ampoule rectale séparée par une cloison du cul-de-sac que nous avons indiqué.

Dans ces cas d'imperforation anale simple, il suffit, après avoir vidé la vessie, de faire une ponction en se dirigeant du côté du sacrum pour éviter de piquer le vagin ou la vessie, et on arrive quelquefois facilement dans l'intestin. Pour pratiquer avec sûreté cette opération, il est bon de ne pas opérer aussitôt après la naissance, afin d'attendre que le méconium descende et dilate la partie inférieure de l'intestin. Nous avons imaginé à cet effet un petit trocart courbe cannelé; la ponction faite dans la direction normale du rectum, on retire le poinçon. Si on ne voit rien sortir par la canule, on doit se borner à cette ponction exploratrice, mais si le méconium se présente, comme cela a lieu dans les cas simples, il s'agit de la remplacer par un tube en gomme élastique; la canule ne présente pas de pavillon, mais à sa place se trouve un pas de vis intérieur, qui permet d'adapter une tige métallique qui l'allonge et sert à la tenir facilement sans la laisser échapper; on peut alors conduire sur la cannelure du tube un bistouri et faire un débridement à droite et à gauche; il est facile d'engager un tube de gomme sur la tige et de pousser ce tube dans l'intestin. Si on veut abaisser l'intestin avec un crochet mousse, soit avec des pinces à griffe, soit avec le dilatateur imaginé par M. Bonnafont pour le prépuce, on pourra disséquer le pourtour de l'extrémité intestinale et fixer les bords saignants de l'intestin au niveau de l'anus, à l'aide de quelques points de suture.

Dans le cas où on n'aurait pas abaissé l'extrémité inférieure de l'intestin et où on ne l'aurait pas fixé au pourtour de l'ouverture anale, il serait très-important de tenir dans l'anus soit une canule de gomme élastique, soit une mèche de charpie pour entretenir l'ouverture dilatée, car elle tend toujours à se resserrer dans la plupart des cas : j'ai vu des enfants chez lesquels ce genre d'anus fonctionnait bien sans tendre à se rétrécir, à condition de prolonger plusieurs mois l'usage d'un corps dilatant, mèche ou canule. Si, au bout de quelques jours, on ne veut pas tenir à demeure une canule dans le rectum, il faut au moins la passer tous les jours et la laisser un quart d'heure ou une demi-heure, et cela pendant plusieurs mois. A la suite de cette opération, le sphincter de l'anus reprend parfois peu à peu sa force et les enfants retiennent leurs matières; d'autres sont obligés de porter constamment un tampon pour les retenir. Cette infirmité, qui persiste souvent, est pourtant moins désagréable que celle qui résulte d'anus artificiels établis dans d'autres régions.

2° *Des imperforations incomplètes; atrésies fistuleuses dans un point anormal.* — Lorsque l'anus n'existe point dans la région normale, il peut se faire que le rectum vienne s'ouvrir dans d'autres points qu'on reconnaît en observant l'enfant. Les auteurs ont cité beaucoup d'anomalies de ce genre. Pour notre part, nous en avons vu un assez grand nombre. Ainsi, nous avons observé plusieurs cas dans lesquels le rectum s'ouvrait au périnée, au scrotum ou à la vulve par un pertuis très-étroit, dans l'urètre, la vessie ou le vagin; et dans ce dernier cas, l'enfant peut vivre; toutefois, il faut tâcher de rétablir l'anus au périnée.

3° *Des imperforations avec perte de substance du rectum.* — On a vu le rectum manquer dans une plus ou moins grande étendue; on trouve alors que l'extrémité inférieure de cet intestin est remplacée par un ligament fibreux qui remonte plus ou moins haut et descend jusqu'au point où devrait se trouver l'anus; l'ampoule rectale est quelquefois dans le bassin vers la partie voisine de l'extrémité inférieure du sacrum, d'autres fois remonte jusqu'à la base du sacrum et se trouve même dans la fosse iliaque gauche; il arrive enfin qu'il n'y a pas de rectum et que l'intestin est terminé par l'S du côlon. On a vu le gros intestin manquer. Nous avons rencontré un cas dans lequel un nouveau-né ne pouvait évacuer, il avait un anus bien conformé, on pouvait y pénétrer; le gros intestin existait donc, mais si étroit, qu'il admettait à peine dans toute son étendue, depuis l'anus jusqu'au cœcum, une sonde grosse comme une plume d'oie; il présentait, à l'endroit où le côlon se joint au cœcum, un diaphragme qui retenait les matières dans cette portion intestinale, le reste du canal était à l'état normal, la valvule iléo-cœcale et tout le petit intestin n'offraient aucun changement. Enfin, parmi d'autres cas curieux, nous avons vu un fœtus ayant un tube intestinal extrêmement étroit dans toute son étendue, depuis l'anus jusqu'au jéjunum; il était réduit au volume d'une plume de corbeau présentant, à des distances très-rapprochées (de 4 à 5 centimètres environ), des diaphragmes qui retenaient le méconium. Ce sujet vomissait continuellement et vécut environ trois jours. Dans ces derniers cas, la chirurgie est tout à fait impuissante, mais lorsque le gros intestin s'arrête dans la fosse iliaque gauche, ce qu'on peut espérer en général, lorsqu'on a fait des tentatives pour établir un anus à la région périnéale, le chirurgien, pour tâcher de faire vivre le malade, a deux genres d'opérations à tenter, surtout si les parents réclament l'action directe du chirurgien; mais il faut bien leur dire à l'avance que les opérations sont faites sans certitude et sont le plus souvent suivies d'inflammations qui emportent les malades; que si elles réussissent par exception, les pauvres enfants peuvent rester avec une infirmité qui fait souvent le tourment de leur vie.

C'est alors qu'il serait bien important d'arriver au diagnostic des diverses variétés de vices de conformation de l'intestin; malheureusement il est bien difficile de reconnaître d'emblée la variété à laquelle on a affaire. Dans presque tous les cas, la percussion abdominale donne un son sonore, et si on trouve quelques poins où il y a matité, ce qui annonce la présence de matières dans l'intestin, ce phénomène n'aide que très-peu au diagnostic. On pourra reconnaître cependant que l'extrémité inférieure du rectum arrive vers l'anus imparfait; si on sent la fluctuation au périnée, soit avant d'avoir fait une incision, soit après l'incision faite, on reconnaîtra facilement la communication avec la vessie et avec le vagin; mais dans les autres cas, le diagnostic est impossible.

Aussi, il faudra tenter avec prudence d'établir l'anus au point normal, par le procédé indiqué plus haut, ou mieux en pratiquant d'abord l'incision transversale avec lenteur, en se portant vers le coccyx pour éviter la vessie, le vagin, etc. On se trouvera bien, pour se guider dans cette dissection, de faire préalablement la ponction avec notre trocart, d'introduire par l'ouverture faite à l'intestin un crochet mousse, de mettre une sonde métallique courbe dans la vessie, chez les petits garçons, dans le vagin chez les petites filles, afin de les éloigner du bistouri et de disséquer avec soin autour de la portion de l'intestin qui peut se présenter; on doit l'ouvrir et le fixer, comme nous l'avons dit, à la plaie. Quoi qu'il en soit, si on n'arrive pas au rectum, il faut en venir à l'une des deux opérations qui ont pour but d'aller à la recherche du côlon, de l'amener au dehors de l'abdomen et d'établir un anus contre-nature, soit dans l'une des fosses iliaques, soit à la région lombaire; la première est connue sous le nom d'*opération de Littre*, l'autre sous le nom d'*opération de Callisen*. Cette dernière a été remise en vigueur par Amussat.

L'opération de Littre consiste à faire une incison de quinze à vingt centimètres au-dessus de l'anneau inguinal gauche ou droit.

Cependant, on peut dire que si, quelquefois, on a trouvé le côlon à droite, on l'a trouvé plus souvent à gauche. Une fois l'incision de la peau de l'aponévrose et des muscles de l'abdomen pratiquée, on arrive sur le péritoine, qu'on doit inciser sur la sonde cannelée ; ordinairement en cet endroit se présente l'S du côlon, qu'on divise longitudinalement dans l'étendue de 3 à 4 centimètres, puis on fixe, à l'aide de points de suture, les bords de la plaie de l'intestin aux bords saignants de la plaie faite à la peau. Le méconium s'échappe, le ventre, qui était tendu, s'affaisse, et le malade est soulagé ; une sonde est fixée dans la plaie, et, si des accidents inflammatoires ne se présentent pas, les malades peuvent guérir. On en a cité des exemples ; quant à nous, nous en avons opéré plus de douze sans succès, nos malades sont morts de péritonite, après deux, trois ou quatre jours, avec ou sans épanchements de matières fécales.

L'opération de Callisen, perfectionnée par Amussat, se pratique à la région lombaire gauche, sans diviser le péritoine. On doit inciser transversalement les parties molles, au milieu de l'espace qui sépare la dernière fausse côte de la crête iliaque du côté gauche, de sorte que la partie moyenne est en dehors de la masse du sacro-lombaire et du long dorsal ; dans cette direction, on trouve le côlon descendant qu'on incise en arrière, où il n'est pas couvert du péritoine, et on fixe les bords de la plaie de l'intestin à l'incision de la peau par quatre points de suture, comme nous venons de l'indiquer plus haut. Il faut ne pas ignorer que chez le nouveau-né le rein, qui doit guider dans cette opération, dépasse de beaucoup le bord externe du carré lombaire et descend jusque dans la fosse iliaque ; alors se présentent la face postérieure et le bord externe du rein, recouvert par le côlon, qui le longe ou passe devant lui ; chez l'adulte, ce n'est que l'extrémité inférieure de l'organe qu'on rencontre entouré de son enveloppe graisseuse.

Ce que nous venons de dire suffit pour faire reconnaître que l'exécution du procédé de Callisen est plus difficile que celui de Littre, mais ce dernier expose davantage à la péritonite, puisqu'on incise deux fois la membrane séreuse, et que dans le procédé de Callisen on évite de l'inciser. On a cependant cité plusieurs cas de succès par la méthode de Littre ; Robert, dans un rapport à l'Académie, a donné un relevé avec des résultats heureux. Notre confrère, M. Rochard, de La Rochelle, nous a fait voir les pièces d'un sujet opéré par lui par la méthode de Littre. Ce sujet avait vécu cinq ans et était mort d'angine diphtéritique. Les bouts de l'intestin divisé, qui était l'S du côlon, étaient parfaitement adhérents au pourtour de la division abdominale.

M. Goyrand, d'Aix, qui préconise le procédé de Littre, a aussi indiqué des succès; Amussat a donné, d'une autre part, des succès par le procédé de Callisen.

Si on consulte le petit nombre des malades qui ont guéri à la suite de l'une ou l'autre de ces deux opérations, ils sont tous presque au regret d'avoir survécu, car rien n'est pénible comme la dégoûtante infirmité dont ils sont atteints. Il faut dire pourtant que quelques-uns ont guéri et que, dans les auteurs qui ont écrit sur ce sujet, on cite des opérés qui ont vécu quatorze ans, vingt-deux ans, quarante ans et même quarante-trois ans (article de M. Giraldès : *Malformation de l'anus, Nouveau Dictionnaire*).

Après ces deux procédés opératoires, au moment même où on vient d'opérer, ou quelque temps après, si le malade allait bien, nous serions disposé à tenter de rétablir l'anus dans le point normal, en faisant ce qu'a proposé M. Demarquay : un conducteur d'argent du volume d'une sonde de femme pourrait être conduit dans le bout inférieur de l'intestin jusqu'au point correspondant à l'anus; à l'aide de ce conducteur, on pousserait une aiguille armée d'un fil à travers la cloison du cul-de-sac de l'intestin, qu'on transpercerait au point normal de l'anus; ce fil entraînerait une petite boule de métal qui viendrait presser au point correspondant à l'anus. Cette boule, par la pression, pourrait déterminer des adhérences de l'intestin; au bout de quelque temps elle servirait de guide pour faire une incision qui, de cette manière, pénétrerait dans le rectum. Cette ouverture pourrait alors consécutivement être dilatée, et on fermerait ensuite l'anus iliaque après s'être bien assuré du passage des matières par l'anus périnéal.

XXVI

DEUX CAS DE LUXATION TRAUMATIQUE DU FÉMUR

Il est permis à beaucoup de praticiens d'ignorer si la luxation traumatique du fémur se produit chez les enfants; cette lésion est assez rare à cet âge pour que ceux qui ont eu occasion de l'observer puissent se dire favorisés. Ce n'est pas cependant que personne n'en ait parlé; la plupart des livres classiques sont, il est vrai, muets sur ce sujet, mais Hippocrate s'en est occupé avec beaucoup plus de soin qu'aucun de ses successeurs. Il distingue chez les enfants trois sortes de luxations du fémur : celles qui sont congénitales, celles qui sont produites par accident, celles qui résultent d'une maladie; et il donne, à propos de ces dernières, une description sommaire à laquelle on reconnaît aisément la coxalgie. (Trad. de Littré, t. IV, p. 243.)

Hippocrate paraît avoir observé chez les enfants les quatre variétés de siége qu'il décrit pour les luxations du fémur, et comme de son temps les moyens de réduction étaient encore peu connus, il compare pour ces quatre variétés les suites de la luxation non réduite chez les enfants et chez les adultes, et reconnaît que, en général, elles sont plus graves chez les premiers que chez les seconds. On trouve dans son ouvrage la cause de cette différence du pronostic : c'est que l'os de la cuisse ne suit pas les progrès de la croissance, et reste plus court que celui du côté sain (p. 235) ; non-seulement le fémur luxé n'arrive pas à sa longueur, mais le membre inférieur est lésé dans sa totalité, s'atrophiant et se décharnant bien plus que dans les autres luxations, à cause du défaut absolu d'exercice (p. 253). C'est à ce sujet que le divin vieillard fait cette réflexion admirable : « Pour le dire sommairement, toutes les parties du corps qui sont faites pour qu'on s'en serve, employées convenablement et exercées au travail auquel chacune a été habituée, sont saines, développées et tardives à vieillir; inexercées et tenues dans le repos, elles sont maladives, mal développées et vieilles avant le temps. » Après avoir ainsi posé le fondement rationnel de la gymnastique, il ne pouvait manquer de l'utiliser; aussi proclame-t-il à plusieurs reprises les bons effets qu'en retirent en particulier les enfants atteints de luxations non réduites de la cuisse.

Après Hippocrate, nul auteur ne paraît avoir traité le sujet qui nous occupe: on trouve à peine çà et là quelques faits épars, et pour avoir de nouveaux détails, il faut se transporter de l'ouvrage le plus ancien à l'ouvrage le plus moderne, de celui qui a fondé la science à celui qui l'a le mieux résumée.

Grâce au progrès de la pratique, M. Malgaigne n'a guère pu étudier les suites de la luxation non réduite; Hippocrate, d'ailleurs, ne lui laissait sous ce rapport rien à découvrir, mais l'érudition du savant professeur devait lui avoir fait connaître quelques cas, et l'emploi qu'il a su faire de la statistique devait lui avoir révélé la fréquence relative de la lésion chez les adultes et chez les enfants.

La lecture du *Traité des luxations* confirme ces prévisions. On y trouve mentionné un fait de réduction de luxation traumatique du fémur par Lisfranc, chez une petite fille de dix-huit mois; on y trouve cité le petit malade de Saint-André, chez lequel une simple chute produisit une luxation ischiatique: il avait douze ans; l'histoire d'un autre enfant de douze ans observé par Paletta, y est rappelée aussi pour une luxation du fémur avec rotation du membre en dehors, mais le siége de la tête luxée n'a pas été recherché; il y est dit enfin qu'un garçon de quatorze ans a été atteint de luxation sus-cotyloïdienne incomplète, et qu'un autre, de seize ans, a présenté une luxation sous-cotyloïdienne.

Néanmoins, il résulte des travaux statistiques de M. Malgaigne que la luxation traumatique du fémur est extrêmement rare chez les enfants, puisque sur un relevé de cinquante et un cas fait par ce professeur, on ne trouve qu'un seul sujet qui ait moins de quinze ans.

Dans notre pratique, nous n'avions observé qu'un seul exemple de cette lésion, lorsque, par une de ces coïncidences dont la pathologie n'est pas avare, deux enfants qui en étaient atteints sont entrés dans notre service, à une semaine d'intervalle. A cause de leur caractère exceptionnel, au point de vue de l'âge des sujets, ces deux faits méritent d'être rapportés; il peut être intéressant aussi de les comparer entre eux et de les rapprocher des descriptions qui ont été données de la même affection chez l'adulte :

Obs. I. D*** (Alphonse), âgé de treize ans, est entré le 14 novembre 1860 à l'hôpital des Enfants, salle Saint Côme, n° 20, pour une lésion traumatique de la cuisse gauche. Il raconte que la nuit, au sortir du théâtre, s'étant couché sur un banc, il a été ramassé par la police et conduit en prison. Il y était assis, lorsqu'il s'aperçut que les lits, qui dans ce local sont superposés comme les planches d'une bibliothèque, allaient lui tomber dessus : il mit aussitôt le genou gauche en terre et courba le dos pour se préserver la tête; c'est sur le dos qu'il reçut le choc ; comme le fémur gauche soutenait le poids du corps, la luxation fut apparemment produite par un mouvement forcé de flexion du tronc sur la cuisse.

Examiné le 15 à la visite du matin, D*** est dans le décubitus dorsal, la cuisse gauche est légèrement fléchie sur le bassin, et la jambe demi-fléchie sur la cuisse; le membre entier est dans l'adduction et la rotation en dedans; la cuisse et la jambe reposent sur leur face interne, le pied sur le bord correspondant. La hanche est volumineuse, et la main sent tout de suite la saillie superficielle formée par la tête du fémur; on constate au contraire avec difficulté la dépression du pli de l'aine. La longueur du membre paraît un peu diminuée. Tout mouvement spontané est impossible. Le mouvement de flexion est provoqué sans peine, mais on ne peut produire l'abduction et la rotation en dehors.

Le sujet ayant été soumis au chloroforme, le procédé de Desprès produit rapidement la réduction avec le bruit caractéristique.

Les jours suivants, l'enfant remue la jambe dans son lit.

Le 22, sept jours après la réduction, il se lève et fait en s'appuyant le tour de son lit, mais il ne peut aller plus loin. Couché, il éprouve encore quelques douleurs quand il imprime à son membre les mouvements d'abduction et de rotation en dehors.

Le 25. Il fait quelques pas sans appui.

Le 26. Il marche rapidement, mais en boîtant un peu.

Le 3 décembre. Il marche très-bien, et n'éprouve qu'un peu de gêne en se baissant pour nouer ses souliers.

Le 7. Il sort de l'hôpital.

Obs. II. Dans la soirée du 22 novembre, on apporte à l'hôpital des Enfants, salle Saint-Côme, n° 9, le jeune B*** (Victor-Marie), âgé de douze ans, fort et bien constitué.

On raconte qu'une heure auparavant, cet enfant, employé dans une manufacture de tabac, était entraîné par le bout de son cache-nez vers une roue d'engrenage qui tournait horizontalement, lorsqu'un ouvrier, pour le retenir, l'a pris par la jambe et l'a tiré dans une direction opposée; il y a réussi, mais en produisant une luxation du fémur droit; le mouvement qu'il a imprimé au membre paraît être un mouvement d'abduction et de rotation en dedans.

Le lendemain, l'enfant est couché sur le dos; le membre inférieur droit, légèrement fléchi et porté dans l'abduction, repose dans toute son étendue sur son côté interne; il existe un peu de cambrure du bassin, comme dans les coxalgies. La fesse est saillante, et à sa partie externe on sent très-bien la tête du fémur roulant sous les doigts, quand on imprime au membre quelques mouvements.

Le grand trochanter paraît avoir conservé sa hauteur normale; un intervalle de 10 centimètres le sépare de l'épine iliaque antérieure et supérieure, tandis que du côté sain l'intervalle correspondant est de 12 centimètres. De l'épine iliaque à l'extrémité de la malléole externe, il y a 72 centimètres du côté malade et 75 du côté sain.

La mensuration, répétée plusieurs fois, a donné d'ailleurs de très-légères variantes. La violence des douleurs empêche de constater quels sont les mouvements provoqués qui persistent.

De plus, l'enfant, ayant failli être étranglé par son cache-nez, présente encore le lendemain de l'accident une forte injection de la face et des ecchymoses conjonctivales.

On administre le chloroforme et on tente la réduction; l'extension est faite par deux aides, qui tirent sur un nœud coulant fait avec une serviette et placé au-dessus des malléoles, la contre-extension au moyen d'une alèze qui passe sous le côté droit du périnée et va se fixer à un barreau du lit; une autre alèze, dirigée transversalement, maintient le bassin.

Dès les premières tractions, la réduction est obtenue.

Le lendemain, l'enfant exécute dans son lit tous les mouvements de la cuisse, excepté ceux d'adduction et de flexion, à cause de la douleur qu'ils provoquent; il peut cependant s'asseoir.

Le 28. Tous les mouvements de la cuisse lui sont possibles dans son lit.

Le 3 décembre. On le fait lever un instant, il marche sans boiter.

Le 5. Il se lève et marche sans difficulté.

Le 9. Il sort tout à fait guéri.

Comparés entre eux, ces deux faits nous présentent une conformité frappante. La lésion se produit chez deux sujets du même âge, tous deux forts et bien constitués, tous deux arrivés à cette période de l'enfance qui touche à l'adolescence.

Le mécanisme diffère, il est vrai; chez l'un, la cause est une flexion forcée du tronc sur la cuisse; chez l'autre, probablement un mouvement violent d'adduction et de rotation en dedans; mais les signes sont identiques : même position du membre, même déformation de la fesse, même saillie de la tête fémorale, même impossibilité des mouvements d'abduction et de rotation en dehors. La réduction est également prompte et facile, bien qu'obtenue par des procédés différents; enfin les suites sont heureuses, et la guérison si rapide, qu'en moins de quinze jours les deux petits malades peuvent se promener sans difficulté dans la salle. Vu surtout l'identité des signes, ces deux luxations appartiennent évidemment à la même variété.

Mais quelle est cette variété ? Le problème est facile, si on se contente de ce qui est classique aujourd'hui; c'est cette luxation que M. Malgaigne et Vidal appellent *iliaque*, et que M. Nélaton nomme *ilio-ischiatique;* c'est encore mieux celle qu'Hippocrate appelait *luxation en dehors*, et qu'il décrivait ainsi : « Dans la luxation de la cuisse en dehors, le membre inférieur paraît plus court, étendu à côté de l'autre. On trouve en dedans la cuisse plus creuse et moins charnue dans le pli; en dehors la fesse plus bombée, parce que la tête du fémur s'est échappée en dehors. En outre, la fesse paraît plus élevée, les chairs de cette partie étant poussées par la tête de l'os. L'extrémité tibiale du fémur est déviée en dedans, ainsi que la jambe et le pied. » (*Loc. cit.*, p. 239.)

Or, dans la variété iliaque, A. Cooper avait distingué deux sous-variétés, l'iliaque proprement dite et la sciatique, distinctes l'une de l'autre par les signes qu'elles présentaient et par une différence très-tranchée dans la réduction, facile pour la première, souvent très-difficile pour la seconde. Cette distinction n'a pas été reconnue par la majorité des chirurgiens modernes; néanmoins, dans un travail tout récent, M. le docteur Chapplain (de Marseille) a pris avec talent la défense de la luxation sciatique d'A. Cooper, et si l'on compare nos deux observations au cas qu'il a publié, on est porté à admettre deux sous-variétés, l'une superficielle ou iliaque, l'autre profonde ou sciatique.

En effet, chez nos deux sujets, le pied du côté malade repose sur son bord interne, il a suivi le mouvement de rotation du membre ; chez celui de M. Chapplain, le pied repose sur le talon, il n'a pas suivi la cuisse dans son mouvement de rotation. Ici, le grand trochanter ne paraît pas sensiblement abaissé; là, il est visiblement descendu; ici, un peu plus rapproché de l'épine iliaque antérieure et supérieure ; là, il est plus éloigné. La tête fémorale, dont la position est tout à fait superficielle et dont les mouvements sont parfaitement sentis chez nos deux malades, est beaucoup plus profonde et ne peut être nettement distinguée par le chirurgien de Marseille.

Mais voici une différence beaucoup plus importante : le procédé ordinaire de traction et de contre-extension, le procédé de M. Després ont donné un résultat immédiat chez nos deux sujets; M. Chapplain les a employés sans succès, bien qu'il ait essayé le premier d'après toutes les règles tracées par A. Cooper, et qu'il ait tenté à deux reprises le second; c'est par un procédé fondé sur l'étude du cadavre qu'il est arrivé à la réduction. Ayant constaté qu'il avait à vaincre deux obstacles, d'une part la position de la tête en arrière du rebord postérieur de la cavité cotyloïde, d'autre part la résistance des muscles pyramidal et obturateur interne, il triompha du premier en portant le membre dans l'adduction forcée, et du second en forçant, au moyen de la jambe fléchie et employée comme levier, le mouvement de rotation du col, de manière à le rapprocher de la surface osseuse de la fosse iliaque externe, ce qui fit abaisser la tête fémorale au-dessous des deux tendons. Ce n'est pas d'ailleurs la première fois qu'on voit la réduction des luxations de la tête fémorale dans cette région entravée par des obstacles musculaires, témoin le fait présenté à la Société anatomique par M. Parmentier, et dans lequel la tête fémorale, située vis-à-vis l'échancrure sciatique, était prise par une boutonnière que formaient le pyramidal et l'obturateur interne.

M. Malgaigne attribue, il est vrai, à des luxations incomplètes, les signes que M. Chapplain rapporte à la luxation sciatique, et en particulier la position du pied et la profondeur de la tête fémorale.

Mais, sans tenir compte de ce qu'il y a d'un peu paternel dans l'affection de M. Malgaigne pour les luxations incomplètes, et sans lui opposer l'autorité d'Hippocrate, qui les niait formellement pour les surfaces sphériques comme celles des têtes humérale et fémorale, M. Malgaigne n'a-t-il pas écrit que les luxations incomplètes du fémur offrent naturellement moins de difficultés que les autres pour la réduction ? Or, ce n'est certes pas ce qui a eu lieu dans le cas observé par M. Chapplain.

Nous concluons qu'il y a de l'importance à distinguer dans les luxations iliaques deux variétés ; seulement, au lieu de fonder cette distinction sur les rapports avec les os, qui peuvent présenter fort peu de différences dans les deux cas et qui n'entraînent par eux-mêmes que des conséquences minimes, il serait peut-être plus naturel d'établir au point de vue des signes, du pronostic et du traitement, une variété de luxations superficielles et une variété de luxations profondes : dans la première, la tête fémorale, toujours superficielle, toujours sentie avec facilité sous les doigts et n'étant en rapport avec aucun muscle qui puisse la retenir est toujours facilement réduite, ainsi que l'a fait remarquer Hippocrate pour sa luxation en dehors, qui y correspond parfaitement (*loc. cit.*, p. 305) ; dans la seconde, la tête du fémur, placée profondément et difficilement sentie avec les doigts, est en rapport avec les parties tendineuses et musculaires qui, en la retenant par une bride ou l'emprisonnant dans une boutonnière, peuvent entraver la réduction.

Nos deux cas observés dans le service seraient donc des exemples de *luxation iliaque superficielle*.

XXVII

DES CORPS ÉTRANGERS DANS LES VOIES AÉRIENNES

Les corps étrangers dans les voies aériennes peuvent venir du dehors ou de l'intérieur du corps; on les rencontre dans le larynx, la trachée-artère et les bronches.

C'est surtout chez les enfants qu'on les observe. Ils sont de différentes espèces et assez nombreux, comme l'a indiqué Louis dans les Mémoires de l'Académie de chirurgie.

Les corps étrangers qui viennent de l'intérieur peuvent être des vers qui, remontant par l'œsophage, passent dans le larynx et déterminent quelquefois une mort subite; d'autres fois, c'est du pus provenant d'un abcès du cou, ou bien c'est une production tuberculeuse développée primitivement dans un ganglion, dans le poumon et qui pénètre dans le larynx.

Il y a aussi des corps étrangers qui viennent de l'intérieur et qui primitivement venaient du dehors; ainsi des plaies de poitrine donnent quelquefois passage, dans le tissu pulmonaire, à des pièces de pansement, comme de la charpie, des mèches, qui passent ensuite dans les conduits respiratoires; de même des portions d'os nécrosé peuvent pénétrer dans le tissu pulmonaire, être expulsés par les bronches et la trachée. Une balle peut suivre la même voie, à la suite d'une plaie de poitrine. Tous ces corps étrangers se présentent souvent sans phénomènes qui puissent faire présumer leur existence; cependant, pour les abcès du cou qui viennent s'ouvrir dans la trachée, pour les abcès rétropharyngiens qui menacent de se vider dans le larynx, pour des corps étrangers venant d'une plaie pénétrante de poitrine, il y a des signes qui mettent sur la voie du diagnostic. Pourtant, il faut le dire, ces cas se terminent souvent sans avoir été soupçonnés, et plusieurs observations de ce genre se trouvent dans les auteurs.

Mais il n'en est pas de même des corps étrangers qui viennent du dehors, ils sont nombreux et introduits directement par la bouche; ils sont liquides, fondants, mous ou solides.

Les liquides sont : l'eau, le vin, les spiritueux, toutes les boissons;

Les fondants sont le sucre, les morceaux de gomme, les dragées, les morceaux de bonbons de diverses espèces, les pilules, etc.;

Les corps mous sont des aliments mâchés plus ou moins;

Les corps solides sont des haricots crus, des noyaux, perles, dents, pièces mécaniques composées de plusieurs dents, os, arêtes, pièces de monnaie, moules de boutons, etc.

Symptômes. — Le corps étranger est dans le larynx ou bien dans la trachée; il présente des signes d'autant plus graves que l'enfant est plus jeune et qu'il y a chez lui plus d'étroitesse de ces deux conduits.

Si le corps étranger est liquide, les phénomènes qu'il provoque sont une vive irritation, une toux convulsive et suffocante, une espèce d'étouffement et de râle qui disparaissent assez rapidement par l'expulsion du liquide.

Si le corps étranger est fondant ou mou, il détermine des symptômes à peu près les mêmes. Aussitôt après l'accident, il y a une suffocation telle que le malade peut périr sur-le-champ; mais le plus ordinairement il y a une toux violente, rude, convulsive, avec menace de suffocation appréciée par le malade et le médecin, la voix est rauque ou éteinte, il y a anxiété, sentiment d'effroi du patient, douleur dans le trajet de la respiration, quelquefois bien localisée par le malade, d'autres fois la douleur est plus vague.

Si le corps étranger est solide, ces accidents persistent et même augmentent d'intensité; mais ils varient suivant la consistance des corps introduits, ceux qui sont fondants ne déterminent quelquefois que des accidents de courte durée; ils fondent, diminuent de volume et sont expulsés promptement par les efforts de toux; un morceau de sucre, par exemple, peu volumineux, ne tarde pas à être chassé, un morceau de gomme, un morceau de sucre d'orge ou tout autre bonbon ou pilule, en fondant, diminue de volume et sort par les efforts que fait l'enfant, soit en totalité, soit par fragments.

Il pourra quelquefois en être de même, mais avec plus de lenteur, de morceaux de viande mâchés et des corps mous en général; nous avons vu un enfant rendre plusieurs jours de suite des morceaux de viande mâchés et se débarrasser ainsi dans des quintes de toux; de même un enfant qui avait croqué une dragée avec l'amande, et dont les morceaux étaient entrés dans le larynx et la trachée-artère.

Mais il n'en est pas ainsi des corps étrangers solides; les accidents indiqués, non-seulement persistent, mais déterminent d'autres symptômes. Une épingle, une arête peuvent se planter dans un point du larynx et produire une inflammation très-vive; les corps de cette nature peuvent rester fixes dans un point.

Les corps ronds et solides ont une tendance à changer de place, et ce sont ces corps qui passent du larynx dans la trachée, ou bien restent dans les ventricules du larynx lorsqu'ils sont petits, ou descendent dans les bronches. C'est dans les cas de ce genre que nous voyons ces corps étrangers qui se meuvent, se déplacer et donner lieu à des intermittences qui font que les personnes qui entourent le malade croient qu'il n'y a pas de corps étrangers, parce qu'aux symptômes les plus effrayants de toux, de suffocation, succède un calme parfait.

Lorsque ces corps étrangers sont dans le larynx, les symptômes varient moins, parce qu'ils ne se déplacent pas; mais, lorsqu'ils sont dans la trachée, ils peuvent monter et descendre; alors, en plaçant la main au-devant du cou, on a une sensation d'un corps qui monte et qui descend dans la trachée; quelquefois, ces corps descendent dans les bronches et ne bougent plus. Nous avons eu occasion de diagnostiquer la présence d'un haricot dans la bronche gauche; chez l'enfant, la respiration ne s'entendait que dans le poumon droit, et à gauche il y avait absence de bruit respiratoire.

On doit donc s'éclairer en observant avec attention la respiration. Lorsqu'on abandonne à eux-mêmes ces corps étrangers soit dans le larynx, soit dans la trachée, si les corps liquides et mous sont suivis d'expulsion naturelle, il n'en est pas de même pour les corps durs qui restent constamment du même volume ou qui augmentent de grosseur comme les graines de haricot, par exemple; dans ces circonstances, les accidents augmentent d'intensité, les accidents de suffocation se renouvellent; on voit quelquefois le malade agité par des mouvements convulsifs, la face devient violacée, les yeux sont larmoyants, les veines du cou augmentent ainsi que la saillie du tube aérien; les enfants font des efforts d'expulsion très-énergiques, c'est dans ce cas qu'il se fait dans les poumons une accumulation d'air qui distend leur parenchyme; par suite de rupture, l'air pénètre dans le tissu cellulaire au-dessus des clavicules et dans la poitrine, alors existe un pneumothorax et la mort peut survenir lentement; mais, toutes choses égales d'ailleurs, plus vite chez les enfants que chez les adultes, à cause de la dimension moindre des organes.

Le *diagnostic*, à l'aide des moyens indiqués, est assez souvent facile; cependant, on ne saurait trop s'appesantir sur tous les symptômes signalés. Il faut aussi attacher la plus grande importance aux renseignements fournis par les personnes qui entourent l'enfant au moment de l'accident et qui ont été témoins des premiers symptômes observés, qui sont quelquefois suivis de l'expulsion du corps étranger, car alors les accidents qui persistent doivent faire temporiser. Il est très-important de ne pas confondre l'introduction d'un corps étranger dans le pharynx avec l'introduction d'un corps étranger dans le larynx.

Ordinairement, dans le cas de corps étranger dans le larynx, le pharynx et l'œsophage sont perméables aux boissons, ce qui n'a pas lieu dans le second cas. Cependant, un corps étranger volumineux, comme une portion de bol alimentaire, peut entrer dans la trachée, comprimer l'œsophage et gêner ainsi le passage dans ce conduit, alors les malades ne peuvent avaler sans régurgiter. Dans un cas de ce genre, la trachée étant distendue par le corps étranger, il faudrait s'assurer si l'œsophage est libre, c'est ce que le cathétérisme fera connaître, car une sonde de gomme passera dans le conduit alimentaire; et si parfois le bol alimentaire était dans l'œsophage, on le repousserait ainsi dans l'estomac, et la difficulté serait vaincue, et le diagnostic, certain. Si le contraire avait lieu, on ne trouverait dans l'œsophage qu'un obstacle difficile à franchir, qu'on ne pourrait repousser et qui ferait reconnaître que c'est la trachée distendue qui comprime le conduit alimentaire; mais on reconnaîtrait que la cause est dans le conduit aérien.

Pronostic. — La gravité dans le cas de corps étrangers dans le canal aérien doit varier, suivant :

1° *L'âge de l'enfant.* — Les très-petits enfants d'un an, par exemple, peuvent éprouver des accidents bien plus graves, et cela à cause de l'étroitesse du larynx et de la trachée-artère.

2° *L'état de santé de l'enfant.* — Il est dans un état de santé ou de maladie, cette dernière circonstance est fâcheuse.

3° *La consistance des corps étrangers.* — Les liquides ne déterminent que des accidents momentanés; les corps fondants sont moins dangereux que les corps mous, et les corps durs qui déterminent des accidents permanents présentent tous plus ou moins de gravité. Ceux qui sont à surface lisse n'offrent pas les dangers de ceux qui ont des pointes ou des aspérités.

4° *Le volume des corps étrangers.* — Ils peuvent, par leur grosseur, qui intercepte plus ou moins promptement le passage de l'air, faire redouter l'asphyxie brusque.

5° *La durée de leur séjour.* — Il est à craindre que les corps étrangers restés depuis longtemps déterminent par leur présence des complications inflammatoires ou autres, qu'on prévient si on les enlève dès le commencement.

On sait pourtant que des corps étrangers sont restés des mois, des années dans les voies respiratoires et qu'ils sont sortis par les efforts de la nature.

Traitement. — Appelé auprès d'un enfant ayant un corps étranger dans le larynx, si on peut examiner le malade avec le laryngoscope ou avec le spéculum de M. le docteur Labordette, si le le corps étranger est à l'entrée du larynx ou même entre les cordes vocales, on pourra positivement, à l'aide de ce dernier instrument, voir ce corps étranger et le saisir avec des pinces à polype; c'est ce qu'il y aura de mieux à faire. Si on est privé de ce dernier moyen, qui nous paraît indispensable à mettre en usage en pareil cas, il faudra avant tout mettre l'enfant la tête en bas, le frapper dans le dos, le faire tousser et crier. Nous avons vu par ce moyen des corps étrangers être expulsés, haricots, pièces de monnaie, etc.

Après ce moyen on peut, mais sans grande espérance de succès, employer les vomitifs, les sternutatoires, et enfin il faut, le plus souvent sans tarder, en venir à la laryngotomie, si on pense que le corps est dans le larynx, ou bien à la trachéotomie si on croit que le corps étranger est dans la trachée ou dans les bronches.

Il faut, pour ces opérations, suivre les préceptes indiqués à l'article trachéotomie en cas de croup et ne pas oublier l'emploi de la petite pince à bec de grue pour aller à la recherche du corps étranger qui peut être engagé dans une bronche; dans un cas de ce genre, nous avons été heureux de nous servir de cet instrument avec succès, les corps étrangers ne sortant pas des bronches avec facilité comme cela a lieu, au contraire, lorsqu'ils sont dans la trachée. Il faut se décider d'autant plus promptement pour la trachéotomie, qu'il n'y a pas à craindre l'insuccès comme dans les cas de croup, où l'on réussit rarement ; en effet, dans les trachéotomies pour corps étrangers, la mort est l'exception, et la guérison, l'ordinaire.

Nous avons eu occasion de faire cinq trachéotomies pour extraire des haricots dans la trachée, nous avons guéri quatre malades ; un est mort : il avait été opéré dix-huit jours après l'accident, il a succombé à une pneumonie.

Nous avons toujours pansé simplement la plaie le premier jour, et nous n'avons réuni que graduellement ; on pourrait chercher à réunir de suite, quand le corps étranger est sorti, et ne pas réunir la plaie, et même la tenir écartée par une canule, quand le corps étranger n'est pas sorti et qu'on espère qu'il viendra plus tard.

Après ce genre d'opération, le chirurgien doit redouter les bronchites et les pneumonies, il doit toujours se tenir en garde, examiner tous les jours la poitrine et agir de suite sur les premiers symptômes.

XXVIII

DE L'OPHTHALMIE PURULENTE DES NOUVEAU-NÉS

On donne le nom d'ophthalmie purulente des nouveau-nés à une inflammation spécifique de la conjonctive oculo-palpébrale qu'on observe chez les enfants au moment où ils arrivent au monde, ou quelques jours après la naissance. Elle atteint isolément les enfants et quelquefois elle en atteint plusieurs en même temps. On l'observe sur un seul œil ou sur les deux, et elle peut être épidémique.

Causes. — Elles sont souvent obscures, car on en reconnaît plusieurs. L'enfant peut contracter ce genre d'ophthalmie en naissant, au passage dans le vagin, qui peut être baigné par un écoulement leucorrhéïque; il peut avoir reçu un coup d'air; ce qu'il y a de certain, c'est que cette ophthalmie se déclare quelquefois sous l'influence d'un état particulier de l'atmosphère; elle est essentiellement contagieuse, l'enfant donne la maladie à sa mère, à sa nourrice, à d'autres enfants, tous les auteurs sont d'accord sur ce sujet.

Symptômes. — On reconnaît le début de la maladie aux signes suivants :

Le troisième jour de la naissance, *première période,* les paupières sont adhérentes par quelques croûtes légères, la supérieure est légèrement gonflée, elle présente une rougeur linéaire transversale. Le bord de la paupière est tuméfié surtout au côté interne, il y a douleur et quelquefois fièvre, la tuméfaction va en augmentant, et la rougeur s'étend, la face interne offre des vilosités, de l'injection sur la conjonctive oculaire et palpébrale. On a peine à renverser les paupières que l'enfant tient fermées, car il a horreur du jour.

Deuxième période. — Il se forme sous les paupières un liquide muqueux visqueux, elles retiennent ce liquide, qui ne tarde pas à devenir blanc, épais, et qui sort lorsqu'on vient à soulever la paupière. Le bord de la paupière supérieure tend à passer sur le bord de l'inférieure, l'injection s'étend des paupières vers le globe de l'œil et s'avance vers la cornée, il survient un gonflement de la conjonctive dont le tissu cellulaire s'infiltre et forme un chémosis. La sécrétion devient de plus en plus abondante, puis cesse d'être épaisse et devient séreuse et ruisselle sur la joue. La cornée reste transparente, l'examen de l'œil est très-douloureux, l'orbiculaire des paupières se contracte, il faut des élévateurs des paupières pour voir le globe de l'œil. Nous ne craignons pas, dans ces cas, de chloroformer le malade pour constater ce qui est; alors, on rencontre soit du pus, soit des granulations, soit une pseudo-membrane, ce qui fait qu'on pourrait dire qu'il y a trois variétés : une purulente, une granuleuse et l'autre pseudo-membraneuse ou dyphthéritique. Il se forme quelquefois un ectropion au moment où on veut examiner l'œil, cet ectropion peut persister et alors on voit sur la conjonctive palpébrale des granulations notables, la matière de l'écoulement devient sanieuse, mêlée de sang. Si la maladie ne continue pas à se développer, elle peut encore se terminer sans laisser de traces, les granulations cessent, le pus se tarit, la fausse membrane se détache.

Troisième période. — Alors, si l'ophthalmie ne s'arrête pas, on voit l'écoulement devenir tout à fait purulent; il existe souvent à cette période une fausse membrane, mais qu'on ne constate pas dans tous les cas. Le plus souvent, la cornée, qui était restée transparente, se trouble, se ramollit, s'infiltre de pus, puis d'abcès qui s'ouvrent et laissent des ulcérations perforantes de la cornée; quelquefois, elle tombe mortifiée et comme étranglée; d'autres fois, avant cette chute de la cornée, on voit à un millimètre ou deux de la circonférence un épanchement annulaire plus ou moins complet, puis un nuage léger répandu uniformément à la surface de la membrane. Il s'étend quelquefois avec une grande rapidité; alors, il survient une opacité générale due à l'infiltration purulente.

Bientôt, la cornée, ramollie dans toute son étendue, présente souvent une saillie conique; des ulcères qui se sont formés, s'ouvrent, donnent issue aux humeurs de l'œil qui s'échappent avec le cristallin; quelquefois, l'iris fait hernie par ces ulcérations; d'autres fois, au moment où on cherche à examiner l'œil, il se crève en produisant un bruit particulier, il s'atrophie. On peut prévenir cette fâcheuse terminaison lorsqu'on voit l'épanchement annulaire déjà signalé et qui s'est étendu sur toute la cornée; elle a pris une teinte jaunâtre générale. Il est des cas dans lesquels la maladie est enrayée, l'anneau peu à peu diminue de largeur et circonscrit au centre de la cornée une tache opaque plus ou moins étendue; arrivée à cet état, la maladie peut rester stationnaire, ou bien est sujette à des récidives dont on doit se méfier.

Pronostic, en général, grave, à moins qu'on n'arrête les accidents au début. Cette maladie, au début, peut se terminer par résolution, mais avec lenteur; dans cette circonstance, le gonflement palpébral diminue, l'écoulement cesse, la photophobie est moins marquée, cette résolution permet d'écarter les paupières et de constater l'œil à l'état sain; mais, si la maladie marche sans être enrayée, elle peut entraîner à sa suite des taies qui restent plus ou moins longtemps, qui peuvent pourtant diminuer avec le temps. On a aussi à redouter des cataractes capsulaires, la hernie de l'iris, le staphylome, le leucome et la perte totale de l'œil qui peut se faire en deux ou trois jours.

Traitement. — Il faut le diviser en traitement local ou chirurgical et en traitement hygiénique et médical; il est surtout efficace au début; le moyen par excellence est le nitrate d'argent, le traitement par les sangsues et les émollients échoue, en général, et est même nuisible.

1° *Traitement local.* — Si la maladie commence, on doit de suite instiller trois ou quatre fois dans les vingt-quatre heures un collyre faible au nitrate d'argent.

Azotate d'argent....................	10 centigrammes.
Eau.............................	10 grammes.

Si la maladie est déjà à la seconde ou à la troisième période, on pourra agir plus énergiquement et passer entre les paupières un petit pinceau imbibé dans une solution plus forte, 5 centigrammes de nitrate dans 10 grammes d'eau. Nous nous sommes bien trouvé souvent de passer rapidement le crayon d'azotate d'argent sur la face interne des paupières, et alors de faire ruisseler dans l'œil soit de l'eau aiguisée de quelques gouttes d'acide chlorhydrique, soit de l'eau salée; on change ainsi à l'instant l'excès de nitrate en chlorure insoluble qui se détache de la muqueuse; il faut, dans cette petite opération, agir rapidement et prendre surtout les précautions pour ne pas toucher la cornée, qui est déjà un peu altérée. On conseille quelquefois une ou deux sangsues au voisinage de l'œil, en même temps qu'on fait ces cautérisations. Nous avons rarement employé les sangsues, nous nous trouvons bien de faire, comme l'a conseillé notre confrère M. Chassagnac, des irrigations d'eau fraîche dans l'œil à l'aide d'un grand entonnoir, rempli d'un litre d'eau simple, terminé par un tube capillaire qui permet de faire tomber dans l'œil un filet d'eau continue. Pour ces irrigations, on découvre la tête de l'enfant préalablement couché en travers sur les genoux de sa nourrice, on tient écartées les paupières du malade, dont la tête est inclinée en arrière, de manière que l'eau retombe de chaque côté et vienne se rendre dans une cuvette placée en arrière de la tête; à l'aide d'un morceau assez large de taffetas gommé, appliqué autour du cou de l'enfant, on peut établir une rigole qu'on dirige dans la cuvette et qui empêche l'eau de couler dans le cou et sur les épaules. Après ces irrigations, on essuie promptement la tête qu'on recouvre légèrement, on fait d'une manière continue des applications de compresses imbibées d'eau fraîche et renouvelées souvent sur l'œil ou les yeux malades. Nous avons eu de très-bons résultats de ces irrigations en les répétant quatre ou six fois dans les vingt-quatre heures. Lorsqu'on ne veut pas faire ces irrigations et qu'on redoute de mouiller la tête de l'enfant, nous nous sommes bien trouvé de faire deux ou trois fois par jour une onction autour de l'œil, sur le front, sur la tempe et audessous de la paupière inférieure avec la pommade suivante :

F. S. A.	Glycérolé de mercure.............	15 grammes.
	Extrait de belladone..............	5 grammes.

Il faut joindre à ces moyens de légers purgatifs, le sirop de chicorée pour les nouveau-nés et pour ceux qui sont plus âgés une préparation très-simple et très-efficace.

Toutes les heures ou toutes les deux heures, on donne à l'enfant un paquet de la poudre suivante :

Calomel..............................	5 centigrammes.
Sucre en poudre.................. ...	1 gramme.

Mêlez et faites dix paquets. Enfin, il faut continuer plus ou moins longtemps le collyre au nitrate d'argent dont on varie la composition suivant l'intensité et la persistance de la maladie.

On peut aussi revenir aux cautérisations des paupières avec le nitrate d'argent suivant les cas, il faut en être sobre lorsque la cornée est perforée; cependant, il ne faut pas craindre de toucher avec le crayon, mais très-légèrement, certaines ulcérations de la cornée et les hernies peu étendues de l'iris.

A la suite de ces ophthalmies, on voit quelquefois la cornée trouble recouverte de vaisseaux, qui de la conjonctive passent sur la cornée ; à l'exemple du professeur Sanson, nous avons fait la cautérisation circulaire autour de la cornée, et nous avons vu dans ces cas la cornée redevenir transparente. Pour pratiquer cette opération, nous avons toujours chloroformé les malades et nous avons employé soit l'anneau porte-nitrate d'argent de Sanson, soit un crayon pointu porté rapidement sur la circonférence de la cornée. Indépendamment du chloroforme, il faut des élévateurs des paupières et un ou deux aides pour bien maintenir l'enfant.

2° *Traitement hygiénique et médical.* — Les soins hygiéniques consistent à modifier l'alimentation suivant l'âge du petit malade et suivant l'état du canal intestinal ; il faut, s'il y a des mouvements de fièvre, diminuer la nourriture, mais s'il n'y a pas de fréquence du pouls, il faut nourrir l'enfant du lait de la nourrice s'il est à la mamelle ; et s'il est habitué déjà à une autre nourriture, il est utile de la continuer ; on aura encore la précaution, dans les temps humides et froids, de tenir l'enfant dans une pièce chauffée convenablement suivant la saison et de ne pas le mener à l'air froid s'il fait mauvais ; il est très-utile de ne pas tenir les malades dans des pièces très-éclairées par la lumière du soleil ou la lumière artificielle. On ne doit pas tenir les enfants tout à fait dans l'obscurité, mais dans un demi-jour ; il est avantageux surtout de ne pas couvrir les yeux avec des bandeaux épais et serrés, un linge léger suffit, s'il y a de la photophobie.

Nous croyons utile, quand il fait beau, de faire prendre l'air aux enfants en ayant la précaution de choisir le moment où les douleurs causées par la maladie sont moindres, et en ayant le soin de leur faire couvrir la tête d'un voile léger.

Il ne faut pas oublier qu'il reste souvent une ou plusieurs taches sur la cornée, le temps suffit pour les diminuer ; lorsqu'elles sont considérables, même elles finissent quelquefois par disparaître complétement.

Nous avons vu qu'à l'aide d'insufflations de calomel et de sucre candi dans l'œil malade, employées lorsqu'il n'y a plus d'inflammation, une fois le matin seulement, avec des instillations d'une goutte de laudanum le soir, on pouvait hâter la résolution de ces taies.

XXIX

DE L'INCONTINENCE D'URINE

L'incontinence d'urine chez les enfants est assez fréquente, chez les filles et les garçons, elle est peut-être aussi commune chez les filles que chez les garçons. Elle a lieu le plus souvent depuis la naissance, et quelquefois elle se prolonge jusqu'à quinze ans et plus.

Dans les premiers temps de la vie, la quantité des urines excrétées comparée à celle des boissons est très-considérable; la vessie se contracte très-souvent, l'urine est peu colorée, il n'y a pas de différence entre celle du jour et celle de la nuit.

Chez les enfants, il n'y a pas ou peu de résorption dans la vessie; les urines sont abondantes, et, dans ce premier âge, la défécation et la déjection des urines se font jour et nuit presque sans aucune sensation pour eux. La résistance qu'offrent alors le col de la vessie et le sphincter de l'anus est si peu considérable, que la contraction seule de la vessie et de l'intestin rectum suffit pour expulser les urines et les matières stercorales.

Plus tard les enfants, au bout de dix à douze mois, ont une sensation qui les porte d'abord à retenir les matières fécales. La faculté de retenir les urines se développe plus tard après la première dentition terminée. A cette époque, l'enfant qui ne retient pas ses urines est affecté d'incontinences essentielles, si d'ailleurs il jouit de ses facultés intellectuelles; autrement, s'il était idiot ou atteint de paralysie du rectum ou de la vessie, ce serait une incontinence d'urine symptomatique qui réclamerait un traitement de la maladie principale.

Causes. — L'incontinence d'urine chez les enfants est quelquefois diurne et d'autres fois nocturne, cette dernière est plus fréquente.

Quoi qu'il en soit, la cause ne doit pas toujours être la même, et si très-souvent il y a faiblesse, il peut en être autrement. En effet, nous voyons assez souvent des enfants forts, bien portants, avoir une incontinence d'urine nocturne. On ne peut d'abord reconnaître chez eux aucune faiblesse générale, cela pourrait dépendre de contractions trop fréquentes et subites de la vessie, c'était l'avis de Desault. Chez d'autres, nous voyons une constitution lymphatique, scrofuleuse, ou rachitique, dans ce cas on doit rapporter la cause qui est la faiblesse à la constitution générale; chez les premiers, la cause est l'irritabilité nerveuse; dans ces cas, avec M. Bretonneau et M. Trousseau, nous reconnaissons là une névrose du col de la vessie, et, d'après le docteur Mondière, qui a écrit sur ce sujet, beaucoup de jeunes garçons ayant l'apparence d'une excellente constitution étaient atteints de cette maladie.

Nous ne pouvons donc pas toujours indiquer les mêmes causes. Cependant, nous croyons que si la constitution plus ou moins lymphatique se remarque souvent chez les enfants qui pissent au lit, ce serait véritablement de la faiblesse, tandis que chez d'autres, forts et robustes, nous serions tenté de croire que le sommeil profond est une cause qu'on peut invoquer, ou bien encore des contractions trop fréquentes de la vessie.

Cette maladie, qui est facile à reconnaître, se présente surtout par l'impossibilité de retenir les urines la nuit; elle est caractérisée par des déjections d'urine plusieurs fois ou seulement une ou deux fois la nuit; quoi qu'on fasse pour empêcher ces déjections, elles persistent. Qu'on fasse uriner les enfants quand on les couche, qu'on les réveille plusieurs fois la nuit pour les faire uriner, il arrive très-souvent qu'ils pissent encore au lit malgré ces précautions.

Nous pensons que, dans ces cas, il y a atonie de la vessie, quelle que soit la constitution générale. Cette atonie peut être combattue par la volonté pendant la veille, tandis que le sommeil met le sujet dans un état tel, qu'il y a un laisser-aller dans tout l'appareil musculaire.

Nous pensons donc, en résumé, que les causes de l'incontinence peuvent être : 1° la faiblesse du sujet, ou une mauvaise constitution; 2° l'irritabilité nerveuse de la vessie, et 3° chez quelques sujets, la force du sommeil.

Pronostic. — Cette maladie est fort désagréable, mais elle n'est pas dangereuse, elle est tenace; le plus souvent elle cède au plus tard vers l'âge de huit à neuf ans, et quelquefois cependant si elle s'observe encore à l'âge de la puberté, c'est par exception. Après avoir employé divers traitements sans succès, elle cesse avec le temps. Il ne faut pas croire à la guérison de la maladie si elle cesse quelque temps : une fièvre, une maladie éruptive, un jour dans lequel l'enfant aura beaucoup fatigué ou beaucoup transpiré, peuvent momentanément faire que le malade passe une nuit ou deux sans laisser couler ses urines involontairement, et deux ou trois jours après, l'incontinence reparaît.

Ainsi donc, il faut croire à quelques circonstances qui peuvent déterminer des intermittences plus ou moins longues.

Dans tous les cas, si on peut porter un pronostic favorable sous le rapport de la non-gravité, on ne peut assurer que la maladie ne sera pas tenace, très-souvent elle réclame du temps pour guérir.

Traitement. — Nous ne parlerons pas des moyens populaires qui sont nombreux et auxquels nous n'attachons pas d'importance.

Examinons le traitement externe et le traitement interne.

Cette incommodité étant très-rebelle, de longue durée, ne cédant quelquefois qu'avec le temps et non aux moyens conseillés, il est urgent d'employer successivement différents traitements et de faire marcher de front la médication intérieure et la médication extérieure.

Médication extérieure. — Si on pouvait de suite connaître la cause qui détermine l'incontinence d'urine, on pourrait employer plutôt tel moyen que tel autre; mais comme on peut difficilement se prononcer, on emploie successivement les moyens externes suivants :

Les bains de rivière ou de mer dans les temps chauds, les applications d'eau froide sur l'hypogastre, au périnée, les lotions froides sur tout le corps, le matin et le soir, les bains de pluie, les douches d'eau froide sur les lombes et la partie postérieure du bassin, les bains froids par immersion.

Dans les saisons froides, on donnera de préférence des bains tièdes sulfureux, salés et gélatineux, les bains de vin, les bains aromatiques avec la poudre de Pennes.

Ces différents moyens ont donné des résultats, étant surtout mis en usage avec de la persévérance.

On a conseillé comme utile l'application d'une sonde pendant un quart d'heure, matin et soir, dans le canal de l'urètre; on a appliqué la cautérisation avec le nitrate d'argent au col de la vessie, deux ou trois fois, à quelques jours de distance; enfin, on a conseillé les injections d'eau froide dans la vessie, répétées plusieurs jours de suite; dans quelques cas, il ne faut pas rejeter l'emploi de l'électricité. Il n'en est pas de même des compresseurs de l'urètre qu'on applique pendant la nuit. Par ce moyen, proposé par M. J.-L. Petit, on a obtenu de forcer la vessie à conserver l'urine. Mon confrère M. Jacquemin l'a employé avec succès sur les jeunes détenus.

Médication interne. — Nous avons mis en usage, comme on l'a fait depuis longtemps, les toniques internes, le quinquina, le fer sous différentes formes, les antiscorbutiques, les préparations iodées et ferrugineuses, le cubèbe, l'ergotine, enfin la strychnine.

Pour compléter cette médication interne, il faut joindre le régime; l'alimentation doit être tonique, bonnes viandes rôties principalement; boire peu d'eau, mais de bon vin; éviter les potages le soir au dîner; manger peu de légumes et peu de fruits qui portent aux urines.

En résumé, après avoir mis en usage tous les moyens externes et internes conseillés contre l'incontinence de l'urine chez les enfants, nous disons que les moyens qui ont paru nous réussir le plus souvent sont les bains froids, les bains de mer, les bains sulfureux, les bains de pluie et les douches d'eau sulfureuse ou d'eau froide, en y joignant le traitement par les toniques; l'huile de foie de morue, les préparations ferrugineuses lorsqu'on a à traiter des enfants mous, lymphatiques ou scrofuleux; mais quand on a à traiter des enfants qui n'ont pas les apparences d'un tempérament lymphatique, mais plutôt nerveux, les bains de mer, les bains sulfureux, les douches, les excitent souvent sans résultats et on n'obtient rien : il faut les soumettre aux moyens suivants, soit aux préparations de belladone, soit à l'usage de la strychnine.

F. S. O.	Extrait de belladone...........	20 centigrammes.
	Poudre de racine de belladone..	40 centigrammes.

Pour faire vingt pilules, une matin et soir, et graduellement deux, matin et soir, trois, etc.

Soit les pilules de strychnine.

Strychnine..........	5 centigrammes.
Oxyde noir de fer.........................	$2^{gr},50$.

Mêlez et faites vingt-cinq pilules, une le soir et une le matin.

Quel que soit le traitement mis en usage, il faut avoir de la persévérance plus ou moins longtemps, deux, trois et six mois. M. Trousseau, qui a grande confiance dans l'extrait de belladone, comme le prescrivait Bretonneau, de Tours, et comme le conseillent le docteur Thomas, de Tours, et le docteur Blache, recommande de le donner avec persévérance, commence par 2 centigrammes, et graduellement jusqu'à 15 et 16 centigrammes pendant plusieurs mois de suite.

Il ne faut pas cesser l'emploi de la belladone aussitôt qu'on obtient une amélioration marquée; il faut continuer son usage sans augmenter la dose, et ne cesser que peu à peu en descendant de la dose à laquelle on est arrivé jusqu'à celle par laquelle on avait commencé.

On devra modifier ce traitement suivant les effets produits chez les différents sujets, soit pour le suspendre, soit pour le cesser définitivement.

XXX

DU CANCER DE L'ŒIL

Le cancer de l'œil, qui se rencontre plus souvent chez les enfants que chez les adultes, se présente sous deux formes principales : l'encéphaloïde ou le squirrhe.

On voit très-rarement la forme mélanique chez les enfants ; le fongus hématode s'observe quelquefois.

Anatomie pathologique. — L'encéphaloïde se voit souvent, il débute par un point de la rétine, puis envahit successivement tous les éléments de l'œil. Il ne diffère pas de celui qu'on rencontre dans les autres régions ; c'est un tissu mou de consistance et de couleur analogues au tissu cérébral ramolli.

Le *squirrhe* est dur, résistant, blanchâtre, ressemble à la coupe au tissu fibreux. Il débute dans le globe de l'œil sans qu'on puisse bien assigner le point de départ.

Le *tissu mélanique* se présente sous forme de tumeur molle, d'un noir bleuâtre ; il peut commencer dans l'intérieur du globe et quelquefois par les parties extérieures.

Ces divers tissus se rencontrent dans l'œil et quelquefois s'étendent au tissu cellulaire de l'orbite, envahissent les paupières et pénètrent même par le trou du nerf optique dans la base du cerveau, dont ils attaquent et modifient le tissu.

Les parois osseuses de la cavité orbitaire sont même quelquefois altérées dans une plus ou moins grande étendue.

Causes, obscures comme dans toutes les affections cancéreuses ; cependant on a constaté quelquefois que cette maladie succédait à une contusion, mais le plus souvent il y avait coïncidence d'une contusion avec disposition à l'affection cancéreuse.

Il faut admettre que cette maladie se montre sous deux formes ou deux variétés : l'une commence par la rétine et constitue l'encéphaloïde; l'autre commence par attaquer le globe en entier, c'est le squirrhe de l'œil.

A la *première période* de l'encéphaloïde on croit l'œil sain, la sclérotique est blanche, il n'y a aucune rougeur, l'iris a sa couleur normale et sa mobilité. Les enfants qui ne sont pas très-jeunes se plaignent de voir mal ou de ne plus voir du tout, mais n'accusent pas de douleur dans le principe. Peu à peu, si la maladie marche, la pupille devient irrégulière; si on fait pénétrer la lumière obliquement dans l'œil on voit au fond quelque chose de brillant, on reconnaît dans la concavité du globe une tache de teinte cuivrée sur le fond noir de l'œil; elle a la largeur d'une petite lentille, puis peu à peu elle augmente et envahit toute la largeur de la rétine, elle est sillonnée de vaisseaux rouges; si préalablement on a dilaté la pupille avec l'atropine, tous ces signes se constatent plus facilement; la tumeur comprime le corps vitré, qui se liquéfie et laisse voir déjà la matière encéphaloïde.

A la *seconde période* l'état inflammatoire, qui n'existait pas au début, commence; la tumeur fait saillie en avant, pousse le cristallin contre l'iris, l'œil augmente de volume, la sclérotique s'injecte, il y a rougeur et larmoiement; l'iris, repoussé en avant, s'accolle à la cornée; la pupille irrégulière devient immobile, se dilate et se décolore; les diamètres du globe oculaire sont augmentés dans tous les sens; la conjonctive s'infiltre, forme un bourrelet autour de la cornée; les paupières, également infiltrées, sont poussées en avant par la saillie de l'œil.

En même temps il y a des douleurs lancinantes très-vives, principalement la nuit; les enfants se plaignent sans cesse et sont alors pris de fièvre très-intense et continue, quelquefois de délire.

Troisième période. Jusque-là, la coque oculaire a résisté, mais bientôt elle se rompt, quelquefois c'est la cornée, d'autres fois la sclérotique qui se déchire; les douleurs très-vives causées par l'étranglement cessent alors en partie, et cette cessation de douleur fait reconnaître que la rupture s'est effectuée; si la sclérotique s'est ouverte, on ne voit pas de suite le tissu encéphaloïde apparaître, mais si la déchirure porte sur la cornée, un liquide roussâtre sanguinolent apparaît, le cristallin s'échappe, la tumeur fait saillie, répand une odeur fétide et parfois est le siége d'hémorrhagies. La faiblesse générale jette l'enfant dans le coma et il ne tarde pas à succomber.

Dans le squirrhe de l'œil, la maladie envahit le globe en entier. A son début on constate tous les signes d'une ophthalmie interne : œil larmoyant, photophobie, globe oculaire rouge, injecté, la vue peu à peu s'affaiblit et se perd tout à fait. Bientôt des douleurs de plus en plus vives dans le côté correspondant de la tête deviennent continues, le sommeil se perd, l'appétit diminue, en même temps on constate un gonflement des ganglions sous-maxillaires et auriculaires : le globe de l'œil augmente de volume, il perd sa forme, devient inégal. La cornée reste longtemps saine, l'iris se déplace et se porte en avant, la chambre antérieure se remplit de sang ; tout cela marche lentement, tandis que dans l'encéphaloïde le développement est plus rapide, peu à peu survient un chémosis, la cornée s'altère dans sa forme, les vaisseaux deviennent variqueux. L'œil fait saillie entre les paupières, il s'ulcère dans plusieurs points, le tissu cellulaire de l'orbite passe à l'état cancéreux, ainsi que les paupières, qui ne peuvent plus se mouvoir, le globe oculaire reste également fixe, c'est alors que la maladie marche plus rapidement, l'enfant s'épuise dans un état de fièvre continue, et la mort ne tarde pas à arriver avec ou sans convulsions.

L'encéphaloïde marche rapidement, le squirrhe se développe lentement.

Quelle que soit la forme, cette maladie est toujours grave, et malheureusement toujours suivie de récidive lorsqu'on opère.

Le seul traitement consiste dans l'extirpation du globe de l'œil.

Il y a deux genres d'opérations à faire, ou bien l'œil et les paupières sont malades, ou bien les paupières sont saines et le globe seul est affecté.

Dans le cas ou l'œil seul est malade, on peut opérer de la manière suivante :

Après avoir couché le malade, la tête appuyée et maintenue sur un oreiller, on doit le chloroformer.

On agrandit, à l'aide du bistouri, l'angle externe des paupières ; on saisit l'œil avec des pinces de Museux, ou bien à l'aide d'un ténaculum, ou bien encore on passe une aiguille courbe qui conduit un fil. L'opérateur, tenant les pinces, le ténaculum ou le fil de la main gauche ou bien le faisant tenir par un aide, attire légèrement à lui le globe de l'œil pendant qu'un autre aide tient les paupières écartées avec deux élévateurs ; alors il introduit un bistouri droit, comme le faisait Louis, dans l'angle externe de l'orbite et longe la paroi osseuse en incisant toutes les parties molles qui entourent le globe. Il faut ménager la muqueuse qui tapisse les paupières, à moins que ces voiles ne soient eux-mêmes malades et qu'il faille les sacrifier. Alors on divise d'un seul coup, à l'aide de ciseaux courbes, le nerf optique et les muscles droits qui retiennent le globe au fond de l'orbite. Il n'y a pas d'inconvénient à enlever la glande lacrymale, même si elle n'est pas malade.

Plusieurs chirurgiens, Demours, Sanson, Lisfranc recommandaient cette ablation.

On doit, en terminant, bien explorer les tissus graisseux de la cavité orbitaire et les enlever à l'aide d'une pince et de ciseaux courbes, pour peu qu'on trouve des points altérés. Il est très-difficile de faire une extraction complète des tissus malades, car très-souvent ils pénètrent par les fentes de la base du crâne et rampent dans la cavité osseuse, quelquefois même les os sont atteints et il est indiqué de les ruginer.

Le pansement doit être très-simple : de la charpie imbibée d'eau froide qu'on pose très-légèrement dans l'orbite; on comprimerait un peu, s'il y avait hémorrhagie, sans cela il faut éviter toute compression qui pourrait déterminer des accidents d'encéphalite, accidents qu'il faut surveiller très-attentivement.

La cavité orbitaire se remplit de bourgeons charnus et une cicatrice transversale se fait peu à peu. Il faut pourtant avouer que trop souvent le cancer repullule et que des bourgeons de mauvaise nature apparaissent; il est indiqué de les réprimer aussitôt, mais on arrive rarement à les détruire.

Nous devons dire que, pendant vingt années, à l'hôpital des Enfants, sur plus de trente à quarante malades opérés de cette terrible maladie, nous n'avons obtenu que des guérisons de très-peu de durée, même en enlevant l'œil au début du mal, lorsqu'il n'existait encore sur la rétine qu'une simple tumeur jaunâtre. Nous avons le plus souvent observé des récidives avant la fin de la cicatrice ou au plus tard un an ou dix-huit mois après; alors ces récidives marchent avec une rapidité extrême; des douleurs, le plus ordinairement très-violentes, arrachent des plaintes et des cris continuels aux enfants : du pus fétide coule sur la face; les malades s'épuisent; ils ont quelquefois des hémorrhagies répétées plus ou moins fréquemment et finissent par tomber dans le marasme.

XXXI

DES PIEDS-BOTS

On rencontre chez des nouveau-nés une difformité appelée *pied-bot,* caractérisée par une déviation vicieuse permanente du pied. Depuis longtemps on a distingué deux genres de pieds-bots : le pied-bot congénital et le pied-bot accidentel. Le premier s'observe à la naissance, le second est consécutif et n'est que la conséquence de maladies qui se déclarent plus ou moins tardivement, et dont on peut apprécier la cause. Par la direction vicieuse du pied dans tel ou tel sens, on distingue quatre espèces principales : le pied équin, le pied varus, le pied valgus et le pied talus.

Dans le pied équin, la pointe du pied est inclinée en bas, et le malade marche sur les orteils, la plante du pied et le talon ne touchant pas le sol; dans le pied varus, la plante du pied est tournée en dedans, le bord externe du pied porte sur le sol; dans le valgus, c'est le contraire; enfin dans le talus, le sujet marche sur le talon, la plante du pied regarde en avant et les orteils sont dirigés en haut.

Les *causes* qui déterminent les pieds-bots congénitaux agissent dans le sein de la mère, par cela même elles ne peuvent être bien positives et ne sont que présumées ou conjecturales; c'est ainsi que les pieds-bots sont héréditaires, si on les rencontre chez des enfants issus de parents ayant des pieds-bots; en dehors de cette cause, l'hérédité, il faut supposer qu'un enfant vient au monde avec un pied-bot, soit par suite d'une anomalie primitive dont la cause réside dans le germe, soit par suite d'une affection dans le système nerveux, convulsions ou autres maladies de l'appareil cérébro-spinal, qu'on peut admettre se développer chez le fœtus comme chez l'enfant nouveau-né, soit enfin par une mauvaise position prise par l'enfant. La mère étant questionnée et observée, on peut quelquefois admettre par ses réponses qu'elle-même est très-impressionnable, très-nerveuse, ayant eu des convulsions à plusieurs époques, soit avant, soit pendant sa grossesse, et qu'ainsi l'enfant peut tenir de sa mère et avoir eu des convulsions intra-utérines; quoi qu'il en soit, on est réduit à des conjectures, mais, dans tous les cas, on voit des contractions musculaires permanentes.

L'*examen attentif* nous présente des signes différents; aussi nous allons décrire les signes et les indications à remplir sur les quatre genres de pieds-bots.

Dans le *pied équin,* qui est assez rare, je parle de celui qui est pur et non compliqué, l'enfant marche sur la pointe du pied, sur les orteils, il y a extension forcée de l'articulation tibio-astragalienne, le pied s'incline en avant, le talon se relève en arrière et la plante du pied regarde en arrière; il y a une variété où l'extension est très-considérable, le pied se tourne sens dessus dessous, la plante du pied regarde en haut, la face dorsale porte sur le sol; c'est cette variété qu'on nomme l'enroulement du pied.

Dans le pied équin simple, il n'y a pour ainsi dire que rétraction marquée du tendon d'Achille et, par conséquent, des muscles du mollet, les muscles fléchisseurs du pied et des orteils agissent alors comme le tendon d'Achille et contribuent à cette position vicieuse de l'extension forcée de l'articulation tibio-astragalienne plus ou moins marquée. Dans l'enroulement il y a quelquefois contraction très-forte des muscles fléchisseurs des orteils, des muscles de la face plantaire et de l'aponévrose.

Dans le *varus,* le pied est dans une forte adduction, le bord externe du pied est arrondi et abaissé, l'interne est relevé et concave, la pointe et la plante du pied regardent en dedans, ainsi que le talon; l'enfant marche sur le bord externe du pied, la malléole interne s'efface, l'externe est très-saillante. On remarque que les deux muscles jambier antérieur et jambier postérieur sont raccourcis et tendus; le court péronier latéral est allongé et affaibli, le long péronier et l'extenseur des orteils sont aussi allongés.

Le poids du corps porte sur le pied, distend les ligaments déjà allongés par la position vicieuse, la peau qui recouvre le cinquième métatarsien, qui porte sur le sol, est comprimée douloureusement au point correspondant à la saillie de cet os, elle se couvre de durillons chez les sujets qui marchent depuis longtemps avec cette difformité.

Le varus que nous venons d'indiquer est ordinairement compliqué des signes du pied équin, le talon est à la fois porté en dedans et en haut, l'astragale est abaissée en avant, sa poulie se trouve à nu sous la peau de la face dorsale du pied; il y a alors cette variété de varus équin.

Ce *varus équin* présente encore des sous-variétés dans lesquelles il y a des subluxations des os du pied plus ou moins marquées, du déplacement des os, que M. Rouvier a indiqués avec le plus grand soin dans ses leçons faites à l'hôpital des Enfants; il y a aussi des déformations nombreuses des os, également signalées. Les déformations de l'astragale, du scaphoïde, du calcanéum, du cuboïde, plus ou moins notables par suite de l'exagération de la difformité.

Dans le *valgus*, le pied est déjeté en dehors, le malade tend à marcher sur le bord interne du pied, par l'action des muscles péroniers et principalement par le long péronier latéral, qui relève, en se contractant, le bord externe du pied. Le valgus est toujours plus ou moins accompagné de l'équin.

Le *pied-bot talus* est le plus rare, il est en général congénital; il est caractérisé par la flexion directe du pied sur la jambe; nous avons eu occasion de voir le talus direct chez deux nouveau-nés, les pieds étaient à angle aigu avec la jambe; cet angle varie suivant les sujets, il peut être plus ou moins marqué, la pointe du pied ne peut s'abaisser, l'extension est limitée et la flexion portée au delà de l'état normal. Le tendon d'Achille est relâché et paraît saillant, les tendons des fléchisseurs du pied se contractent quand on s'efforce d'abaisser le pied. Il est très-rare que le talus ne soit pas accompagné du valgus, c'est-à-dire que le bord externe du pied est toujours plus ou moins relevé.

Le *pied-bot talus* peut être pied creux, peut être talus droit; dans l'un la plante du pied est creuse, dans l'autre elle est plate. Dans le pied creux, le triceps de la jambe est paralysé ou affaibli, les muscles de la plante du pied et l'aponévrose plantaire se raccourcissent, se rétractent; dans le talus droit il n'y a pas paralysie du triceps de la jambe, c'est ce que démontre très-bien par l'électricité M. Duchenne (de Boulogne).

Diagnostic différentiel. — Les divers pieds-bots sont, avons-nous dit, congénitaux ou accidentels. L'examen du pied et les antécédents rapportés par les parents permettent de distinguer l'accidentel du congénital, mais il est souvent difficile de reconnaître un pied-bot quelconque, lorsqu'il est peu marqué et que la déviation est à son début.

Quelquefois il y a grandes difficultés à distinguer la contraction des muscles qui donnent une attitude exagérée, mais sans rétraction permanente, et qui cèdent comme à la suite de convulsions, d'éclampsie. C'est dans ces cas qu'il peut y avoir difficulté dans le diagnostic et qu'il faut examiner avec une scrupuleuse attention, et avoir recours à l'électricité. Il y a aussi des difficultés dans le diagnostic, lorsque plusieurs variétés se compliquent.

Pronostic. — Le pronostic du pied-bot doit varier, suivant qu'il est congénital ou accidentel ; s'il est congénital, le pronostic peut être peu grave si la déformation n'est pas considérable. Des moyens simples peuvent facilement opérer les redressements, si l'enfant est très-jeune, car plus le pied-bot est ancien, plus il y a de résistance à vaincre, et après douze à quinze ans, il y a peu de succès. Si le pied-bot est accidentel, il y a souvent des muscles paralysés, et le cas est plus grave encore. Nous avons vu plusieurs fois des pieds-bots talus à la naissance se redresser facilement en appliquant les langes d'une certaine manière pour redresser les pieds et les tenir dans l'extension forcée; en quelques mois nous les avons ramenés à l'état normal.

Il n'en est pas de même de l'équin, du varus et du valgus; ces trois espèces, simples ou compliquées, résistent davantage, elles gênent beaucoup pour la marche; il est donc indiqué d'agir pour obtenir de ramener les difformités à l'état normal, après avoir eu recours plus ou moins à des appareils simples, à des moyens contentifs à l'aide de bandes, ou bien même à des moyens mécaniques, elles réclament tout à la fois la ténotomie et des appareils; nous ne craignons pas d'opérer dans la première année de la naissance, s'ils sont dans de bonnes conditions de santé et que le pied-bot résiste aux manipulations et aux appareils.

1° Le *pied-bot équin.* — Dans cette espèce, où la pointe du pied est abaissée, le talon relevé, c'est contre le tendon d'Achille qu'il faut agir : les muscles du mollet se rétractent d'une manière permanente, et en essayant de ramener le pied à l'angle droit, on remarque la résistance du tendon d'Achille.

Ici, comme dans tous les pieds-bots, on avait remarqué anciennement que les moyens mécaniques échouaient pour combattre l'action des muscles rétractés et qu'il fallait, sans abandonner les appareils mécaniques, les seconder par la section des tendons, cette section des tendons faite autrefois d'une manière peu régulière. — Delpech, en 1816, fait la première ténotomie; plus tard, il y a environ vingt-cinq ou trente ans, en Allemagne, Stromeyer, Dieffenbach pratiquent la ténotomie.

Ce fut ensuite en France MM. Bouvier, Duval et Guérin qui préconisèrent et pratiquèrent régulièrement la section des tendons, des muscles rétractés dans les différentes espèces de pieds-bots, et, depuis, ce sont les méthodes et les procédés indiqués par eux que nous avons toujours mis en usage dans notre pratique.

Pour ne parler ici que du pied-bot équin, nous dirons d'abord que dans cette espèce de pied-bot il est avantageux, comme dans les autres, de s'occuper de suite de cette difformité à la naissance avec soins; plusieurs moyens doivent être mis en usage :

1° La main;

2° Les bandages simples;

3° Les moyens mécaniques;

4° La ténotomie.

A l'aide de la main on peut, dès les premiers jours de la naissance, agir contre le tendon d'Achille, en ramenant graduellement matin et soir le pied vers l'angle droit, en prenant d'une main l'extrémité inférieure de la jambe près des malléoles, et de l'autre en saisissant à pleine main le pied ; la main qui tient la jambe doit la tenir fixe, celle qui tient le pied doit lui imprimer des mouvements de flexion. A l'aide d'une simple bande appliquée sur un nouveau-né, qui porte autant que possible le pied à angle droit et en renouvelant les manœuvres tous les jours avec la main, on peut arriver à réussir dans cette espèce de pied-bot; mais arrivé à un an de la naissance, si on n'a rien obtenu par les manœuvres de la main pour redresser le pied, il est indiqué d'employer quelques moyens plus forts, des bandages par exemple faits avec des attelles ou planchettes de bois de la longueur de la jambe matelassées sur lesquelles repose la jambe, et à l'extrémité de laquelle se trouve une semelle de bois articulée à charnière et qui permet de diriger le pied dans diverses directions, et principalement à angle droit pour le pied équin. Cet appareil, facile à faire faire partout, nous a rendu des services. Nous nous sommes servi aussi avec succès des appareils amidonnés, des appareils en gutta-percha et même des appareils de plâtre, en moulant ces bandages sur les pieds mis par les mains dans une position normale; mais on agit beaucoup mieux avec des bottines mécaniques, des machines plus ou moins perfectionnées aujourd'hui par les bandagistes ; elles sont en général destinées à remplacer d'une manière permanente l'action de la main employée pour redresser le pied; dans la première enfance on peut guérir avec ces machines.

Pour le pied équin une bottine mécanique, composée d'une attelle fixée à la jambe par une courroie à la partie supérieure et à l'extrémité inférieure par une semelle qui permet de ramener graduellement le pied à l'angle droit étant disposée exprès pour le sujet, peut quelquefois suffire parfaitement; mais après avoir fait porter cet appareil plusieurs semaines sans résultats, on devra se décider à pratiquer la ténotomie, cette opération peut être faite même à un an; dans ces cas, comme dans beaucoup d'autres espèces de pieds-bots, on n'aura que le tendon d'Achille à diviser. Pour cette opération, il n'est pas nécessaire de chloroformer l'enfant, il faut le coucher sur le ventre, faire tenir la jambe par un aide, qui d'une main la maintient à la partie inférieure au-dessus des malléoles, et qui, de l'autre, fait saillir le tendon d'Achille, en fléchissant le plus possible le pied. L'opérateur, maintenant aussi la jambe avec la main gauche, pratique la ténotomie sous-cutanée préconisée par MM. Duval, Bouvier et J. Guérin; il se sert, pour la section, d'un ténotome droit très-étroit et piquant, il plonge la pointe de l'instrument à plat en longeant la partie postérieure du tendon au niveau des malléoles dans la direction d'une ligne de gauche à droite ou de droite à gauche, suivant le côté sur lequel on opère, mais il s'arrête pour ne pas transpercer la peau de l'autre côté, alors l'instrument, étant retiré, est remplacé par un ténotome boutonné, introduit d'abord à plat, le tranchant est tourné sur le tendon, le dos en arrière du côté de la peau, le tranchant est conduit en archet de violon pour inciser ainsi le tendon d'Achille d'arrière en avant avec beaucoup de lenteur, de manière à ne pas couper brusquement le tendon qui est avoisiné des vaisseaux et des nerfs du côté de la malléole interne. Après cette section, il y a défaut de résistance; on constate l'écartement du bout du tendon, on sent la gaîne celluleuse du tendon qui persiste en partie à l'endroit de la section; c'est là que se passe la réparation, la cicatrisation qui débute par un état inflammatoire suivi de la réunion. La section faite, l'instrument est retiré; la petite piqûre est réunie avec un morceau de taffetas d'Angleterre maintenu avec une bande de toile en étrier, et ce n'est que deux jours après, lorsque la plaie est réunie, qu'on applique de nouveau l'appareil. S'il y a suppuration, il faut retarder; il nous paraît important de bien constater la réunion de la plaie avant de faire l'application de l'appareil; faute de cette précaution, nous avons constaté de l'inflammation érysipélateuse autour de la piqûre, on peut même avoir des abcès, mais rarement; une fois la machine placée, il faut redresser graduellement le pied chaque jour. L'emploi de cette bottine doit être surveillé tous les jours, afin d'éviter les pressions trop fortes de l'appareil, qui détermine trop souvent des écorchures ou meurtrissures de la peau, qu'on ne prévient qu'à force de soins et ne serrant pas brusquement l'appareil. C'est dans ces cas qu'il est bien important d'écouter les plaintes des malades qui, quelquefois, se plaignent à tort, mais qui souvent aussi, se plaignent avec raison des pressions de la machine; il faut y remédier en ôtant la bottine, en saupoudrant avec de la fécule de pomme de terre les parties froissées et surtout en serrant moins l'appareil.

Enfin, on fait porter plusieurs semaines ce moyen mécanique dont on porte l'action jusqu'à l'exagération du redressement qu'on veut obtenir, et ce n'est qu'après plus ou moins de temps qu'on permet au malade de marcher avec l'appareil; enfin, quand on l'enlève, il ne faut pas le retirer avant d'avoir un brodequin disposé pour combattre toujours la difformité : on fait porter ce brodequin le jour, et le soir on le retire pour faire encore porter la nuit le premier appareil. Ce n'est qu'en persévérant plusieurs années dans ces applications qu'on peut arriver à combattre utilement les déviations anormales du pied. Longtemps après cette opération, on a pu constater que la cicatrice du tendon divisé était solide, qu'elle s'était graduellement étendue et avait ainsi donné plus ou moins de longueur au muscle raccourci. Avec tous les soins indiqués, le tendon peut rester trop court, la cicatrice n'a pas été faite avec assez d'écartement, alors on est obligé d'opérer de nouveau.

2° Le *pied-bot varus* est le plus commun; dans cette espèce, le pied est porté en dedans, la pointe ainsi que la plante du pied; il est de plus dans l'extension, par conséquent, plus ou moins équin, et on l'appelle *équin varus*. Dans la marche, le pied porte sur le bord externe, les orteils se trouvent refoulés, quelquefois luxés, il y a tendance au déplacement entre les deux rangées du tarse quelquefois, mais pas toujours; il y a pour ce pied-bot des variétés qui tiennent de l'équin et du valgus. Il est rare de trouver un varus tout à fait simple. Ajoutons que plus il est ancien, plus il est compliqué de déviation et de déformation des os du pied.

3° Le *valgus*, plus rare que le varus, n'est pas encore un valgus simple, le pied est tourné en dehors, mais il y a réunion de l'extension, comme dans l'équin, et de l'abduction, ce qui fait qu'on l'appelle *équin valgus* ou *valgus équin*.

Il y a dans ce valgus des variétés plus ou moins marquées, souvent même avec déformation des os, d'autant plus que le sujet est plus âgé.

Examinons successivement le pied-bot varus et le valgus, et voyons le traitement qui leur convient à chacun.

Dans le *varus* on constate toujours que le tendon d'Achille est plus ou moins rétracté, donc il faut commencer par faire fléchir le pied qui est étendu, et les appareils simples ou mécaniques doivent agir d'abord sur le tendon d'Achille; mais le pied est dans l'adduction par la rétraction du jambier postérieur et des fléchisseurs des orteils qui occasionnent l'adduction, il faut combattre ces déviations par la disposition des appareils et des machines convenablement confectionnées pour remplir les indications opposées à l'adduction du pied, puis ensuite par la ténotomie, lorsqu'elle devient nécessaire. Elle doit porter sur le tendon d'Achille, sur le tendon du jambier postérieur, près de son insertion inférieure en bas et en dedans du scaphoïde et sur le jambier antérieur, sur son insertion à l'extrémité postérieure du premier os du métatarse.

La ténotomie est pratiquée sur le tendon d'Achille, comme nous l'avons indiqué pour le pied équin; mais elle ne suffit pas toujours,

Si d'autres tendons, après la section du tendon d'Achille et le tendon du jambier paraissent résister lorsqu'on veut exercer le redressement, il faut, en les faisant saillir en étendant le pied, en faire la section. Au bout de deux jours, lorsque les petites plaies de la peau sont cicatrisées, on doit appliquer l'appareil mécanique en faisant pour le pied varus ce que nous avons dit pour le pied équin.

Pour le *pied valgus* les appareils doivent porter le pied en dedans, ils doivent combattre l'action des péroniers, et lorsque les appareils portés un certain temps n'ont pu remédier à la difformité, il faut en venir à la ténotomie qui, dans ce cas, doit porter successivement, mais le même jour, s'il est possible, sur le tendon d'Achille et sur le long péronier latéral et sur le court péronier, sur les parties où ces tendons apparaissent tendus sous la peau, en forçant le pied dans l'adduction forcée.

Quant au *pied-bot talus*, le plus ordinairement l'action du tendon d'Achille est nulle, et les fléchisseurs du pied ou extenseurs des orteils agissent seuls.

Cette espèce de pied-bot, qui est compliqué souvent de valgus, cède avec le temps à l'usage des appareils bien appliqués avec persévérance.

Après les pieds-bots de naissance viennent les pieds-bots accidentels. La plupart reconnaissent pour cause des convulsions ayant déterminé, dans l'âge le plus tendre ou plus tard, des paralysies plus ou moins complètes qui portent sur les membres inférieurs, souvent par les moyens médicaux où avec le temps ces paralysies marchent vers la guérison, mais avec rétablissement du mouvement dans certains muscles ne revenant pas dans d'autres; de là alors des rétractions de tels ou tels muscles, qui déterminent des pieds-bots de diverses espèces.

Ces pieds-bots consécutifs ne doivent pas être traités chirurgicalement aussitôt leur apparition, car en traitant la cause de la paralysie avec persévérance, ou bien la nature aidant, il arrive quelquefois qu'on voit se rétablir l'équilibre dans les muscles, et la difformité cesser plus ou moins.

Mais si les muscles paralysés ne reprennent pas de force, il faut agir pour ces pieds-bots accidentels comme pour les autres, on doit mettre des appareils, on doit même, dans certains cas, faire des ténotomies; mais il arrive souvent que les muscles restent paralysés et qu'on est toujours forcé de faire porter aux enfants des bottines mécaniques.

En résumé :

Les pieds-bots de naissance peuvent être traités avec succès, quelquefois par de simples appareils ou des bottines mécaniques, en les appliquant dans la première année de la vie ou plus tard.

On doit, au début, appliquer des appareils très-légers et augmenter la force en rapport avec l'âge et la résistance musculaire.

Lorsqu'en quelques mois on n'obtient pas de redressement, on doit en venir à la ténotomie, souvent du tendon d'Achille, seulement et quelquefois d'autres tendons.

Il est avantageux de laisser le malade deux jours après l'opération avec un pansement simple et de n'appliquer les machines qu'au bout de quarante-huit heures environ.

Il faut, dans les premiers temps qui suivent l'opération, aider tous les jours ou tous les deux jours le redressement par des séances de manipulations, qui combattent les déviations par différents mouvements dirigés pendant un quart d'heure environ dans telle ou telle direction, suivant la difformité.

Les applications consécutives d'appareils doivent être surveillées avec les plus grands soins pour éviter des pressions très-nuisibles sur le membre.

Il faut prolonger très-longtemps, quelquefois des années, l'emploi des moyens mécaniques et souvent les modifier suivant les circonstances. Toutes choses égales d'ailleurs, on aura plus de chances de succès en traitant plus tôt que plus tard les pieds-bots. Les appareils très-simples et très-légers seront mis en usage au début du traitement. On n'emploiera les moyens mécaniques que si les premiers échouent.

Enfin on pourra les opérer avec avantage vers la seconde année de la naissance, mais il faut d'autant plus de soins et de précautions que l'enfant est plus jeune.

Jusqu'à l'âge de douze à quinze ans on peut espérer des succès; mais après cet âge, s'il y a succès, c'est par exception.

Ce que nous disons là pour les pieds-bots de naissance peut aussi s'appliquer aux pieds-bots accidentels; seulement dans ces derniers cas il faut, avant d'en venir à la ténotomie, avoir épuisé les moyens qui peuvent combattre la cause qui a paralysé les muscles. Dans ces pieds-bots accidentels, il y a souvent moins de chances de succès, parce que les paralysies peuvent résister à tous les moyens conseillés; mais comme ils peuvent quelquefois réussir, on ne doit jamais les négliger : gymnastique, massage, bains sulfureux, électricité, frictions, etc. Malheureusement, le plus ordinairement, tous les moyens échouent, et les enfants sont obligés de porter toujours des appareils pour les aider à la marche.

XXXII

DU CANCER DU TESTICULE

Le cancer du testicule n'est pas extrêmement rare chez les enfants, beaucoup d'auteurs en citent des exemples, et nous avons, pour notre part, vu au moins une dizaine de cas chez de très-jeunes enfants, même à la naissance, à un an, etc.

1° *Anatomie pathologique.* — La tumeur formée par le testicule dégénéré représente, comme chez l'adulte, un tissu squirrheux et souvent encéphaloïde; quelquefois nous avons rencontré le tissu colloïde ou du tissu fibro-plastique.

L'examen d'un testicule enlevé par nous a montré un organe plus volumineux du triple de l'état normal; il était lisse, mou, et faisait reconnaître à l'œil un tissu ferme, blanc et résistant dans certains points, ayant l'aspect lardacé; dans d'autres, de la substance encéphaloïde molle, rosée, presque diffluente, parsemée de petits vaisseaux sanguins et s'écrasant facilement sous les doigts.

L'enveloppe ou tunique albuginée nous a paru saine au microscope; nous avons constaté l'existence de noyaux fibroplastiques plus ou moins infiltrés, des cellules irrégulières à forme granuleuse, et seulement çà et là au milieu du tissu. On voyait quelques points rouges formés par du sang extravasé; on ne trouvait pas de vaisseaux séminifères.

Nous n'avons pas eu occasion de voir des tumeurs de ce genre ayant ulcéré le scrotum, mais on en a rencontré des exemples. Nous n'avons pas vu non plus de ces cancers des ramoneurs, plus communs en Angleterre que chez nous.

A l'autopsie des enfants morts par suite de récidive, nous avons constaté des ganglions lymphatiques passés à l'état cancéreux; nous avons vu aussi quelquefois des lésions cancéreuses dans d'autres organes, les ganglions mésentériques, le foie.

Causes. — Chez les enfants, les causes sont peut-être encore plus obscures que chez les adultes. Nous avons vu des testicules cancéreux chez des enfants dont les parents n'avaient pas eu de cancer, par conséquent nous ne pouvons dire que cette maladie reconnaisse pour cause l'hérédité dans tous les cas. Quelquefois des froissements de l'organe peuvent occasionner la dégénérescence ; alors, si le testicule d'un enfant devenait cancéreux après une contusion, on pourrait admettre que cette circonstance agit comme déterminante sur un organe déjà prédisposé par une cause organique.

Symptômes. — Le début de ces cancers passe inaperçu. On nous amène souvent les enfants le jour où l'on constate dans le scrotum un développement qui existe déjà depuis longtemps ; aussi on peut dire, comme les enfants dans le principe ne souffrent pas, que la maladie est d'abord indolente et apparaît sous forme d'une tumeur qui occupe le scrotum soit à gauche, soit à droite. Ainsi, lorsqu'on examine un enfant atteint d'un cancer du testicule, on reconnaît une tumeur ayant le double et plus du volume ordinaire de cet organe, ayant une certaine pesanteur, une consistance élastique, le plus souvent sans changement de couleur à la peau, dont la circulation veineuse paraît légèrement modifiée, le scrotum glissant sur le testicule non adhérent dans le plus grand nombre des cas, souvent sans douleur. On distingue bien la tumeur séparée du cordon, elle pèse plus ou moins sur celui-ci, elle s'éloigne bien de l'anneau inguinal et représente une forme ordinairement arrondie, quelquefois bosselée. Nous dirons qu'en général nous n'avons pas observé de bosselures, mais d'autres en ont vu. Lorsque la maladie est récente, on ne reconnaît pas de ganglions de l'aine engorgés, on trouve le cordon sain ; il n'y a pas de fluctuation en général, à moins de complication d'hydrocèle. Cependant, lorsque le testicule est à l'état encéphaloïde, il y a une mollesse qu'on peut confondre avec la fluctuation d'un liquide, mais il n'y a pas de transparence.

Le *diagnostic* est quelquefois difficile ; si, comme moyen explorateur, on fait une ponction, il y a peu ou point de liquide, et l'instrument n'est pas mobile comme il l'est dans une poche de liquide.

Ce genre de tumeur, qui n'est pas ordinairement bosselée comme les tissus tuberculeux, se distingue des tumeurs de ce genre qui s'observent chez des enfants présentant d'autres signes de tubercules ; dans ces cas, la peau du scrotum est adhérente au point correspondant à un tubercule ramolli; on voit une saillie plus ou moins considérable où l'on reconnaît une véritable fluctuation formée par du pus. On pourrait confondre ces testicules dégénérés avec des tumeurs formées par de faux germes qu'on a vues dans cette région, mais ces tumeurs sont rares. Le toucher fait reconnaître, dans ces cas, des parties dures ou osseuses, comme nous avons eu occasion de le constater deux fois. Avant de les enlever, on peut être dans l'incertitude au toucher; mais l'examen anatomique ne laisse pas de doute.

Quant aux engorgements inflammatoires du testicule, ils se développent et marchent rapidement avec douleur, ce qu'on ne rencontre pas dans le cancer qui est indolent plus ou moins longtemps. S'il y avait hématocèle, on pourrait souvent confondre la maladie, et ce ne serait qu'en opérant, lorsqu'on a découvert la tumeur, qu'on reconnaîtrait la lésion qui réclamerait de respecter la glande et de n'enlever que l'hématocèle, si cela était possible.

Le *pronostic* de cette maladie est tout aussi grave chez l'enfant que chez l'adulte, et, sur six cas opérés par nous, un malade de dix-huit mois a été emporté par des convulsions, trois jours après l'opération; nous en avons perdu un de vue, et, chez les quatre autres, nous avons vu ou nous avons appris des récidives, soit dans les ganglions de l'aine, soit même dans les ganglions abdominaux profonds.

Traitement. — Au début, et surtout dans le doute sur le diagnostic, on peut tenter des préparations iodées intérieurement et extérieurement; mais, dans les cas où ce traitement réussit, il est probable qu'il y a erreur de diagnostic et qu'on a affaire à un engorgement de nature scrofuleuse ou tuberculeuse; il faut toujours, dans ces cas de cancer, en venir à la castration.

En effet, si le traitement antiscrofuleux a échoué, il n'y a pas à compter sur les mercuriaux aussi souvent que chez les adultes où il y a des craintes plus positives de syphilis.

Dans cette opération, comme chez les adultes, pour l'exécution, nous nous sommes bien trouvé de faire l'incision en arrière du scrotum en prolongeant l'incision jusqu'en bas, à moins que la glande étant adhérente à la peau, ulcérée ou non, ne nécessite une ablation de l'enveloppe du scrotum dans tel ou tel point, car, dans ce cas, on est obligé de faire une perte de substance de forme ovalaire aux enveloppes de l'organe malade. Une fois le tissu découvert, on isole le cordon, on peut le couper et lier l'artère séparément, ou bien lier le cordon en masse; alors il faut porter un fil double de soie, et on doit serrer très-fortement toutes les parties constituantes du cordon, afin de bien étreindre les filets nerveux; si quelques artères en dehors de l'artère principale sont ouvertes, il faut en faire la ligature et réunir tous les fils vers la partie inférieure de la plaie; ils servent à conduire le pus dans la partie la plus déclive.

On devra faire ensuite trois ou quatre points de suture, envelopper le scrotum d'un linge fenêtré enduit de cérat, recouvert de charpie, et maintenir le tout avec un suspensoir.

Pour prévenir les accidents inflammatoires, on pourra arroser le pansement d'eau fraîche, en ayant soin de ne pas cesser brusquement l'usage de ce moyen, afin d'éviter la réaction qui peut déterminer de l'érésipèle.

Nous trouvons avantageux de renouveler le pansement dès le lendemain et les jours suivants, en respectant seulement les points de suture, qu'on ne doit retirer que les uns après les autres, à mesure qu'on voit la cicatrisation se faire.

La cicatrisation, chez nos opérés, se fit rapidement; la suppuration fut peu abondante, les accidents primitifs nuls. Mais la récidive s'est toujours fait remarquer, excepté dans un cas que nous avons perdu de vue.

XXXIII

DES ENCÉPHALOCÈLES OU HERNIES DU CERVEAU

On donne le nom d'*encéphalocèle* à la hernie du cerveau ou du cervelet à travers l'écartement des os du crâne. En général, cette affection est congénitale, et se remarque dès la naissance.

Cependant l'encéphalocèle peut être accidentelle à la suite d'une plaie du crâne avec perte de substance. Nous avons observé ces deux genres chez les enfants, mais c'est l'encéphalocèle congénitale qu'on rencontre principalement.

Causes. — Souvent c'est un arrêt de développement des os qui a lieu chez le fœtus pour l'encéphalocèle congénitale; c'est toujours une blessure ou une nécrose de l'os qui détermine l'encéphalocèle accidentelle.

Siége. — L'encéphalocèle congénitale existe surtout au niveau des sutures des os du crâne. On a observé des hernies du cervelet à travers le trou occipital. Nous pensons que toutes les sutures peuvent en être le siége, même les plus petites; nous avons vu et d'autres que nous ont observé des encéphalocèles se faire jour par la suture fronto-ethmoïdale dans l'angle interne de l'orbite : nous avons vu un cas de ce genre; Moreau, l'accoucheur, en a vu un.

L'encéphalocèle accidentelle peut s'observer sur tous les os du crâne.

Signes. — Le volume des encéphalocèles est très-variable : il y en a du volume d'un pois, il y en a de grosses comme la tête d'un enfant nouveau-né. A l'examen de la tumeur sur le vivant, on constate qu'elle est arrondie, lisse, égale, plus ou moins circonscrite, quelquefois pédiculée, sans changement de couleur à la peau; elle présente des battements isochrones à ceux du pouls, ils augmentent par l'expiration, la toux, les cris. Si on vient à presser la tumeur, on peut la réduire en partie ou en totalité; on détermine aussi par cette pression des phénomènes cérébraux, assoupissement, paralysie momentanée de quelques parties de la face.

Quelquefois l'encéphalocèle n'est pas recouverte des téguments du crâne, et la tumeur apparaît avec les méninges seulement.

On pourrait confondre ces tumeurs avec les céphalæmatomes, mais les battements réguliers très-sensibles, très-appréciables, le bord osseux qui entoure la tumeur, sont autant de caractères distinctifs de l'encéphalocèle. Ainsi le diagnostic ne pourrait être difficile que dans le cas de très-petites tumeurs, ou dans les cas où elles apparaissent par des sutures osseuses très-peu étendues, comme à la suture fronto-ethmoïdale ; une tumeur du volume d'un pois, située dans cette région, fut prise par nous et par plusieurs confrères de la Société de chirurgie pour une tumeur érectile, elle fut étreinte par une ligature, il survint une méningite rapide qui enleva le malade le surlendemain de l'application du fil qui étranglait la tumeur. Les fongus de la dure-mère pourraient être confondus avec l'encéphalocèle, car on a observé chez les enfants de véritables fongus, mais dans ces cas la tumeur n'est pas longtemps recouverte par la peau, elle use et détruit la paroi osseuse, elle est à vif, la surface est saignante, les battements ne sont pas toujours sensibles, car les fongus viennent quelquefois du tissu osseux, et ne sont pas accolés à la dure-mère ; quoi qu'il en soit, ils ont souvent l'aspect de tumeurs cancéreuses encéphaloïdes.

Le *pronostic* de l'encéphalocèle est toujours grave ; tout ce qu'on peut espérer, c'est que la tumeur reste stationnaire.

Si elle est peu volumineuse, les enfants peuvent vivre plus ou moins longtemps ; mais quand elle a un volume assez considérable, les facultés intellectuelles sont plus ou moins altérées, quelquefois les sujets sont idiots.

Traitement. — Lorsque l'encéphalocèle est compliquée d'épanchement, les ponctions sont indiquées ; on a cité des guérisons, non pas de l'encéphalocèle, mais de l'épanchement ; mais sans cela on doit borner le traitement à une compression légère avec des plaques de cuir garnies, plutôt pour garantir la tumeur des chocs extérieurs que pour la comprimer, ce qui serait dangereux dans la plupart des cas.

Ces plaques peuvent prévenir des chocs violents qui ont souvent déterminé une mort prompte, de même qu'on a pu le constater dans quelques cas rares où on a cherché à les enlever.

XXXIV

DES CÉPHALÆMATOMES

Certains enfants viennent au monde avec des tumeurs sanguines, qu'on a distinguées avec raison des tumeurs érectiles qui siégent dans l'épaisseur du cuir chevelu et dans le tissu cellulaire sous-cutané, et des ecchymoses séro-sanguines qui siégent aussi dans le tissu cellulaire sous-cutané du cuir chevelu ; mais il y a un genre de tumeur, connu sous le nom de *céphalœmatome* (tumeur sanguine de la tête), qui dépend d'un épanchement de sang entre le péricrâne et le crâne même. On a vu quelquefois, mais rarement, l'épanchement se faire entre la dure-mère et les os du crâne, ce qui fait qu'on peut admettre un céphalæmatome externe et un interne.

Le céphalæmatome externe, c'est le seul que nous ayons vu, est une maladie qui n'est pas très-commune, car les accoucheurs les plus occupés n'en voient que de loin en loin : Michaelis, Schmaltz, disent qu'elles sont rares ; M. Dubois dit en avoir observé six cas. On nous en a présenté trois ou quatre, à l'hôpital ou en ville.

Ces tumeurs se rencontrent sur différents points du crâne ; quelques auteurs disent qu'on les voit principalement sur les deux pariétaux, et assez souvent sur un seul.

La *cause* de cette maladie est obscure ; elle peut être déterminée par une cause matérielle, telle qu'une pression sur la tête au moment de l'accouchement. On a dit aussi qu'elle pouvait dépendre d'une anomalie d'organisation.

Nægele, qui a donné le nom de *céphalœmatome* à cette maladie, prétend qu'elle préexiste à la naissance.

Quoi qu'il en soit, il est bien important d'indiquer les caractères de ces tumeurs.

Symptômes anatomiques. — On les rencontre entre l'os et le péricrâne : le sang qui les constitue est moitié fluide, moitié solide ; quelquefois l'os est un peu érodé à sa surface.

En général, le céphalæmatome se présente sous forme d'une tumeur incolore, indolore, circonscrite, fluctuante ou résistante ; elle est surtout apparente du premier au quatrième ou cinquième jour après la naissance ; quelques-unes existent au moment de la naissance. Ces tumeurs siégent sur les pariétaux, de préférence sur le droit, sur l'occiput ou sur la région temporale. Nægele a vu une de ces tumeurs sur chaque pariétal d'un même sujet.

Au commencement, cette tumeur est molle au toucher ; on peut déprimer le sommet avec le doigt, et on touche l'os sur lequel elle repose.

Il existe souvent un cercle dur ou espèce d'anneau à la circonférence de la tumeur, ce qui peut faire croire à la destruction de la lame externe de l'os.

Quelquefois, mais rarement, on a constaté un mouvement pulsatif ; mais il manque dans le plus grand nombre des cas.

Diagnostic. — Il faut éviter de confondre le céphalæmatome avec d'autres tumeurs : ainsi, le céphalæmatome se développe sur les os, tandis que l'encéphalocèle se rencontre aux sutures ; c'est la substance du cerveau ou du cervelet qui forme l'encéphalocèle. La tumeur offre des battements analogues à ceux du cerveau, elle peut se réduire ; le mouvement pulsatif, qui est très-rare dans le céphalæmatome et à peine appréciable, est tout différent de ce battement régulier, toujours appréciable, dans l'encéphalocèle. On ne peut confondre le céphalæmatome avec la pneumatocèle du crâne, décrite tout récemment par le docteur Thomas, de Tours. C'est une tumeur gazeuse élastique.

Les tumeurs érectiles pourraient être confondues avec le céphalæmatome ; mais elles changent de couleur par la pression ; il y a des mouvements d'expansion, il y a des vaisseaux plus ou moins marqués à leur surface.

Les loupes se distinguent par leur couleur et leur mobilité en tous sens ; la tumeur œdémateuse, produite par une infiltration séro-sanguine, se distingue très-bien du céphalæmatome.

Le céphalæmatome, abandonné à lui-même, est une maladie peu grave ; elle se termine, en général, par résolution, mais est plus longtemps à disparaître qu'une simple infiltration superficielle sous le cuir chevelu. Lorsque les malades succombent à une autre maladie, et qu'on a occasion de disséquer ces tumeurs, on trouve les mêmes altérations que dans les bosses sanguines ; mais le siége est d'ordinaire sous l'aponévrose, ou sur le péricrâne : alors on trouve quelquefois la surface de l'os rugueuse. Un bord osseux, saillant, se remarque autour du point malade, c'est ce rebord qui est sensible sous les doigts pendant la vie : ces tumeurs sont pâteuses et formées de sang concrété.

Traitement. — D'abord de simples révulsifs, eau blanche, eau et eau-de-vie camphrée. En général, au bout de quelques jours, on voit la tumeur disparaître ; s'il n'en est pas ainsi, on obtient un très-bon résultat d'une ponction avec la lancette. Quelquefois le sang s'écoule, et la tumeur peut s'affaisser sans revenir ; si elle reparaît, ce qui arrive quelquefois, on recommence la ponction une et même deux fois, et toujours il s'écoule plus ou moins de sang. Une légère compression suffit ordinairement, après les ponctions, pour voir la fin de cette affection.

XXXV

DE L'HYPOSPADIAS ET DE L'ÉPISPADIAS

L'hypospadias est un vice de conformation du canal de l'urètre qui s'observe chez quelques nouveau-nés du sexe masculin. Il y en a de plusieurs espèces :

1° *L'hypospadias de la base du gland.* — C'est celui qu'on rencontre le plus souvent; dans cette espèce, l'orifice du canal de l'urètre, au lieu de se trouver au sommet du gland, se rencontre à la base du gland, à l'endroit où se fixe le frein. Dans ces cas, que l'on regardait comme nuisibles à la génération, nous avons constaté plusieurs fois que les hommes affectés de cette espèce d'hypospadias pouvaient avoir des enfants; nous avons même vu deux petits frères, atteints d'hypospadias, nés tous les deux d'un père hypospadias comme eux. Il y a quelquefois un très-petit orifice au sommet du gland, mais l'orifice principal du canal se rencontre à l'endroit indiqué, c'est ce qu'on observe assez ordinairement. Dans ce cas, le jet de l'urine se partage et sort principalement par l'orifice qui est à la base du gland. Le plus ordinairement on ne rencontre qu'une ouverture, celle de la base du gland. Dans ce dernier cas, on trouve un orifice très-étroit, analogue à l'ouverture des points lacrymaux, d'autres fois beaucoup plus large et qui permet d'introduire une sonde d'enfant.

Dans ce vice de conformation, après avoir essayé, comme d'autres l'ont fait, de ramener le méat urinaire au sommet du gland, soit en faisant une ponction à l'aide d'un trocart, soit en faisant une incision depuis la base du gland où se trouve le méat urinaire jusqu'au sommet du gland, dans le point ordinaire, nous n'avons jamais réussi, parce que la portion du canal que nous voulions établir artificiellement tendait toujours à s'oblitérer, et que l'orifice que nous avions avivé et cherché à boucher se maintenait toujours ouvert et ne se fermait que momentanément, pour s'ouvrir de nouveau, malgré l'usage des sondes à demeure. Aussi avons-nous renoncé, après plusieurs tentatives, à pratiquer ces restaurations du canal, dans lesquelles nous avons échoué très-souvent.

Nous nous contentons, dans les cas où le méat urinaire est placé à la base du gland, de le débrider et de l'agrandir en incisant vers la partie supérieure du gland. Pour cette petite opération, qui offre des difficultés lorsque l'orifice est capillaire et ne permet d'introduire qu'un stylet d'Anel, nous nous sommes bien trouvé de nous servir d'un petit bistouri étroit, légèrement courbé et terminé par un petit stylet d'Anel assez fin pour pénétrer dans le méat urinaire; de cette manière nous débridons plus ou moins, mais toujours en dirigeant le tranchant le plus possible vers le sommet du gland, afin de porter l'incision vers le point normal du méat urinaire. Cette opération serait inutile si on ne portait après, et pendant longtemps, un bout de sonde introduit seulement jusqu'à 3 ou 4 centimètres de profondeur dans le canal, pour entretenir longtemps la dilatation de l'orifice qu'on vient d'élargir. Ce bout de sonde ou de bougie doit être garni à son extrémité externe par un bouton de cire qui l'empêche de pénétrer plus qu'on ne le veut. On peut habituer les parents de l'enfant à introduire ce corps dilatant un quart d'heure chaque jour, et ce n'est qu'à la condition de le faire un ou deux mois au moins de suite qu'on obtiendra de ne pas voir se resserrer le méat urinaire.

2° *Hypospadias de la base de la verge et du périnée.* — Ces deux espèces diffèrent de la précédente en ce que la première est au niveau de la partie antérieure des bourses et la seconde en arrière, plus ou moins rapprochée de l'anus. Dans ces deux espèces, on trouve dans les auteurs plusieurs méthodes et procédés opératoires qui, en général, n'ont pas été suivis de succès; nous en avons essayé quelques-uns et nous devons avouer que nous avons échoué; aussi, dans ces cas, en général nous nous abstenons d'opérations.

Epispadias. — Cette difformité est, comme l'hypospadias, le plus ordinairement un vice de conformation qui consiste dans l'ouverture plus ou moins étendue du canal de l'urètre, mais à sa partie supérieure. Quelquefois il existe à la partie supérieure de la verge une solution de continuité qui entoure le canal de l'urètre : souvent c'est le résultat d'une blessure; mais ce qu'on rencontre surtout, plus rarement pourtant que l'hypospadias, c'est une division du canal de l'urètre plus ou moins étendue sur la surface dorsale de la verge, vice de conformation existant quelquefois sans l'extroversion de la vessie, mais se rencontrant souvent avec cette dernière anomalie. Dans ces cas, la médecine opératoire a le plus ordinairement échoué, et si l'on veut tenter de rafraîchir les bords de la division en réunissant ensuite les bords du canal divisés sur une sonde placée dans l'urètre, c'est encore une de ces opérations qu'on peut tenter sans grand espoir de succès; nous devons ajouter que cela ne nous a pas réussi, et que nous n'osons plus entreprendre ces opérations que sur la sollicitation des parents.

Dans le cas où l'épispadias, qui s'arrête ordinairement au pubis et par conséquent au col de la vessie, se trouve compliqué de l'extroversion ou extrophie de la vessie, le vice de conformation est encore bien plus fâcheux. Cette anomalie est caractérisée par une tumeur placée au-dessus du pubis avec ou sans écartement de ces os; elle présente une surface muqueuse formée par la partie postérieure de la vessie plus ou moins mise à découvert; on distingue, au fond de cette tumeur, les ouvertures des urétères; quelquefois on voit jusqu'au fond de la gouttière centrale chez l'homme, la fosse naviculaire, le verumontanum, et, de chaque côté, les orifices des conduits éjaculatoires; la circonférence de toute la tumeur présente la muqueuse de la vessie se confondant avec la peau de l'abdomen.

Chez l'homme, les parties génitales existent; chez la femme, on a constaté souvent l'absence des organes sexuels, ou bien ils présentent des anomalies.

Un tel vice de conformation produit, on doit le comprendre, des troubles fonctionnels très-pénibles.

Jusqu'à ces derniers temps, on s'est borné à conseiller des bandages, des appareils pour diriger l'écoulement des urines, afin d'éviter de souiller la peau des parties voisines. Dans ces derniers temps, Gerdy d'abord a proposé de rafraîchir les bords cutanés et de réunir ensuite par des sutures. Roux de Toulon, Nélaton, Richard, eurent l'idée de faire de l'autoplastie en plaçant des lambeaux de peau de la partie antérieure de l'abdomen, pour faire la paroi antérieure de la vessie; de faire aussi des parois du canal de l'urètre divisé avec la peau, des bourses.

Toutes ces tentatives d'opérations, très-douloureuses d'exécution et très-difficiles, n'ont été faites que très-rarement, et ont été quelquefois suivies de mort ou de résultats incomplets. Elles ne nous paraissent pas utiles à préconiser, et nous ne pouvons nous empêcher de dire qu'elles ne sont pas dictées par la saine chirurgie. Il y a des vices de conformation qu'on doit laisser, sans faire de tentatives dangereuses.

XXXVI

DE LA GRENOUILLETTE

La grenouillette, chez les enfants comme chez les adultes, est caractérisée par une tumeur plus ou moins volumineuse, fluctuante, transparente, siégeant sous la langue ou bien dans son voisinage.

A l'*examen anatomique*, on trouve la grenouillette formée par une enveloppe mince et transparente, opaque dans quelques points, quelquefois présentant plusieurs petits kystes réunis, plus développés les uns que les autres, véritables kystes muqueux. A l'intérieur on trouve un liquide visqueux, quelquefois purulent; la tumeur est sur le trajet du canal de Warthon; le plus ordinairement, elle communique avec le canal; d'autres fois, c'est un kyste en dehors du canal. Breschet a constaté ces kystes chez des enfants nouveau-nés. Nous en avons vu chez des enfants d'un an à deux ans et sur de plus âgés.

Les *causes* de la grenouillette, ou ranule, sont la distension des conduits des glandes salivaires sublinguales. La salive distend les conduits, elle s'épanche sous le tissu cellulaire ambiant, et un kyste se forme.

Les *symptômes* présentent une tumeur plus ou moins volumineuse placée au-dessous de la langue, quelquefois d'un côté seulement, d'autres fois des deux côtés : alors il y a grenouillette double, elle a l'apparence du ventre d'une grenouille, ce qui lui a fait donner son nom.

La grenouillette est superficielle au-dessous de la muqueuse buccale, au niveau de la glande sublinguale. Il y a fluctuation, quelquefois transparence; la langue est soulevée, la parole plus ou moins embarrassée. Abandonnée à elle-même, elle augmente quelquefois très-lentement de volume, et peut aussi arriver à la grosseur d'une petite noix : alors il y a salivation assez abondante.

La tumeur fait saillie et tend à sortir de la bouche en soulevant la langue. D'autres fois la tumeur, au lieu d'occuper la glande sublinguale, existe dans la glande sous-maxillaire et siége dans le canal de Warthon : alors elle est dans la région sous-maxillaire, de sorte qu'on la remarque moins sous la langue, mais plus profondément au-dessous de l'aponévrose; dans ces cas, il y a grenouillette non superficielle, mais profonde. Cette seconde espèce se remarque chez les adultes plutôt que chez les enfants.

La grenouillette est une affection peu grave, qu'on peut voir s'enflammer et guérir spontanément. Le plus souvent elle peut rester stationnaire.

La grenouillette superficielle est moins grave que celle qui occupe la glande sous-maxillaire; c'est la première espèce que nous avons rencontrée principalement chez les enfants.

En général, pour guérir cette maladie, on a recours à une opération. On a mis en usage l'incision, la dilatation, l'excision, le séton.

Le séton est le procédé qui a été proposé par Phisick; il a été préconisé, il y a quelques années, par M. le professeur Longier. Nous devons dire qu'après avoir employé l'incision et le bouton à deux têtes conseillé par Dupuytren pour entretenir une ouverture fistuleuse sans succès, nous nous sommes décidé, chez les adultes et les enfants, à mettre en usage le séton, fait de trois ou quatre fils de soie, que nous passons d'avant en arrière dans le plus grand diamètre de la tumeur; nous le fixons à l'aide de deux nœuds et nous le laissons dans la bouche au moins un mois. En général, ce moyen nous a été utile chez les enfants, et si nous avons eu quelquefois des récidives, nous avons introduit un nouveau séton que nous avons laissé plus longtemps.

On peut faire assez facilement l'excision et la cautérisation au nitrate d'argent.

Quant à l'injection iodée, nous n'en avons pas usé. Il en est de même de l'ablation d'un lambeau de la membrane muqueuse, comme l'a conseillé M. Jobert, qui, après avoir découvert le kyste, l'enlève et réunit le lambeau à l'aide de points de suture.

La complication de cette opération difficile et surtout longue chez les enfants, nous fait préférer le séton ou l'excision avec cautérisation, deux procédés qui nous ont donné de bons résultats.

XXXVII

DES ENGORGEMENTS DES MAMELLES

L'inflammation de la mamelle, chez les enfants, se montre dans les deux sexes et à plusieurs âges :

1° *Chez les nouveau-nés.* — Le sein des très-jeunes enfants présente quelquefois un engorgement qu'on peut appeler *laiteux*, et qui souvent coïncide avec la montée du lait chez la mère.

Les symptômes sont très-évidents : gonflement de la glande mammaire, sensibilité au toucher, quelquefois rougeur de la peau ; la pression de la glande fait suinter par le mamelon un liquide véritablement laiteux. MM. Donné et tous ceux qui ont eu occasion d'étudier le lait ont reconnu par l'examen, à l'aide des réactifs chimiques, tous les éléments du lait.

Quelquefois, mais très-rarement, nous avons vu ces engorgements se terminer par abcès ; il peut se former du pus, et il y a nécessité d'ouvrir. Chez les enfants robustes et bien portants, une fois l'abcès ouvert, la guérison est rapide ; chez les enfants débiles, l'abcès s'ulcère et suppure plus ou moins longtemps. En général, au contraire, ces engorgements se terminent par résolution. Les émollients, les résolutifs, la pommade belladonée, les cataplasmes de fécule de pomme de terre, l'eau blanche, sont les moyens à mettre en usage.

2° *Chez les enfants qui arrivent à la puberté.* — Vers l'âge de douze à quinze ans, chez les petites filles, et de quinze à seize chez les garçons, on remarque quelquefois un engorgement mammaire : c'est un prélude de la puberté chez le petit garçon comme chez la petite fille.

Cet engorgement est aigu ou chronique : dans le premier cas, on observe des symptômes phlegmoneux : chaleur, douleur, sensibilité, et quelquefois abcès ; il faut alors employer les bains et localement les émollients. Dans le second cas, rien n'annonce un état inflammatoire, la tumeur est plus ou moins dure, non douloureuse à la pression. On peut appliquer de la ouate ou de la laine. Les fondants, la pommade iodurée, en particulier, sont les moyens de guérison.

Si un abcès se forme, il faut l'ouvrir. Mais, le plus ordinairement, chez les petites filles, ces engorgements cessent promptement d'être douloureux, et bientôt on reconnaît que c'est le développement normal de la glande mammaire qui augmente alors graduellement pour arriver à l'état normal.

XXXVIII

DE L'OSTÉITE

L'inflammation d'un os, connue sous le nom d'*ostéite,* se rencontre souvent chez les enfants. Tous les os du squelette peuvent en être atteints.

Caractères anatomiques. — Un os enflammé, comme un os fracturé, ou bien un os sur lequel on a fait une amputation, examiné à l'autopsie au bout de quinze jours de l'accident, présente les altérations suivantes : le périoste de la portion d'os lésée se décolle facilement ; on constate que l'os a conservé son poli, sa consistance, mais on voit de petites taches rosées plus ou moins marquées, plus ou moins nombreuses ; la surface de l'os a une teinte rose. Si on coupe des couches de l'os longitudinalement en pénétrant plus ou moins profondément, on voit des sillons dans lesquels sont des vaisseaux plus développés que dans l'état normal. Si on scie l'os transversalement, on constate une foule de pertuis arrondis qui sont les ouvertures des canaux vasculaires plus ou moins gorgés de sang et de sérosité. Selon Gerdy, lorsqu'on constate l'agrandissement des orifices vasculaires, et qu'en même temps la partie osseuse malade a perdu de son poids et qu'elle est plus friable, il y a *ostéite raréfiante.* Nous avons constaté souvent chez les enfants ce genre d'altération. Lorsqu'on rencontre la dilatation des vaisseaux, mais avec un état compacte et dur, il y a *ostéite condensante;* c'est ce que nous avons surtout constaté chez les vieillards lorsque nous étions chirurgien de Bicêtre.

Dans le cas de l'*ostéite ulcérante,* le tissu osseux est ramolli, se coupe très-facilement avec le scalpel ; il paraît spongieux ; des parcelles d'os, sous forme de petites esquilles, sont baignées par du pus et s'écrasent ou se détachent facilement.

Ces altérations se constatent bien plus facilement sur les extrémités spongieuses des os; elles sont bien appréciables dans les os des enfants, car, en général, on doit reconnaître que le tissu osseux est bien plus vasculaire chez les enfants que chez les adultes.

Nous avons constaté chez les enfants ce que Gerdy avait signalé : c'est une variété d'ostéite en forme de bulbe ou de radis, qui s'observe sur les doigts des scrofuleux. Nous avons vu aussi que cette espèce se terminait par l'issue d'un vrai séquestre.

Causes. — L'ostéite se développe en général sous l'influence de causes locales : contusions, plaies, section d'un os dans une amputation.

On doit cependant admettre ce que l'on voit chez les enfants scrofuleux, qu'ils ont souvent un gonflement inflammatoire des os ou de leur périoste seulement, ce qui nous fait dire que la constitution scrofuleuse peut être cause d'ostéite, comme la syphilis et la goutte peuvent être cause d'ostéite spéciale.

Quoi qu'il en soit, l'ostéite offre en général chez les enfants les symptômes suivants :

Symptômes. — On reconnaît sur le trajet d'un os de la douleur, de l'augmentation de volume ; la pression augmente la douleur ; il y a chaleur dans un point plus ou moins circonscrit. Ces symptômes peuvent exister avec la simple périostite, c'est-à-dire l'inflammation du périoste, ou bien avec l'ostéomyélite, c'est-à-dire l'inflammation de la moelle et de son enveloppe. Ce n'est qu'à mesure que la maladie se développe que l'on peut bien porter le diagnostic.

L'ostéite peut se terminer par résolution ; alors la douleur peut disparaître graduellement, et la tuméfaction peut diminuer de même, mais souvent persister longtemps, comme on le voit chez les enfants scrofuleux.

L'ostéite se termine par suppuration dans ces cas, où on observe des abcès extra-osseux ou même intra-osseux.

Les abcès circonvoisins de l'os peuvent se reconnaître par la fluctuation ; mais il n'en est pas de même des abcès de l'intérieur de l'os dans le canal médullaire ou dans le tissu : dans ces cas, il y a douleur très-vive avec augmentation du volume de l'os. Ces abcès peuvent se montrer dans le point malade et souvent loin du point affecté : ce sont alors des abcès par congestion.

L'ostéite peut passer à l'état chronique, ne présentant d'autres signes que l'augmentation de volume, le plus souvent sans occasionner de douleurs ou n'en offrant que de loin en loin. Cette terminaison se rencontre dans la scrofule et la syphilis.

Enfin, l'ostéite peut se terminer soit par la carie, soit par la nécrose.

Traitement. — Au début, à l'état aigu de l'ostéite, les émollients, cataplasmes, bains, quelquefois des applications de sangsues, mais rarement; chez les enfants scrofuleux, les onctions avec la pommade mercurielle belladonée nous ont mieux réussi. Quelquefois l'application du collodium élastique suffit pour soulager.

Chez les enfants scrofuleux, ces moyens locaux sont suffisants. Comme palliatifs, il faut mettre en usage le traitement antiscrofuleux, à moins que l'ostéite ne soit tout à fait de cause traumatique.

XXXIX

DE LA CARIE

La carie est une altération du tissu osseux caractérisée par une vascularisation plus ou moins considérable avec friabilité et ramollissement du tissu présentant des fongosités et des bourgeons charnus plus ou moins développés et baignés d'une humeur sanieuse et purulente.

Causes.— Chez les enfants, les violences extérieures et la scrofule sont les causes de la carie; nous avons vu la syphilis héréditaire occasionner chez les enfants la carie des os de la face, des os du nez et de la voûte palatine. Nous n'avons pas constaté, dans ces cas, de tubercules compliquant ce genre de carie.

Nous ne pouvons pas dire que la carie reconnaisse pour cause la masturbation, car nous n'avons pas de faits positifs qui viennent à l'appui de cette opinion; nous n'avons pas vu d'une manière positive d'enfants très-adonnés à la masturbation être pris de carie vertébrale, mais nous avons vu la carie vertébrale, qui nécessite de tenir les enfants au lit, les porter à la masturbation.

Altérations physiologiques. — Ces lésions anatomiques s'observent dans les parties spongieuses des os. On voit la substance de ce tissu présentant des cellules agrandies, dilatées; elle est vascularisée, raréfiée, légère, ramollie, friable sous la pression du doigt, rougeâtre, violacée, imprégnée de sang sanieux ou de pus fétide ayant une odeur spéciale.

Symptômes.— Chez les enfants, le début de la maladie reste souvent inaperçu, il y a tuméfaction d'abord indolente, et ce n'est que tardivement que les petits malades accusent de la douleur, qui peu à peu devient plus vive et continue, après un temps plus ou moins long. On reconnaît si la carie se développe sur un os sous-cutané, parce qu'il y a une tuméfaction quelquefois mal circonscrite, dure et douloureuse à la pression ; ce n'est que tardivement que les parties molles voisines s'enflamment et que des abcès se développent dans le lieu malade, ou bien plus loin, à des distances variables, il se forme des abcès froids qui s'ouvrent avec plus ou moins de temps. On voit les ouvertures s'agrandir, du pus sanieux s'écouler ; quelquefois des parcelles osseuses entraînées par le pus apparaissent au milieu de la suppuration ; des fistules s'établissent, et si l'on vient à introduire par les ouvertures un stylet métallique résistant, on peut sentir une surface dure, rugueuse, irrégulière, âpre ; si l'on pousse le stylet, on reconnaît que l'on pénètre dans un tissu malade, mou et pourtant rugueux ; en même temps il s'écoule plus ou moins de sang et quelquefois de petites portions d'os.

Il est évident que, lorsque la carie occupe le voisinage d'une articulation, des accidents d'arthrite se manifestent ; que si elle s'observe dans le voisinage des grandes cavités thoraciques ou abdominales, on remarque des accidents qui se développent sur les viscères que les cavités contiennent ; si la carie siége aux os du crâne, elle détermine des symptômes cérébraux. Enfin elle peut être cause de paralysie des membres inférieurs ou supérieurs, si elle occupe quelques points de la colonne vertébrale.

La *marche* de cette maladie est quelquefois très-lente. Siége-t-elle dans un point circonscrit, elle peut se terminer par l'élimination de petites parcelles ou petits fragments très-peu volumineux, et la partie qui se détache se couvre de bourgeons charnus et d'une cicatrice. Si elle occupe une portion considérable, elle peut entraîner des accidents plus ou moins graves, la chute d'une portion du pied, de la main, etc. ; d'autres fois une suppuration abondante et fétide, fièvre lente, le marasme et la mort.

Diagnostic. — S'il est quelquefois difficile au début, il n'est pas permis de méconnaître la carie avancée, surtout quand des abcès se sont ouverts et permettent de faire une exploration avec un stylet métallique.

La carie est toujours plus ou moins grave, suivant l'étendue qu'elle occupe ; elle est moins fâcheuse si elle est superficielle, mais elle est toujours dangereuse si elle se développe très-profondément à la colonne vertébrale, aux os du bassin, aux os du pied ou de la main, ce qui se voit trop souvent chez les petits scrofuleux.

Traitement. — Cette grave maladie réclame un traitement général, quand la cause qui la fait naître dépend de la constitution : ainsi la scrofule, la syphilis doivent être traitées lorsque ces maladies sont une cause de la carie.

Il faut aussi, surtout si la maladie est de cause traumatique, employer un traitement local. Ainsi, les douleurs peuvent être combattues quelquefois, mais rarement, par des applications de sangsues, par des applications émollientes, fomentations, cataplasmes, onctions avec des pommades fondantes, onguent napolitain, pommades iodées ; ces moyens ne sont que des palliatifs.

Nous sommes revenu, pour les caries chez les enfants, des cautères, des pointes de feu, de la cautérisation transcurrente, pour arrêter la marche de la maladie. Ces moyens ne nous ont pas donné de bons résultats.

Mais quand des abcès se développent, il faut les ouvrir, même ceux par congestion. Lorsque les ouvertures d'abcès persistent, on se trouve bien d'applications de liqueurs toniques, infusion de feuilles de noyer, vin aromatique, solution d'iode ; il y a même de l'avantage à faire des injections avec une partie de teinture d'iode et deux parties d'eau simple. On peut faire ces injections avec succès dans les abcès par congestion loin de l'os malade, dans les abcès symptomatiques de la carie vertébrale, de la coxalgie.

Lorsque le point carié est superficiel, on peut quelquefois porter le fer rouge sur l'os malade, produire alors un séquestre qui peut se détacher.

Enfin il existe des caries si étendues et si profondes, qui occupent plusieurs os, comme à la main, comme au pied, qu'on se trouve souvent obligé de faire soit des extractions, soit des resections, et quelquefois des amputations, lorsque la maladie locale produit des accidents généraux qui débilitent tellement les malades, qu'on ne peut pas toujours attendre que la partie malade se détache et s'élimine par les seuls efforts de la nature.

XL

DE LA NÉCROSE

La nécrose ou mortification partielle ou totale d'un os se rencontre souvent chez les enfants; il y a des nécroses traumatiques et des nécroses par causes internes.

Les plaies, les blessures, surtout la scrofule et quelquefois la syphilis, sont les causes de la mortification du tissu osseux dans le jeune âge.

La disposition vasculaire du périoste et de la membrane médullaire, très-notable chez les jeunes sujets plus encore que chez les adultes, peut expliquer comment la nécrose survient par des lésions de chacune de ces membranes et de l'os lui-même.

L'os, privé de son périoste ou de sa membrane médullaire par une cause quelconque, ne vivant que par la vascularité de ces membranes, doit se mortifier, et, étant privé de circulation, arrive à former une partie morte appelée *séquestre*, qui tend à se détacher comme l'escarre se sépare des parties molles. Le séquestre présente des différences considérables : quelquefois très-petit, très-circonscrit, et d'autres fois occupant une grande partie ou toute l'étendue d'un os, il se reconnaît dans le jeune âge, comme chez les adultes et les vieillards, par sa teinte d'un blanc mat ou terne, sa percussion donne un son plus clair, comme fêlé. Le séquestre est variable d'aspect, quelquefois sous forme de plaques minces irrégulières, d'autres fois en fragments anguleux représentant une portion d'os dans un point plus ou moins étendu, et quand ce séquestre est ancien, il a perdu par le temps les premières dimensions qu'il avait. Si un séquestre est traité par les agents chimiques, on reconnaît qu'il a perdu de son tissu organique; abandonné à lui-même, l'élimination se fait chez les enfants comme chez les adultes, peut-être plus promptement dans l'enfance qu'aux autres âges.

On constate, chez les jeunes sujets : 1° l'*exfoliation ;* 2° l'*élimination ;* 3° la *résorption.*

1° L'*exfoliation*, c'est-à-dire l'expulsion de petites lames osseuses plus ou moins circonscrites, se développe soit spontanément à la suite d'un abcès par cause générale, soit après une plaie, une contusion, soit après une érosion de la peau au niveau d'un os plus ou moins sous-cutané, au crâne, à la face, à la mâchoire, au tibia, etc. Il y a d'abord inflammation de plus ou moins longue durée, quelquefois très-vive, d'autres fois lente ; un abcès se forme, s'ouvre spontanément, ou bien est ouvert par la main du chirurgien ; la partie osseuse mortifiée se découvre, se détache le plus ordinairement en totalité sous forme d'une plaque ou par petits fragments, quelquefois des plus ténus ; d'autres fois, si elle est peu considérable, elle peut se résorber ou échapper à l'œil de l'observateur ; le périoste qui recouvrait cette partie osseuse a été détruit, mais le périoste qui existe autour, sur la partie d'os saine, reste intact et ne tarde pas à s'étendre et à combler la partie dénudée.

2° *Elimination.* Ce n'est pas toujours une lamelle osseuse plus ou moins étendue qui se détache, mais une portion plus ou moins volumineuse d'un os qui se trouve frappé de mort : c'est le véritable séquestre, qui ne peut pas sortir par exfoliation, mais par élimination totale ou partielle. Cet os, qui ne vit plus, reste plus ou moins enveloppé de son périoste ; celui-ci, qui s'est enflammé, se développe lentement, se moule sur la partie malade d'une manière plus ou moins difforme et constitue l'os nouveau ; le séquestre est enveloppé en totalité par l'os qui offre, dans certains points, des ouvertures de différentes formes, étroites, circulaires, ovales, par lesquelles on sent et on voit la partie osseuse frappée de mort : c'est ce qui constitue le séquestre invaginé ; il nage dans le pus et se trouve quelquefois plus ou moins en contact avec de la substance tuberculeuse que nous avons quelquefois rencontrée dans les extrémités osseuses ou dans les os courts principalement. Abandonnée à elle-même, cette portion d'os entourée de suppuration tend à se détacher graduellement des parties saines, elle peut sortir par les seuls efforts de la nature, après de longues suppurations qui s'écoulent par les fistules faites à l'os et à la peau pendant la maladie. Le temps et la nature, aidant constamment à l'issue de cette portion d'os malade, suffisent quelquefois pour en déterminer l'expulsion.

3° La *résorption* est une terminaison lente par la fonte du séquestre; elle s'observe rarement, mais nous avons vu le séquestre s'user et se détruire peu à peu d'une manière insensible et se réduire à la plus simple expression.

Les *causes* de tous ces désordres qui se rencontrent chez les enfants sont, comme nous l'avons dit, des lésions traumatiques, et le plus souvent la scrofule.

Les *symptômes* sont d'abord une tuméfaction, un gonflement sans grande douleur dans le point où se déclare la nécrose; dans quelques cas, il y a sensibilité, rougeur érésipélateuse, mais en général une inflammation à marche lente; lorsqu'il s'agit de nécroses étendues, comme à la mâchoire, comme aux membres, il peut y avoir une vive inflammation, très-intense, avec tuméfaction rapide, avec fièvre, formation d'abcès profonds, quelquefois sous-périostiques; dans ces cas, il peut y avoir agitation générale, délire, enfin tous les phénomènes d'une inflammation phlegmoneuse.

Lorsque la nécrose est peu étendue, circonscrite, superficielle, il n'y a qu'un travail local sans réaction générale, il survient un abcès, une ouverture spontanée et une fistule; mais dans les cas de nécrose étendue, les accidents généraux sont graves, la suppuration abondante et située profondément. Si ces accidents sont supportés par les enfants, et qu'ils ne succombent pas, il se passe beaucoup de temps avant de voir le pus se faire jour au dehors, et ce n'est souvent qu'après avoir fusé, comme on le voit dans les cas d'abcès par congestion de la colonne vertébrale et du bassin, ce n'est souvent qu'après des mois qu'on voit les abcès s'ouvrir et former des fistules intarissables jusqu'à l'élimination des parties osseuses nécrosées.

Pronostic. — En général, toutes choses égales d'ailleurs, le pronostic est plus ou moins fâcheux, la maladie est ordinairement de longue durée; si elle est peu intense, peu étendue, les malades peuvent la voir se terminer par des fistules, l'issue de séquestres peu volumineux; mais si elle occupe une grande partie d'un os, ou un os en totalité, elle peut être plus ou moins funeste.

Enfin, quoi qu'il arrive, il faut être très-réservé dans le pronostic et ne jamais perdre de vue que les plus petites parties nécrosées mettent souvent des mois à être chassées au dehors, et ce n'est qu'à la sortie de ces parties mortifiées que la suppuration cesse et que les fistules se ferment.

Les enfants guérissent en général des nécroses circonscrites, et, dans les nécroses même très-étendues, il arrive assez souvent qu'ils finissent par guérir, s'ils passent la période de suppuration sans être trop épuisés.

La *marche*, comme on le voit d'après les symptômes, est le plus souvent lente, elle est peut-être un peu plus prompte s'il s'agit de nécroses de causes traumatiques; quand il s'agit de nécroses par causes scrofuleuses, et ce sont celles qu'on rencontre malheureusement très-souvent, il n'en est pas ainsi : nous en avons vu persister cinq, six ans et plus.

Siége. — La nécrose, très-commune dans le jeune âge, s'observe sur tous les os, longs, courts et plats, indépendamment des nécroses qui se développent sur le bord alvéolaire. Chez les enfants qui se sont trouvés dans les endroits où on fabrique le soufre, nous voyons les mâchoires supérieures ou inférieures se nécroser. Sous l'influence du vice scrofuleux, quelquefois dans une très-petite étendue, au bord d'un alvéole par exemple; d'autres fois, et en général après des gengivites, des stomatites plus ou moins considérables, souvent gangréneuses, nous trouvons des nécroses affectant le bord alvéolaire dans une portion et quelquefois presque la totalité de la mâchoire supérieure ou inférieure.

Les énormes séquestres qui succèdent à ces nécroses, très-longtemps retenus, entourés de suppuration abondante, donnent une fétidité horrible dans la bouche, déterminent la fièvre et tous les symptômes de résorption; ils sont expulsés par les efforts de la nature ou sont extraits par le chirurgien. Nous avons eu l'occasion d'enlever plusieurs fois des séquestres représentant la mâchoire supérieure ou inférieure presque dans son entier. Les enfants guérissent rapidement et comme par enchantement, après l'extraction de ces parties malades.

Des mâchoires nouvelles, formées par le développement du périoste, le plus souvent sans dents, remplacent les anciennes.

On voit chez les enfants une foule de nécroses partielles, en général des os de la face, les bords des orbites dans une étendue plus ou moins considérable, les os propres du nez, etc., de la voûte palatine, comme dans la syphilis. Toutes ces nécroses se terminent le plus souvent par exfoliation, après avoir présenté d'abord du gonflement, quelquefois des abcès, puis des fistules qui persistent et pour lesquelles le temps et l'emploi des moyens généraux font plus que tous les moyens locaux; elles se terminent en général par une cicatrice des parties molles adhérentes à la partie d'os malade. Souvent ces adhérences cessent avec le temps et la peau redevient mobile.

Les nécroses des côtes, du sternum, ne sont pas rares, celles des vertèbres sont malheureusement très-communes et pour ainsi dire une maladie spéciale à l'enfance, et quelquefois tuberculeuses. Nous n'avons constaté que rarement la véritable substance tuberculeuse dans les vertèbres.

Les nécroses s'observent très-souvent aux membres, sur les os longs, sur l'humérus, le radius, le cubitus, le fémur, le tibia et le péroné. Dans ces différents cas nous voyons, chez les enfants, des engorgements plus ou moins circonscrits sur un point d'un des os; ils marchent avec une lenteur extrême et ne sont accompagnés que d'une douleur sourde. D'autres fois il y a tous les symptômes d'un phlegmon profond avec fièvre et même délire; c'est ce que nous avons observé plusieurs fois pour des périostites du fémur, qui débutent même par la fièvre et le délire et marchent souvent très-vite; elles ne tardent pas à se terminer par des abcès profonds qui jettent les enfants dans un état grave, qu'on ne peut jamais entraver par le traitement antiphlogistique le plus actif, qui est plus nuisible qu'utile. Dans ces cas, les applications d'onguent napolitain autour du membre malade, et, à l'intérieur, des préparations de quinquina, sont les moyens à mettre en usage; enfin, lorsque le pus s'est formé, même avant une fluctuation très-marquée, il y a avantage à faire de larges incisions, qui soulagent même, s'il n'y a pas de collections de pus formées. S'il est indiqué de faire chez les enfants une chirurgie active, c'est pour calmer les douleurs vives et les accidents généraux qui compliquent le mal local. Mais après ce traitement actif, il n'y a plus à faire qu'une chirurgie d'expectation: émollients, bains, cataplasmes, quelquefois le drainage, des injections émollientes et détersives, puis des pansements simples. Les fistules s'établissent; on sent à travers ces fistules, plus ou moins tardivement, le séquestre, qui d'abord n'est nullement mobile et qui ne le devient qu'avec le temps. Nous avons remarqué que plus le séquestre est étendu, plus il faut de temps pour le trouver mobile. Chez un enfant de dix à onze ans, nous avons reconnu une mobilité d'un séquestre occupant la totalité du corps du fémur, sept ans seulement après le début de la maladie, et nous en avons fait l'extraction avec succès.

On observe aussi chez les enfants des nécroses des os courts, principalement des phalanges des doigts ; c'est dans ces cas qu'il y a une forme toute spéciale des doigts, le gonflement est fusiforme, quelquefois en forme de radis. Dans cette nécrose, on voit les enfants perdre une ou plusieurs phalanges ; les os du pied peuvent aussi être atteints, l'astragale, le calcanéum, dont les séquestres ne sont mobiles qu'après plusieurs mois et même plusieurs années.

Traitement.—Chez les enfants, comme dans le plus grand nombre des cas où la nécrose s'est développée sous l'influence d'une constitution scrofuleuse ou lymphatique, le traitement antiscrofuleux doit être mis en usage depuis le début de la maladie jusqu'à la fin ; il ne doit être modifié ou suspendu que dans les cas d'inflammations violentes et de fièvres qui doivent être combattues par les moyens locaux et généraux. Hors ces cas, et lorsque la nécrose est à l'état stationnaire, il faut mettre en usage localement les lotions toniques, les bains toniques généraux ; dans certains cas, des émollients seulement, et attendre les efforts de la nature, qui tendent toujours soit quelquefois à la résorption du séquestre, soit le plus souvent à son expulsion et à la formation de la partie osseuse nouvelle qui doit remplacer l'ancienne.

Le rôle du chirurgien se borne à attendre que le séquestre devienne mobile ; pendant ce temps on doit cependant surveiller le malade, et, surtout lorsqu'il s'agit d'un os long des membres, il faut, par la position ou par des bandages, éviter que l'os de nouvelle formation, qui est longtemps d'une consistance molle, ne vienne à se courber, comme cela s'observe quelquefois soit aux membres supérieurs, soit aux membres inférieurs. L'immobilité du membre est absolument nécessaire toutes les fois que le séquestre a un peu d'étendue, car les mouvements peuvent déterminer des phlegmons, des érésipèles. Il faut surveiller ces complications intercurrentes, qui réclament alors des traitements différents suivant les cas.

En général il faut se contenter, pendant longtemps, d'imprimer des mouvements aux séquestres avec prudence, lorsqu'ils sont placés de manière à pouvoir être extraits ; il est des cas où il faut se garder d'y toucher, comme à ceux des vertèbres par exemple.

Mais lorsque après plus ou moins de temps on peut s'assurer, en sondant les points fistuleux, que le séquestre est mobile dans plusieurs directions, le chirurgien doit intervenir soit en saisissant les parties qui peuvent s'extraire avec des pinces, soit en débridant les points fistuleux; enfin, dans certaines circonstances, comme dans les séquestres de l'omoplate, de l'humérus, du fémur, etc., il faut non-seulement débrider les parties molles, mais agrandir les ouvertures de l'os nouveau pour extraire les séquestres; dans ces cas, chez nos petits malades nous ne craignons pas, et nous l'avons fait plusieurs fois, de nous servir du trépan, de la gouge et du maillet pour faciliter ces extractions. Lorsqu'il faut faire sortir le séquestre, on peut être forcé de le couper avant de l'extraire.

Après ces opérations, souvent très-laborieuses et très-longues, on doit faire des pansements très-légers et tamponner doucement s'il y a hémorragie, en mettant ensuite en usage les arrosements d'eau froide avec les soins convenables; il est aussi très-utile, après ces opérations, de maintenir de nouveau dans la rectitude normale le membre opéré. Il faut suivre avec soin la cicatrisation et la régulariser le plus possible. On ne doit pas oublier que, pour les membres, les os de nouvelle formation ne sont pas d'abord solides, et qu'il est prudent de ne permettre les mouvements, la marche surtout, que plus ou moins de temps après l'extraction du séquestre, sans cela on aurait des membres qui pourraient rester courbés et difformes.

XLI

DE LA CONJONCTIVITE OCULO-PALPÉBRALE

L'inflammation de la conjonctive oculo-palpébrale est aussi fréquente chez les enfants que chez les adultes. Cette maladie se rencontre quelquefois à la naissance, elle est connue sous le nom d'ophthalmie des nouveau-nés : nous en avons parlé; plus tard elle s'observe chez les enfants à tous les âges.

Siége. — Quelquefois la conjonctive oculaire est seule affectée; d'autres fois l'affection s'étend aux paupières et peut envahir les autres parties de l'œil, et constituer autant de maladies particulières, kératite, iritis, etc., etc. : ce sont alors des complications.

Causes. — Chez les enfants il y a, comme chez les adultes, des causes externes et des causes internes. Les causes externes sont les coups d'air, les blessures, les piqûres, les brûlures, le renversement des cils, la présence de corps étrangers de toutes espèces, les fatigues de l'œil prolongées, surtout à une vive lumière, etc.

Les causes internes sont souvent dans l'enfance le vice scrofuleux, aussi on reconnaît des ophthalmies scrofuleuses ; cette cause (la scrofule) est souvent la seule qu'on puisse reconnaître chez certains enfants ; cependant chez quelques-uns les causes se rattachent à d'autres conditions individuelles, rhumatisme, embarras intestinal, suppression brusque de la transpiration par le froid ou de certaines éruptions; quelquefois la conjonctivite apparaît sous l'influence de la rougeole, de la variole, c'est même un prodrome de ces maladies.

Symptômes. — Les uns sont anatomiques, les autres physiologiques.

1° *Symptômes anatomiques.* — On remarque de la rougeur sur la conjonctive en totalité ou sur un point circonscrit; cette rougeur plus ou moins vive, suivant l'intensité de l'inflammation, est caractérisée par des vaisseaux injectés, qui rampent, plus ou moins flexueux, dans le tissu cellulaire sous-muqueux ; ils sont d'abord visibles sur la face interne des paupières, gagnent peu à peu le globe oculaire et s'étendent même quelquefois sur la cornée transparente.

Le gonflement de la muqueuse se fait voir d'abord par un peu d'augmentation d'épaisseur du tissu muqueux, différent de l'infiltration du tissu sous-muqueux qui se rencontre plus tard.

Si dans cet état pathologique on interroge les enfants, on reconnaît qu'ils éprouvent de la gêne comme s'ils avaient un corps étranger dans l'œil; au début il n'y a pas encore photophobie, ce n'est que lorsque la cornée est envahie ou que l'inflammation des membranes profondes commence ; alors ce n'est plus la conjonctivite simple, qui en général ne dure que dix à douze jours, lorsqu'elle est limitée, mais bien d'autres maladies de l'œil dont la durée est très-variable.

Chez les enfants atteints d'affection de peau, rougeole ou variole, elle est passagère ; dans les cas où l'enfant est atteint de vice scrofuleux, elle peut rester simple, mais avec ténacité. Dans cet état, cependant, il faut craindre, comme dans l'ophthalmie des nouveau-nés, que la conjonctivite ne se complique de pustules, de granulations, de chémosis, de kératite, d'iritis, d'ophthalmie interne, de fonte purulente de l'œil, de l'atrophie du globe oculaire : toutes ces maladies doivent être étudiées à part, et, dans cet article, après avoir examiné la conjonctive simple, nous nous bornerons à indiquer les complications les plus communes.

2° *Symptômes physiologiques.* — La conjonctivite simple ne présente en général pas de symptômes généraux bien graves, il y a seulement sensibilité à la lumière vive et plutôt gêne que grande douleur; mais dès que les complications surviennent, la maladie locale peut être accompagnée de fièvre, de perte d'appétit, de constipation, de douleurs très-vives.

La *marche* de la maladie est variable suivant les cas.

La *terminaison*, qui se fait, dans l'état de simplicité, en dix à douze jours, peut être retardée par les complications : on doit donc être très-réservé dans le pronostic, car la conjonctivite peut se terminer par un état chronique des taches sur la cornée, des ulcérations, etc.

Traitement. — Il doit être local et général, et surtout différent, suivant les complications :

1° *Traitement local.* — Il faut commencer par l'examen de l'œil, quelquefois difficile chez les enfants; pour cela, il faut renverser les paupières ou les soulever avec les élévateurs.

Il est important, quelquefois, d'examiner les yeux chez les enfants pendant le sommeil, cela est utile pour les empêcher de se débattre. Dans les cas de conjonctivite simple occasionnée par un coup d'air, les lavages d'eau fraîche suffisent le plus souvent comme seul traitement; il en est de même pour les cas où la conjonctivite est déterminée par l'introduction d'un corps étranger, toutefois après l'extraction de ce corps étranger, s'il peut être enlevé. Ainsi les grains de poussière, les limailles de métal, doivent être avant tout recherchés avec soin en renversant les paupières, en se servant au besoin de la loupe, de l'ophthalmoscope, etc.

Ces corps étrangers, que nous avons rencontrés plusieurs fois chez les enfants, peuvent être extraits, lorsqu'ils sont mobiles, à l'aide d'un simple petit pinceau ou d'une curette; les autres, lorsqu'ils sont incrustés, ne peuvent être extraits qu'à l'aide d'une pointe d'aiguille à cataracte, dans le cas où une limaille d'acier ou autre est fixée sur la cornée, par exemple, ou sur la sclérotique. Dans ces différents cas, il peut suffire, l'extraction étant faite, de faire des lotions, des applications d'eau fraîche et de mettre les malades à l'abri d'une lumière trop vive.

Dans les conjonctivites produites par des liquides irritants, nous nous sommes toujours bien trouvé d'irrigations d'eau simple, faites toutes les trois heures soit à l'aide d'un entonnoir, soit à l'aide d'un irrigateur ; pour ces irrigations il faut employer, avec l'entonnoir ou l'irrigateur, une très-petite canule pour que le jet d'eau soit très-fin.

Mais si la conjonctivite de cause traumatique est accompagnée d'une inflammation très-intense avec injection très-vive et douleurs violentes, comme dans certains cas où le corps étranger n'a pu être extrait (car souvent la prudence chirurgicale exige de le laisser, comme lorsqu'un plomb s'est perdu dans l'œil), c'est dans ces circonstances que nous nous sommes toujours bien trouvé du traitement antiphlogistique énergique, en l'associant aux moyens résolutifs et calmants.

Ces moyens sont, il faut le dire d'avance, surtout suivis de succès lorsque les conjonctivites ne sont pas accompagnées de la présence de corps étrangers qu'on n'a pas pu extraire.

Le traitement consiste en saignées locales par les sangsues derrière l'oreille ou à la tempe, quelquefois les ventouses ; rarement en saignées générales, au moins pour les enfants. Il faut souvent employer des purgatifs, puis des pommades résolutives et calmantes autour de l'œil, l'onguent napolitain, la belladone, l'atropine en solution instillée par gouttes sur le globe de l'œil.

Quand la conjonctivite est déterminée par des causes internes et principalement par le vice scrofuleux chez les enfants, ce qui se remarque très-souvent, il faut avoir recours aux moyens antiscrofuleux, que l'on doit toujours donner comme traitement interne, mais qu'on doit quelquefois suspendre pendant le cours de conjonctivites très-intenses.

Il faut, chez les jeunes enfants lymphatiques, être sobre d'évacuation sanguine ; nous avons le plus souvent obtenu de bons résultats par les collyres plus ou moins astringents, les collyres au sulfate de zinc ou au nitrate d'argent.

Collyre au sulfate de zinc.

Eau distillée	30 grammes.
Sulfate de zinc	10 centigr.

Collyre à l'azotate d'argent.

Eau distillée	15 grammes.
Azotate d'argent cristallisé	10 ou 15 centigr.

Des révulsifs sur les pieds par des bains de pieds dans l'eau salée ou sinapisée donnent souvent de bons résultats. Nous n'avons pas mis en usage la solution concentrée de nitrate d'argent en couches légères sur la face externe des paupières, à l'exemple de M. Serres d'Uzès (qui l'a empruntée aux oculistes allemands) ; ce moyen a l'avantage de ne pas être douloureux pour les enfants comme les collyres dans les yeux. On doit aussi employer les onctions belladonées, comme nous l'avons indiqué pour les conjonctivites de cause traumatique. Les purgatifs sont de la plus grande nécessité dans bien des cas ; l'huile de ricin, la limonade purgative, le calomel à petites doses, pour les plus jeunes enfants, nous ont rendu en général de grands services. A l'aide de ces différents moyens, on voit souvent la maladie se terminer par résolution plus ou moins rapidement.

Mais certaines complications très-fréquentes doivent faire mettre en usage d'autres moyens de traitement ; ainsi, dans le chémosis, c'est-à-dire cette infiltration plus ou moins considérable du tissu cellulaire sous-muqueux sous forme d'un bourrelet circulaire, mou et peu douloureux autour de la cornée, qui peut s'étendre sur tout le globe de l'œil et laisser la cornée comme enfoncée, il faut un traitement énergique.

Ce traitement du chémosis consiste dans des scarifications profondes sur le bourrelet, soit par la lancette, soit, mieux encore, à l'aide de ciseaux et de pinces. Après la section, on fait des lotions d'eau tiède; après six ou huit débridements, on voit le chémosis s'affaisser. Il peut suffire de quelques purgatifs pour mettre fin à cette complication, qui trop souvent compromet la cornée; mais ce traitement ne suffit pas toujours : il faut porter le crayon de nitrate d'argent sur le bourrelet muqueux, il faut ensuite baigner l'œil malade avec de l'eau froide à laquelle on ajoute 20 gouttes d'acide hydrochlorique pour un verre d'eau. On doit alors mettre en usage ce mélange pour laver l'œil toutes les deux ou trois heures pendant les premières vingt-quatre heures.

Les vésicatoires derrière les oreilles, conseillés anciennement, ne m'ont pas réussi ; ils me paraissent irriter inutilement les enfants.

Lorsque la conjonctivite se complique de pustules, le sujet se plaint d'avoir un corps étranger dans l'œil. Si on l'examine avec soin, on reconnaît, et cela chez les enfants lymphatiques plus souvent que chez les autres, un certain nombre de vaisseaux formant sur le globe oculaire un faisceau triangulaire dont la base vient du cul-de-sac oculo-palpébral. Ces vaisseaux réunis forment le sommet du triangle qui rampe jusqu'au bord de la cornée où se trouve une pustule, en général du volume d'un grain de millet ou un peu plus. Quelquefois cette pustule est aplatie, d'un jaune clair ; d'autres fois elle est purulente, plus ou moins saillante. Elle existe quelquefois seule ou avec deux, trois ou quatre autres, toujours autour de la cornée, ayant leurs triangles de vaisseaux disposés de la même manière. Tant qu'elles s'observent sur la conjonctive bulbaire, le cas est peu grave ; mais si elles envahissent la cornée, alors il peut survenir une ulcération aux points correspondants, c'est dans ces cas qu'on remarque souvent la photophobie.

Lorsque ces pustules n'envahissent pas la cornée, elles peuvent se résorber ou laisser une petite ulcération qui se termine par résolution, conjointement avec l'injection vasculaire.

Comme traitement, les lotions d'eau froide, les applications de compresses imbibées d'eau sont souvent suffisantes. Je me suis bien trouvé de toucher, mais très-légèrement et très-rapidement, les pustules au début avec la pointe du crayon de nitrate d'argent ou le crayon de pierre divine, et surtout en le portant sur les vaisseaux qui forment la pointe du triangle. Mais on se trouve bien en général et on doit principalement se contenter de l'eau simple ou d'un collyre au borax de M. Desmarres :

Eau....................................	100 grammes.
Borax..................................	20 centigr.
Eau distillée de laurier-cerise.............	20 grammes.

Il faut tenir les enfants dans une pièce peu éclairée et éviter une vive lumière.

Si le malade a de la photophobie, il est utile de mettre dans l'œil deux ou trois fois par jour une goutte du mélange suivant :

Sulfate d'atropine neutre......................	10 centigr.
Eau distillée................................	10 grammes.

Il faut insister sur les purgatifs et suspendre momentanément les moyens toniques ou antiscrofuleux.

La conjonctivite peut se compliquer de granulations avec sécrétion d'un liquide puriforme et développement à la face interne des paupières d'une multitude de petites saillies semblables aux papilles de la langue. Quelquefois l'inflammation gêne le mouvement des paupières; il y a démangeaison sur les surfaces enflammées et principalement vers le grand angle de l'œil. Peu à peu la rougeur devient plus intense, le tissu cellulaire sous-muqueux s'infiltre, les granulations augmentent de volume; il y a exaspération le soir et le matin, les bords des paupières sont collés par la sécrétion du mucus desséché. Ces granulations peuvent se terminer par résolution; elles peuvent aussi se compliquer de chémosis séreux; elles peuvent régner sous la forme épidémique, et nous avons vu plusieurs enfants de la même famille être pris de cette affection ensemble ou successivement. Cela s'est vu dans nos salles de chirurgie de l'hôpital; c'est aussi ce qu'on a remarqué sur les enfants qu'on mène aux asiles des divers arrondissements.

Pour ces granulations, quelle que soit la cause de leur développement, le froid, la contagion, etc., il faut employer surtout les applications légères de crayon de nitrate d'argent, ou mieux la pierre divine, sur la face interne des paupières que l'on renverse, et sur lesquelles on passe légèrement et rapidement. On joint à ce moyen un collyre légèrement astringent, celui de M. Desmarres :

Eau distillée	100 grammes.
Tannin pur	1 gramme.
Eau distillée de laurier-cerise	4 grammes.

On doit l'instiller plusieurs fois par jour entre les paupières. Si l'affection granuleuse passe à l'état chronique, il faut employer les pommades légèrement excitantes entre les paupières :

Beurre frais lavé	4 grammes.
Azotate d'argent cristallisé	25 centigrammes.

ou bien :

Beurre frais lavé	3 grammes.
Précipité rouge	20 centigr.

Les conjonctivites peuvent se compliquer d'ulcérations à la cornée. Ces ulcérations sont souvent accompagnées de photophobie et réclament l'usage de la solution d'atropine. Les collyres au sulfate de zinc ou à l'azotate d'argent peuvent suffire pour les combattre.

Nous avons quelquefois pu toucher très-légèrement ces ulcérations avec la pointe d'un crayon de nitrate d'argent et avec succès.

Mais dans les conjonctivites on voit souvent sur la cornée des taches qui ne sont autres que la conséquence d'une kératite superficielle suivie d'un épanchement entre les lames de la cornée, ou bien d'ulcérations qui se cicatrisent ; beaucoup de ces taches peuvent se résorber et par conséquent peuvent n'être que passagèrement un obstacle à la vision. Nous en avons vu, chez des enfants très-jeunes, de fort étendues disparaître à mesure qu'ils avançaient en âge. Il faut cependant les traiter : c'est ce que nous indiquerons à l'article *Kératite*.

XLII

DES LÉSIONS TRAUMATIQUES DE LA CORNÉE

Les blessures de la cornée peuvent être déterminées dans une foule de circonstances, plus souvent chez les enfants que chez les adultes.

Les contusions, les piqûres, les coupures, les corps étrangers, les brûlures, les perforations sont autant de lésions traumatiques qui peuvent s'observer sur la cornée. Toutes ces blessures peuvent être très-légères et guérir, ou très-graves et entraîner la perte de l'œil.

Les *contusions de la cornée* se rencontrent assez souvent chez les enfants, parce qu'ils reçoivent un coup de poing, un coup de fouet, soit en jouant, soit parce qu'ils montent derrière les voitures, ou bien parce qu'un corps étranger est lancé sur l'œil.

Dans ces circonstances, la cornée peut être meurtrie ou même déchirée ; par suite de la contusion, on peut voir la pupille dilatée, difforme, la vue peut être momentanément troublée et se rétablir ensuite. Il peut y avoir déchirure de la cornée, issue du liquide de la chambre antérieure ; cet écoulement peut durer plusieurs jours ; il y a rougeur de la conjonctive qui recouvre la cornée, quelquefois suffusion sanguine de la chambre antérieure.

Si la lésion est peu considérable, la contusion et même la déchirure se terminent d'une manière favorable.

Le traitement consiste dans des applications d'eau fraîche, et souvent, par la seule précaution de tenir l'œil fermé en appliquant sur la paupière des compresses imbibées d'eau simple ou d'eau végéto-minérale laudanisée, on voit la plaie se cicatriser. Dans quelques cas où la douleur et l'inflammation sont marquées, une application de sangsues à la tempe nous paraît indiquée, mais il faut n'appliquer que deux ou trois sangsues, suivant l'âge de l'enfant, et ne les laisser couler qu'une heure après qu'elles sont tombées.

Les *piqûres*, les *coupures de la cornée* sont assez fréquentes, mais si elles ne plongent pas profondément dans l'œil, qu'elles n'intéressent que l'épaisseur de la cornée, elles sont peu graves, tendent à se cicatriser sous l'influence des applications d'eau froide et surtout avec la précaution de tenir la paupière supérieure abaissée, sans la comprimer avec un bandeau serré, car la pression est plus nuisible qu'utile.

Lorsque les piqûres ou les coupures donnent issue à la presque totalité des humeurs de l'œil, le cas alors est très-grave ; il faut ne pas redouter quelques évacuations sanguines; il faut, quand la plaie a donné issue à des liquides, faire tenir l'enfant couché sur le dos et qu'il ne tourne la tête ni à droite ni à gauche : cette position facilite beaucoup la cicatrisation.

Si la réunion n'a pas lieu par première intention, il y a alors une suppuration qui compromet beaucoup l'œil si on ne traite pas énergiquement le petit malade. Il faut agir comme dans les ophthalmies les plus graves, revenir aux évacuations sanguines, aux applications de pommade, d'onguent napolitain et de belladone autour de l'œil; il faut employer les gouttes d'une solution d'atropine et insister sur des purgatifs répétés.

Les *corps étrangers* qui déterminent des lésions de la cornée occasionnent des accidents différents, suivant la profondeur à laquelle ils pénètrent. En général, il est indiqué de les extraire. Abandonnés dans la plaie, ils déterminent tous des accidents plus ou moins graves. Pour l'extraction, si elle est possible, il faut placer l'enfant devant une fenêtre, après l'avoir assis de manière à ce qu'un aide tienne fortement la tête et relève la paupière supérieure ; alors, à l'aide d'un pinceau, ou d'un stylet, ou d'une pince très-fine, on peut débarrasser l'enfant. Dans d'autres cas, lorsque les corps étrangers sont incrustés dans la cornée, il faut se servir d'une aiguille à cataracte ou d'une lancette; quelquefois même il faut diviser la cornée, si les corps étrangers sont dans la chambre antérieure. Les corps étrangers une fois enlevés, il faut insister sur les applications d'eau très-fraîche et le traitement antiphlogistique plus ou moins actif; suivant les symptômes, il faut savoir s'abstenir.

Les *brûlures de la cornée* sont toutes plus ou moins fâcheuses ; les plus légères déterminent quelquefois une plaie très-circonscrite et superficielle, d'autres détruisent en totalité la cornée; de là un pronostic très-différent.

Quant au traitement, quelle que soit la brûlure, les lavages d'eau froide, les applications de compresses imbibées de solutions calmantes doivent être mis en usage.

Il peut rester, à la suite du traitement, des ulcères ou des fistules de la cornée. On peut aussi redouter le ramollissement et la gangrène. Mais pour prévenir tous ces accidents, c'est le traitement antiphlogistique énergique qu'on doit employer au début.

Perforations de la cornée.—Les perforations de la cornée succèdent aux lésions traumatiques de la cornée, elles succèdent aussi aux ophthalmies de diverses espèces et surtout dans ces ophthalmies qui se développent chez les scrofuleux. On les observe même au début de la scrofule.

Elles se remarquent au centre ou à la circonférence de la cornée : d'abord sous forme de cupules très-petites, comme une très-petite tête d'épingle ; il arrive quelquefois qu'elles se développent avec une très-grande rapidité, et la perforation peut se faire du jour au lendemain, et en même temps l'iris fait hernie.

Il est de la plus haute importance de s'opposer à cette marche rapide ; il faut, tout en employant le collyre au nitrate d'argent conjointement avec les antiphlogistiques, mettre en usage la belladone ; mais, comme dans ces cas la vitalité de l'iris est considérablement augmentée, il est important d'y adjoindre l'emploi de la glace. Aussi nous conseillons :

De tenir le malade couché sur le dos, la tête immobile et renversée un peu en arrière ; on applique sur l'œil, la paupière supérieure étant fermée, des compresses imbibées dans une infusion de feuilles de belladone : 50 grammes de feuilles infusées dans un litre d'eau passée, filtrée et tenue dans de la glace. On change souvent les compresses et on instille entre les paupières, trois ou quatre fois dans la journée et trois ou quatre fois dans la nuit, une goutte de solution d'atropine :

Sel d'atropine........................	10 centigrammes.
Eau distillée........................	10 grammes.

On peut, par ce moyen, prévenir une perforation de la cornée, et si elle a lieu, le liquide de la chambre antérieure s'écoule. L'iris ne se porte pas toujours en avant et ne vient pas faire hernie. Mais si l'iris s'engage, on peut le réduire par la pression de la paupière sur l'œil, en maintenant l'occlusion par un bandeau ; s'il est engagé depuis peu, on réussira ; mais lorsque la hernie existe depuis quelques jours, on peut craindre d'échouer, et alors il faut avoir recours à la cautérisation au nitrate d'argent, une ou plusieurs fois, à un jour d'intervalle.

XLIII

DES ENGELURES

L'engelure consiste dans un gonflement ou engorgement du tissu cellulaire sous-cutané, souvent indolent, quelquefois brûlant, douloureux, ayant une teinte violacée.

Siége. — En général on rencontre les engelures chez les enfants, quelquefois chez les vieillards, aux doigts, aux orteils, au nez, aux oreilles; il y en a ordinairement plusieurs à la fois. C'est surtout chez les enfants lymphatiques, faibles, qu'on les rencontre souvent.

Causes. — Le lymphatisme est la cause générale prédisposante; le froid, l'humidité, les mauvaises chaussures, qui entretiennent les pieds humides, en sont les causes déterminantes.

Signes. — Cette maladie, qui se manifeste vers la fin de l'automne ou en hiver, est caractérisée par un gonflement sur un des points indiqués, doigts, orteils, nez ou oreilles. Il y a une rougeur violacée assez circonscrite disparaissant à la pression du doigt comme l'érésipèle; il y a prurit, surtout lorsque la partie malade est exposée à la chaleur; il y a douleur à la pression et dans les mouvements; la teinte violacée devient bleuâtre et peut quelquefois s'ulcérer; la peau se sphacèle; nous avons vu des tendons, des os, des articulations, être mis à découvert et même des orteils se détacher. Quelquefois cette maladie se complique d'érésipèle qui peut envahir tout un membre. Il arrive souvent que les engelures, ulcérées ou non, se compliquent d'angioleucite soit au jarret, soit à l'aine.

Diagnostic. — On ne peut confondre l'engelure avec l'érésipèle : ce dernier n'envahit pas un point circonscrit comme une phalange ; l'engelure tend à rester sur le point qu'elle affecte; l'érésipèle tend ordinairement, au contraire, à cheminer plus ou moins.

Pronostic. — Le plus souvent il est favorable, car l'engelure tend en général à se terminer par résolution, sans suivre la marche fâcheuse que nous avons indiquée plus haut; mais elle reparaît habituellement chez les enfants au retour de l'hiver.

Terminaison. — Presque toujours l'engelure diminue d'intensité et se termine par résolution lorsque la saison douce arrive et que les temps froids cessent. Mais il faut dire que souvent elle disparaît pour ne plus revenir lors de l'âge de la puberté. Ce fait, assez général, est loin d'être toujours constant, car nous voyons des adultes encore atteints d'engelures.

D'ailleurs, des vieillards ayant eu des engelures dans leur bas âge en ont quelquefois, et elles présentent chez eux les mêmes caractères que dans l'enfance.

Traitement. — Il est important de distinguer le traitement en prophylactique et en curatif.

On peut préserver quelquefois les enfants des engelures, d'abord en tonifiant la constitution, si elle est lymphatique; tous les moyens internes généraux antiscrofuleux peuvent modifier cette prédisposition aux engelures, et, sans négliger avant tout ces divers moyens, il nous paraît que les traitements par bains toniques sont très-utiles : bains froids, bains de mer, bains sulfureux. Indépendamment de ces bains, qui agissent tout à la fois sur l'état général et l'état local, nous nous sommes très-bien trouvé de bains de pieds toniques, tels que bains de pieds dans un gros vin très-peu chaud, dans des infusions de feuilles de noyer, des bains d'eau de savon, d'eau avec addition d'eau-de-vie camphrée, d'eau-de-vie de lavande, d'eau avec une petite quantité de chlorure d'oxyde de sodium (liqueur de Labarraque). Ces bains locaux doivent être pris presque frais : ils agiraient mal s'ils étaient trop chauds.

Traitement curatif. — Lorsque les engelures sont déclarées, qu'elles sont avec chaleur, rougeur et douleur, on peut encore employer avec succès soit des lotions, soit des bains, avec les derniers moyens prescrits comme préservatifs. Mais souvent les émollients sont utiles : des bains d'eau de guimauve, d'eau gélatineuse, quelquefois des applications de cataplasmes émollients; mais c'est à une température plutôt fraîche que chaude qu'ils sont indiqués, s'il y a de très-vives douleurs.

Enfin, lorsque les phlyctènes se forment, lorsque les ulcères se manifestent, il faut faire des pansements simples avec des linges fenestrés enduits de cérat et recouverts de charpie; après quelques jours de ce pansement simple, il faut se hâter de mettre en usage des pansements toniques, en imbibant la charpie de gros vin aromatique ou d'eau légèrement chlorurée. Si les ulcères ont un aspect grisâtre, il faut employer un digestif simple ou plus ou moins excitant; si des bourgeons charnus pullulent, il faut les réprimer avec l'azotate d'argent. Les eaux sulfureuses, à cette époque, sont souvent indiquées, mais en les adoucissant quelquefois plus ou moins avec de l'eau simple ou de l'eau de son; il faut se garder d'eau chaude, qui amollirait les chairs et serait plus nuisible qu'utile. S'il y a fétidité, la poudre de quinquina, les pansements au permanganate de potasse peuvent rendre service, à la dose de :

Permanganate de potasse..........................	10 grammes.
Eau..	100 grammes.

Deux cuillerées de cette solution dans un verre d'eau, en imbiber la charpie qui doit servir aux pansements. En un mot, à toutes les époques de la maladie, l'engelure réclame, comme moyens prophylactiques ou comme moyens curatifs, les toniques sous toutes les formes, à moins d'inflammation très-intense.

La pommade conseillée par le docteur Carreau paraît utile à toutes les périodes :

F. S. A.	Axonge................................	30 grammes.
	Iodure de potassium......................	4 grammes
	Teinture d'iode..........................	1 gramme.

XLIV

DES LUXATIONS TRAUMATIQUES

Les luxations traumatiques ou déplacements permanents survenus brusquement par une violence extérieure dans les articulations, sont plus rares chez les enfants que chez les adultes, et cependant nous avons observé chez les jeunes sujets toutes les luxations traumatiques. Les plus communes sont celles du coude et du cubitus à sa partie supérieure, celles du radius à sa partie supérieure et séparément celle de la clavicule de l'humérus. Nous avons aussi rencontré la luxation de l'extrémité inférieure du cubitus, celle du premier métacarpien, des phalanges des doigts. Nous avons vu des luxations de l'articulation coxo-fémorale, de la rotule, des orteils, et enfin de la mâchoire inférieure et même des vertèbres cervicales.

Toutes ces luxations se produisent par les mêmes causes, qui sont ordinairement des chutes, des coups; elles offrent les mêmes symptômes et réclament le même traitement que chez les adultes. Il faut, après la réduction, surveiller plus longtemps les enfants que les adultes, à cause de leur disposition lymphatique qui les prédispose plus ou moins aux arthrites chroniques, aux tumeurs blanches; aussi, après avoir réduit une luxation chez un enfant, réduction plus facile à cause de l'action musculaire moins forte, réduction faite avec ou sans l'aide du chloroforme, croyons-nous nécessaire d'employer les résolutifs et surtout de prolonger plus ou moins l'immobilité de l'articulation par la simple position ou par l'application d'un appareil pendant quinze ou vingt-cinq jours, comme s'il s'agissait d'une fracture.

Si nous voulions parler de toutes les luxations chez les enfants, nous n'aurions, sous tous les rapports, qu'à dire ce qui est indiqué chez les adultes dans les ouvrages classiques (Boyer, Malgaigne, Richerand, Vidal, etc.). Nous ajouterons seulement que, bien qu'on les réduise beaucoup plus facilement, même quand elles sont déjà anciennes de deux et même de trois mois, le chirurgien doit être arrêté dans certaines réductions de luxations anciennes, par la crainte de rompre les épiphyses qui ne sont pas encore solides. Nous devons dire aussi que nous avons constaté que les luxations chez les enfants étaient souvent compliquées de fractures des extrémités articulaires sans déplacement ; d'autres fois, de décollements des épiphyses, qui ne sont pas toujours très-faciles à reconnaître, parce que ces décollements peuvent exister également sans déplacement, et que, par cette raison, on a toujours beaucoup d'avantage, même dans le doute, à maintenir assez longtemps les articulations luxées dans des appareils, même quand la conformation annonce qu'il n'y a pas de difformité et que les surfaces articulaires sont bien en rapport.

Il y a des luxations dont quelques-unes ne peuvent pas se réduire et qui surtout ne peuvent pas se maintenir réduites.

Ainsi les luxations du coude, qui sont les plus fréquentes chez les enfants, s'observent souvent, et toujours, soit par suite de chute directe sur le coude, soit par suite de chute sur la main, soit enfin par tiraillement de l'avant-bras.

On nous présente très-souvent, dans la pratique, des enfants ayant subi des lésions traumatiques au coude.

Souvent il y a simple contusion, quelquefois tiraillement articulaire, luxation complète, luxation incomplète, fracture.

Observé au moment même de l'accident, le coude qui a subi une lésion traumatique peut être exempt de tuméfaction, et nous devons dire que, dans ces cas, la déformation ou la non-déformation de l'articulation se reconnaît quelquefois très-bien. Alors on peut constater certaines luxations simples ou compliquées, et souvent, s'il y a complication de fracture, la crépitation permet de les reconnaître. Mais nous devons dire que, quelquefois, sans tuméfaction et surtout avec tuméfaction, il y a de grandes difficultés pour se prononcer dans le diagnostic.

Certainement, la crépitation permet de se prononcer le plus souvent pour une fracture, mais souvent il y a des fractures où on ne peut déterminer des mouvements pour reconnaître la crépitation, et de là le doute pour dire s'il y a eu ou non fracture et surtout pour reconnaître la direction. Aussi l'incertitude est permise, quand il y a fracture, s'il n'y a pas de déplacement et s'il n'y a pas crépitation appréciable.

Dans les luxations, il y en a où les saillies articulaires sont tellement appréciables, certains mouvements tellement impossibles, qu'on ne peut les méconnaître; mais quoiqu'on soit bien pénétré de l'étude de ces luxations, si bien indiquées dans les auteurs modernes, Malgaigne, Vidal, Bonnet, Nélaton, et surtout dans l'excellent mémoire de M. Denucé, il est très-souvent presque impossible de reconnaître plusieurs de ces variétés de luxations; avec peu de déplacement, elles échappent comme certaines fractures.

Ainsi, chez un grand nombre d'enfants que nous avons vus, nous avons parfaitement reconnu et toujours bien constaté les luxations complètes du coude en arrière, en avant, en dedans et en dehors, et du radius par rotation en avant ou en dehors; mais il y a des luxations incomplètes, des subluxations, que nous avons souvent méconnues, avec ou sans gonflement des parties molles.

D'ailleurs, il faut avouer que ces luxations incomplètes, si bien décrites par M. Denucé, sont souvent insaisissables sur le vivant, tant elles sont peu marquées, surtout chez l'enfant, lorsqu'il y a gonflement.

Nous pouvons dire que toutes les luxations bien appréciables que nous avons constatées chez les enfants se sont produites par les causes généralement indiquées chez les adultes, que les symptômes principaux signalés pour les luxations du coude chez les adultes se sont toujours observés chez les enfants, et que les moyens de réduction conseillés nous ont toujours réussi lorsque ces luxations étaient récentes.

Mais nous devons dire que certaines luxations, ayant des signes peu évidents ou étant incomplètes, nous ont souvent échappé et se sont réduites par la simple flexion de l'avant-bras à angle droit.

Quant aux réductions tardives, nous avons pu réduire chez les enfants, après un mois, six semaines, les luxations du coude en arrière, mais nous avons échoué souvent pour les trois luxations en avant, en arrière et en dehors de l'extrémité supérieure du radius, même fort peu anciennes. Si nous avons mis en rapport quelquefois les surfaces articulaires, nous n'avons pu les maintenir convenablement.

Nous devons ajouter que, dans ces luxations de l'extrémité supérieure du radius et même dans toutes les luxations du coude, non réduites ou incomplétement réduites, le temps a fait beaucoup pour rétablir les mouvements, et que, par une compression douce et continue, nous avons obtenu que la tête du radius reprît lentement sa place; plus tard, la difformité a été peu considérable et les mouvements ont été conservés.

Nous avons vu très-souvent la luxation du coude en arrière, principalement le cubitus seul, rarement les deux os; nous avons constaté un seul cas de luxation de l'humérus en avant facilement réduit, nous avons vu plus souvent la luxation de l'extrémité supérieure du radius très-souvent incomplète et alors nous avons pu la réduire et la maintenir réduite, ce qui n'a pas eu lieu en général pour les luxations complètes.

Quant au traitement consécutif à toutes les réductions du coude, nous avons toujours mis l'avant-bras en flexion sur le bras, en tenant plus ou moins l'avant-bras soit en supination, soit en pronation, suivant le cas de luxation en arrière ou en avant.

Il nous est arrivé plusieurs fois d'être dans le doute pour savoir s'il y avait certaines luxations simples ou compliquées de fracture, et dans tous les cas, même dans le doute, nous avons maintenu et nous croyons utile de maintenir le membre fléchi, si ce n'est dans le cas de luxation avec fracture de l'olécrâne, alors il vaut mieux une demi-flexion plutôt qu'une extension complète.

Nous retirons toujours nos appareils d'abord au bout de douze à quinze jours, afin d'imprimer un léger mouvement à l'articulation, et nous réappliquons un nouveau bandage, plus ou moins longtemps suivant la nécessité; s'il y a quelques complications de fracture, nous ne craignons pas d'appliquer un appareil inamovible à la dextrine, ou bien nous plaçons le membre dans une gouttière coudée, mais tous les douze ou quinze jours nous avons la précaution d'imprimer des mouvements au coude pour éviter l'ankylose.

Il est un mode de traitement que nous avons mis en usage pendant longtemps lorsqu'il y a beaucoup de tuméfaction périarticulaire: c'est, avant ou après la réduction de la luxation, l'application de sangsues et de cataplasmes autour du coude; c'était dans l'intention de prévenir l'arthrite consécutive, mais nous y avons renoncé pour n'employer que les cataplasmes et la pommade d'onguent napolitain et de belladone quelques jours, car nous avons remarqué que les arthrites consécutives à des violences extérieures chez les enfants étaient de beaucoup plus rares qu'on ne le pense, et de plus, que l'emploi des bandages inamovibles, l'articulation étant enveloppée de ouate ou non, avec la précaution de surveiller le bandage, était le vrai moyen prophylactique des arthrites, surtout chez les enfants scrofuleux. Nous appliquons encore quelquefois des sangsues chez les enfants forts et bien constitués, et principalement quand la luxation est compliquée de fracture ou d'une forte contusion.

Nous devons dire que, chez les enfants comme chez les adultes, si nous avons réduit souvent facilement des luxations des doigts, des phalanges, nous avons eu occasion d'être obligé de faire des sections sous-cutanées de ligament pour réduire dans deux cas des luxations de phalange, nous avons quelquefois réduit facilement la luxation du premier métacarpien, mais une fois sur un enfant de douze ans nous avons échoué, ainsi que notre maître, M. Velpeau; avec le temps l'enfant a fini par bien se servir de son pouce.

Nous devons terminer cette notice sur les luxations du coude chez les enfants en disant que c'est surtout chez eux qu'il est indiqué d'employer les moyens à extension graduée avec des appareils mécaniques, dans les cas d'ankyloses incomplètes du coude à la suite d'immobilité de l'articulation trop longtemps prolongée par diverses causes, fractures ou luxations. L'emploi de ces appareils nécessite d'abord de préparer l'articulation par des bains, des manœuvres douces, etc.; il faut agir ensuite avec beaucoup de lenteur et avoir une surveillance attentive et continue, si l'on veut éviter des accidents.

XLV

DE L'ÉRYSIPÈLE

L'érysipèle, inflammation superficielle de la peau, essentiellement extensive, se rencontre souvent chez les enfants et chez les nouveau-nés.

Causes. — Chez les enfants nous reconnaissons des érysipèles, les uns par causes générales, d'autres par causes locales à la suite d'opérations, de lésions extérieures, plaies, blessures, vaccinations, simples écorchures, vésicatoires, inflammation de l'ombilic, eczéma du cuir chevelu, érosions des parties génitales, des fesses, etc., etc.

Chez les nouveau-nés, le manque de soins est la principale cause des érysipèles, si graves à cet âge.

Symptômes. — On remarque une rougeur plus ou moins intense de la peau, souvent circonscrite, qui disparaît par la pression et revient dès qu'on la cesse. Cette rougeur est plus ou moins douloureuse, quelquefois indolente. Très-souvent ces symptômes locaux sont accompagnés de gonflement des ganglions voisins et des vaisseaux lymphatiques de la région malade sous forme de traînées rougeâtres partant de l'érysipèle et se dirigeant vers les ganglions. L'érysipèle est quelquefois limité; ses limites sont plus appréciables au toucher qu'à la vue, il y a un bourrelet très-faible qui forme la circonscription. Lorsqu'il siége aux paupières, au scrotum ou à la vulve, il est accompagné d'infiltration du tissu cellulaire sous-cutané.

Tous ces symptômes sont précédés de frissons, de fièvre et d'agitation; chez quelques enfants, il y a même un délire précurseur, avec vomissements. Pendant la marche de cette maladie, les symptômes sont en progrès; il y a chaleur de la peau, fièvre et soif vive, et de plus, la peau étant distendue, l'épiderme est modifié; il se soulève et il y a formation de vésicules pleines de sérosité. Le plus ordinairement, l'érysipèle se termine par résolution, rarement par suppuration ou par gangrène.

Cette affection est parfois épidémique et même contagieuse, suivant l'opinion des chirurgiens anglais Arnolt, Gibson, Lauveau, et suivant celle des médecins français, Alibert, Rayer, Chomel, Costallat. Nous n'avons pas eu occasion de constater la contagion à l'hôpital des Enfants ; nous n'avons pas eu non plus occasion de reconnaître que l'érysipèle fût bien positivement épidémique dans nos salles de chirurgie à cet hôpital ; ce qui explique en partie les succès des opérations, plus communs dans l'enfance.

Diagnostic. — Facile : il suffit d'avoir vu quelquefois chez les enfants la rougeole, la scarlatine, l'urticaire pour ne pas les confondre avec l'érysipèle. L'érythème pourrait se confondre avec l'érysipèle ; mais le premier est sans tuméfaction, sans douleur, il est pour ainsi dire fugace et toujours sans symptômes généraux.

Pronostic.— En général, aussi grave chez les enfants que chez les adultes. Cependant, si nous nous en rapportons à notre pratique, nous dirons que souvent cette maladie suit une marche plus ou moins lente, dix ou douze jours, et guérit sans traitement par résolution ; la rougeur, la chaleur et le gonflement diminuent et la desquamation arrive ; seulement, ce pronostic favorable n'est pas exempt d'exceptions et doit être surtout modifié pour l'érysipèle des nouveau-nés, que nous devons indiquer séparément.

L'érysipèle doit être considéré comme très-grave lorsqu'il n'est pas purement local et qu'il est compliqué de résorption purulente caractérisée par la prolongation des symptômes généraux : frissons, fièvre, vomissements, passage rapide de la rougeur d'un point à un autre, ou qu'il est ambulant, comme on le dit.

Enfin, il est encore grave lorsqu'il se complique de phlegmon, c'est-à-dire d'inflammation du tissu cellulaire sous-cutané et profond.

Traitement. — On doit le distinguer en traitement local et en traitement général.

Traitement local. — Nous ne dirons pas, comme quelques auteurs l'ont écrit, que le traitement local est inutile. Si, dans beaucoup de cas, l'on doit s'abstenir de moyens locaux pour les érysipèles survenus sous l'influence générale, il n'en est pas de même des érysipèles par cause traumatique. Dans les cas d'érysipèle par cause générale, on peut se borner, soit à des lotions plus ou moins répétées avec l'infusion de fleurs de sureau ou l'eau de son, soit à des onctions avec l'axonge, ou mieux encore (car nous sommes peu partisan des lavages surtout émollients et chauds) en saupoudrant la partie malade avec de la fécule de pomme de terre ou de la farine de riz; mais dans l'érysipèle survenu par suite d'une plaie, d'une blessure légère ou d'une opération, s'il y a fièvre intense, chaleur très-grande et tendance à l'extension de la maladie, il nous a paru que, dans quelques cas, l'onguent napolitain en onction réussit; la pommade au sulfate de fer nous a offert quelques résultats avantageux. A l'exemple de Dupuytren, dans certains cas ambulants, lorsqu'il y a fièvre, délire, etc., un vésicatoire placé au centre du mal a mis fin à tous les accidents, même chez des enfants très-jeunes. Mais je dois dire, pour avoir employé souvent ces moyens locaux, que les sangsues sur les ganglions lymphatiques au-dessus du mal sont très-utiles quelquefois, mais que surtout l'emploi du collodion, formule de Robert Latour, nous a donné, chez les enfants, les meilleurs résultats, pour les cas traumatiques. Quant aux sangsues, s'il y a chaleur, fièvre, nous appliquons, à l'exemple de Blandin, dans l'érysipèle traumatique, des sangsues sur les ganglions de l'aisselle, pour un érysipèle du bras ou de l'avant-bras, si les ganglions sont tuméfiés et douloureux; des sangsues sur la région de l'aine, pour un érysipèle du membre inférieur.

Traitement général. — Il est toujours indiqué, dans les érysipèles de causes générales : les purgatifs, les vomitifs, les boissons délayantes et laxatives, petit-lait, limonades, bouillons aux herbes sont utiles, selon les cas.

Mais après les opérations où l'on redoute la résorption purulente, l'alcoolature d'aconit, à la dose de 2 et 3 grammes dans un julep, doit être prescrite pour vingt-quatre heures, et répétée chaque jour. Le quinquina dans du café, donné à la dose de 1 à 2 grammes d'extrait mou de quinquina dans du café noir, une fois par jour, nous paraît très-utile dans les cas de résorption purulente, même chez de très-jeunes enfants.

Nous ne terminerons pas cet article sans parler de l'*érysipèle des nouveau-nés.*

Cet érysipèle, qu'on observe plus ou moins de jours après la naissance, peut être fixe ou ambulant, comme celui qu'on rencontre à tous les âges de la vie ; mais ce qui le caractérise, c'est de se développer sur des enfants de quelques jours et d'avoir son siége le plus souvent autour de l'ombilic ou vers les parties génitales, au pourtour de l'anus ou aux fesses.

Causes. — La plus petite écorchure peut être la cause principale. Des gerçures des cuisses, des bourses, et souvent l'inflammation qui accompagne la chute du cordon ombilical, peuvent déterminer le mal ; les pustules du vaccin peuvent en être le point de départ. Quelquefois c'est une cause épidémique, comme on l'observe de temps en temps dans les hôpitaux de femmes en couches, lorsqu'il existe des épidémies de fièvres puerpérales.

Enfin, la cause peut être recherchée dans les mauvaises conditions où se trouvent les enfants des populations ouvrières.

Symptômes. — En général, il y a peu de prodromes, cependant quelquefois de la fièvre et des vomissements, des convulsions, de l'ictère. La coloration de la peau se déclare ; dans un des points indiqués, il y a chaleur, agitation, insomnie, fréquence continuelle du pouls ; la rougeur, d'abord peu étendue, marche, devient douloureuse et s'étend plus ou moins ; elle prend quelquefois le caractère d'érysipèle ambulant et parcourt toutes les parties du corps. Il y a toujours plus ou moins de tuméfaction, d'infiltration du tissu cellulaire sous-cutané.

Si la maladie se termine par résolution, les symptômes indiqués diminuent peu à peu. Au contraire et malheureusement, très-souvent l'enfant s'affaiblit, refuse de prendre le sein ; de la diarrhée, des vomissements surviennent ; la partie malade est d'un rouge plus intense et même la peau se sphacèle. Lorsque les escarres se détachent, on doit panser les plaies qui en résultent avec des poudres plutôt qu'avec du cérat, et la suppuration ne peut cesser que très-lentement.

On remarque souvent des symptômes de péritonite, et à l'autopsie on constate du pus dans les mailles du tissu cellulaire des parois de l'abdomen, et aussi des fausses membranes sur les intestins et du pus dans la cavité abdominale.

Pronostic. — Cette maladie est très-grave, souvent mortelle ; il y a d'autant plus de chances de sauver les enfants qu'ils sont plus âgés, mais presque tous ceux de quelques jours sont enlevés, quoi qu'on fasse.

Traitement. — *A l'intérieur*, quelques moyens laxatifs, le calomel à doses fractionnées; des lavements, s'il y a constipation; ne pas cesser complétement le lait de la nourrice, s'il est bon. Nous n'avons pas donné, comme les Anglais le conseillent, deux gouttes de teinture de perchlorure de fer toutes les deux heures dans de l'eau sucrée.

A l'extérieur, quelques bains entiers d'eau de son, de courte durée, peu ou point d'application de cataplasmes en général; ce qui nous a le mieux réussi, ce sont les poudres de fécule de pomme de terre ou de riz, mais surtout l'emploi réitéré plusieurs jours de suite du collodion élastique. On doit l'appliquer plus ou moins à mesure que l'érysipèle s'étend, il faut pour ainsi dire poursuivre la maladie avec le collodion, changer très-souvent de linge le petit malade pour qu'il ne soit pas dans l'humidité, et, chaque fois qu'on le change, réappliquer du collodion.

Lorsque la peau se sphacèle, les applications de digestifs peuvent être utiles quelquefois pour faciliter la chute des escarres; enfin, si les escarres sont tombées, il faut faire des pansements simples, de préférence encore avec de la fécule mêlée à des poudres plus ou moins toniques et renouvelées fréquemment avec soin; par ces moyens on évite de nouveaux érysipèles qui sont trop souvent provoqués par les corps gras, préparations d'axonge, de glycérine ou autres, conseillés dans ces cas. Nous avons eu quelques succès, très-rares, à l'aide des pansements par les poudres seulement.

XLVI

DE L'ENTORSE

Chez les enfants comme chez les adultes, . entorse est une distension articulaire brusque, avec ou sans déchirure des ligaments et des parties molles qui entourent l'articulation ; elle s'observe le plus ordinairement dans l'articulation tibio-tarsienne, mais aussi dans toutes les articulations, et, chez les enfants principalement, dans celles de l'avant-bras et du poignet. C'est dire d'avance que tous les désordres qui se produisent chez les enfants qu'on soulève par les bras sont des entorses, toutes les fois que ces tractions ne déterminent ni luxation, ni fracture.

Causes. — La souplesse des articulations chez les enfants nous paraît une cause qui les prédispose moins que les adultes aux entorses. Les causes ordinaires sont les chutes, les contusions, les tractions plus ou moins fortes qui exagèrent les mouvements au delà de l'état normal, et qui déterminent la distension et la déchirure des ligaments articulaires.

Altérations pathologiques. — Ce n'est que par des expériences sur le cadavre qu'on peut bien se rendre compte, comme l'a fait Bonnet, de Lyon, des lésions produites par l'entorse, car ce n'est que très-rarement qu'on peut observer à l'autopsie une entorse récente. Les quelques cas rares qu'on peut observer sur les sujets morts avec des entorses, et surtout les expériences cadavériques, font reconnaître dans les entorses très-faibles à peine de la distension des ligaments avec légère exsudation sanguine ; d'autres fois, lorsque les distensions sont observées sur des articulations qui ont éprouvé des mouvements violents et forcés, le tissu cellulaire souscutané, intermusculaire et périarticulaire est déchiré dans une plus ou moins grande étendue, les petits vaisseaux sanguins sont déchirés, ce qui détermine des ecchymoses ; les fibres aponévrotiques, les fibres musculaires, les gaînes tendineuses sont aussi quelquefois déchirées, et il y a de suite infiltration séreuse autour de l'articulation.

Symptômes physiologiques.—Ces symptômes sont infiniment variables suivant l'intensité : ils peuvent être passagers et instantanés ou se prolonger plus ou moins longtemps.

Une distension articulaire peut causer une douleur prompte et passagère : c'est à peine si les ligaments ont été lésés, et l'individu qui a mis son pied à faux en le tournant brusquement dans un sens ou dans un autre est quelquefois à peine cinq ou six minutes ne pouvant appuyer le pied ; mais souvent elle peut occasionner des douleurs de plus longue durée, et alors on peut constater :

1° Autour de l'articulation malade, une douleur plus ou moins vive, qui gêne les mouvements et qui, lorsque l'entorse siége au pied, empêche l'individu de marcher ; cette douleur, occasionnée par la distension des filets nerveux, de la synoviale et des parties molles qui entourent l'articulation, peut durer plus ou moins longtemps, ou cesser presque immédiatement.

2° Le plus souvent, aussitôt l'accident ou quelquefois peu après, les parties molles se tuméfient, des ecchymoses apparaissent, la douleur augmente et les blessés éprouvent la nécessité de ne pas remuer leur membre.

3° Dans les cas les plus simples, l'inflammation est de courte durée, les épanchements sanguins ou autres se résorbent ; il reste un peu de roideur qui disparaît en peu de jours ; mais si le cas est plus intense, les déchirures plus étendues, si la constitution de l'enfant est lymphatique, ou si l'on ne se hâte pas de laisser l'articulation immobile, il survient une inflammation aiguë, puis chronique, qui peut dégénérer en tumeur blanche.

Le *diagnostic* est assez facile : chez les enfants on ne peut que difficilement confondre une luxation avec une entorse, la déformation articulaire étant bien différente dans la luxation. Pour l'articulation du pied, en imprimant des mouvements de latéralité au pied de manière à pousser alternativement sur l'une et l'autre malléole, il est difficile de ne pas reconnaître la fracture du péroné. Cependant on peut rester dans le doute, si le gonflement est considérable, alors ce n'est qu'au bout de quelques jours qu'on peut se prononcer. Quant à juger de l'étendue des désordres, on ne peut pas toujours les apprécier de suite, et dans ce cas il faut mieux s'abstenir que de faire des recherches trop longues et trop douloureuses.

Le *pronostic* ne peut donc être porté dans tous les cas, surtout s'il y a vive douleur et gonflement considérable, car le degré de l'entorse peut être infiniment variable, et on ne peut affirmer que la guérison sera prompte, surtout chez les lymphatiques.

Le *traitement* peut consister, pour les cas peu graves, ou bien dans l'application de ouate autour de l'articulation, fixée avec un bandage contentif, ou bien dans le massage appliqué tout de suite ou dans les premières heures qui suivent l'accident, mais à la condition qu'il y aura tuméfaction, infiltration des parties molles; ce n'est que dans ces cas que l'on pourra obtenir un bon résultat de ce moyen employé au début et même plus tard, avec la précaution de le faire suivre d'un bandage contentif et arrosé d'un liquide résolutif et calmant : eau, eau-de-vie camphrée et quelques gouttes d'extrait de Saturne.

C'est surtout au pied ou au genou, ou au poignet, qu'on pourra pratiquer le massage. On s'y prendra de la façon suivante :

Il est utile de se graisser les mains avec un corps gras, de l'axonge, par exemple; il faut pratiquer très-lentement des pressions douces et prolongées de bas en haut, afin de faire remonter les liquides épanchés autour de l'articulation; il faut, comme Bonnet, de Lyon, le conseillait, imprimer avec précaution des mouvements; il faut faire des séances plus ou moins souvent, suivant l'intensité de l'entorse; on sait que quelquefois, après une ou deux séances, les malades peuvent marcher. Cela a été observé plusieurs fois par M. le docteur Lebatard, et cela nous est arrivé dans des cas d'entorse faible. Il faut pendant plusieurs jours continuer le massage, dès que l'entorse est un peu grave.

Un autre traitement employé depuis longtemps et mis encore en usage par les chirurgiens et par nous en particulier, surtout pour les cas graves, consiste : 1° dans une application de sangsues, lorsqu'il y a gonflement considérable et douleur extrême. On peut se contenter d'appliquer des compresses trempées dans de l'eau froide, et d'arroser le pansement soit avec de l'eau froide, soit avec un mélange d'eau végéto-minérale; je me suis bien trouvé des irrigations continues sur la partie malade.

2° Au bout de quelques jours, on applique un bandage légèrement contentif, et on place la partie malade sur un oreiller disposé en plan incliné, de manière à ce que le pied soit plus élevé que le genou.

3° Enfin, lorsqu'il n'y a plus de gonflement, on applique un bandage inamovible qu'on laisse plus ou moins longtemps, quinze jours, un mois et plus. Lorsqu'on retire cet appareil, il ne reste plus dans l'articulation que de la roideur, qui disparaît graduellement par les mouvements qu'on doit faire subir à l'articulation.

Si l'entorse passe à l'arthrite chronique, le cas est grave, car alors on a affaire à une tumeur blanche.

Nous ne devons pas quitter ce sujet sans parler des entorses de l'avant-bras. Ces accidents, produits chez les enfants qu'on enlève brusquement par le bras, sont pour nous, abstraction faite des fractures et des luxations qui peuvent survenir de cette manière, le plus souvent de véritables entorses légères. Ces entorses ont lieu dans les diverses articulations de l'avant-bras, suivant le mouvement imprimé au membre.

Tous les enfants dans ces cas, et nous en avons vu un grand nombre, ont été soulevés brusquement par le bras, soit pour les faire danser, soit pour leur faire sauter un ruisseau, soit pour les retenir dans une chute.

Quelques-uns étaient tombés, mais presque tous avaient été pris par la main, les uns par le poignet, les autres par l'avant-bras; dans tous les cas le membre avait été tourné plus ou moins brusquement, soit en supination, soit en pronation. Dans ces diverses circonstances, il est évident, par l'observation, le raisonnement et l'examen physiologique, que la distension ou le tiraillement peut se passer dans plusieurs articulations. Ainsi, lorsque l'enfant est enlevé brusquement par le poignet ou l'avant-bras, le mouvement de pronation ou de supination peut avoir lieu, soit dans l'articulation de l'extrémité supérieure du radius, soit dans le poignet; alors ou l'extrémité inférieure du radius, ou celle du cubitus peuvent être portées en avant ou en arrière, et la distension a lieu dans l'articulation cubito-radiale ou dans l'articulation radio-carpienne.

Lorsque ces enfants sont amenés au chirurgien, nous devons dire, pour en avoir vu un assez grand nombre, que très-peu présentent des fractures du cubitus ou du radius, ou des luxations soit de l'extrémité supérieure du radius, soit de l'extrémité inférieure du cubitus, et que la plupart au contraire n'offrent aucun de ces accidents graves, mais cependant présentent des symptômes qui effrayent surtout les parents et même quelquefois les médecins, à cause des cris et des plaintes des enfants.

Quoi qu'il en soit, on observe chez ces enfants des signes qui sont presque toujours les mêmes : ainsi ils crient et se plaignent beaucoup dès qu'on remue le membre, soit qu'on l'étende, soit qu'on le fléchisse ou qu'on imprime quelques mouvements de rotation ou de supination ; on ne remarque aucune déformation appréciable. On entend quelquefois, pendant les mouvements qu'on exécute, un bruit, sans se rendre compte du point où il se produit, ce qui fait penser à quelque glissement de surface articulaire l'une sur l'autre. Tout à coup, une fois ces mouvements produits, l'enfant cesse de se plaindre et, sans qu'on puisse dire qu'on a fait quelque chose pour le guérir, on le voit remuer le membre comme avant l'accident. D'autres fois il n'en est pas ainsi, la douleur persiste; tantôt il existe de la sensibilité au niveau de l'articulation supérieure du radius, tantôt à l'articulation inférieure et enfin à l'articulation cubitale inférieure.

Pour nous, nous sommes loin, généralement, de pouvoir porter un diagnostic précis dans tous les cas. Nous croyons, lorsque nous ne constatons ni fracture, ni luxation de l'extrémité supérieure du radius, ni déplacement de l'extrémité carpienne du cubitus, qu'il y a eu entorse en général peu grave, c'est-à-dire glissement des surfaces articulaires, distension des ligaments; ou, au moins, tendance à une luxation qui ne s'est pas effectuée.

Enfin, nous ne croyons pas que ces accidents se produisent toujours à l'articulation du coude ou à l'articulation du poignet, mais au contraire sur plusieurs points des articulations de l'avant-bras. Nous croyons bien que quelquefois ce désordre peu grave se passe à l'articulation du poignet, comme notre honorable confrère M. Goyrand l'a observé; mais nous ne prétendons pas, comme lui, que ce soit toujours dans ce point. Nous croyons avoir entendu comme lui un bruit particulier vers cette articulation, mais nous l'avons souvent constaté à l'articulation supérieure du radius.

Dans tous les cas, le pronostic n'étant grave que s'il y avait plusieurs récidives, nous nous contentons de mettre l'avant-bras dans la flexion à angle droit en plaçant la main en supination ou en pronation, suivant que le malade préfère l'une ou l'autre position, et nous devons dire que, dans presque tous les cas, cette position est excellente pour les malades ; ils ne se plaignent plus, et en trois ou quatre jours, en général, ils sont guéris.

Si la douleur persistait au bout de ce temps, nous sommes d'avis de mettre un bandage inamovible huit à dix jours, en plaçant le membre dans la position indiquée.

XLVII

DE L'OZÈNE

On donne le nom d'*ozène* à un symptôme produit par des ulcérations profondes du nez qui laissent exhaler une odeur tellement forte, qu'on ne peut parler aux enfants qui en sont affectés sans reconnaître de suite que l'air qu'ils expirent est chargé d'une fétidité particulière.

Causes. — Chez les adultes, l'affection syphilitique est souvent la cause de cette maladie; chez l'enfant, c'est la scrofule et souvent la carie de quelque portion des os des fosses nasales. Quelquefois des enfants très-forts, très-bien portants, sans affection constitutionnelle appréciable, sont atteints de cette maladie.

On a cru reconnaître cette affection chez les enfants ayant le nez étroit, écrasé.

Siége. — Il existe dans l'intérieur des fosses nasales, des sinus frontaux et maxillaires; dans ces points profonds, et qu'on ne peut voir sur le vivant, on observe, comme on peut le constater sur les parties moins profondément situées, à l'entrée des fosses nasales, la muqueuse ulcérée dans un ou plusieurs points; quelquefois on ne peut rien voir.

Lésions pathologiques. — Souvent de véritables ulcérations dans différents points de la muqueuse nasale, quelquefois modification de la muqueuse qui augmente d'épaisseur; quelquefois on a rencontré des ulcérations à l'entrée des fosses nasales, mais le plus souvent très-profondément dans les anfractuosités des cornets et de l'ethmoïde.

Symptômes. — Sécrétions abondantes dans les fosses nasales, purulentes, sanguinolentes, formant des croûtes dans le nez et principalement exhalant une odeur fétide, odeur cadavéreuse, odeur de carie ; on l'a comparée à l'odeur de punaise ; aussi a-t-on appelé *punais* ceux qui en sont affectés.

L'ozène se développe sans que rien l'ait annoncé ; quelquefois il débute par un enchifrènement opiniâtre, sensibilité locale ; quelquefois céphalalgie, expulsion de mucus purulent, et même de croûtes.

Très-souvent il y a perte ou diminution du sens de l'odorat.

Pronostic. — En général, l'ozène est une maladie tenace ; elle est pourtant moins grave chez les enfants que chez les adultes, car elle dépend souvent du vice scrofuleux qui peut se modifier avec l'âge ; aussi cette maladie cède-t-elle quelquefois chez les enfants à l'époque de la puberté. On la modifie aussi par un traitement convenable. L'état général n'est pas ordinairement influencé par cette maladie, qui souvent est incurable, mais qui n'empêche pas ceux qui en sont affectés de bien se porter.

Traitement. — Pour les enfants, nous mettons en première ligne le traitement antiscrofuleux général varié, et nous croyons très-utile d'insister sur la bonne alimentation, l'usage de bains généraux toniques, salés, gélatineux, sulfureux, artificiels pendant l'hiver, et surtout pris aux sources sulfureuses mêmes, ou à la mer, dans les saisons convenables. Il est très-utile de promener ces enfants en bon air.

Mais si nous faisons moins de cas des moyens locaux et qu'avant tout nous regardions de première nécessité de modifier la constitution, nous prescrivons cependant successivement :

1° Des poudres à priser ;

2° Des injections.

Les *poudres* que nous avons mises successivement en usage sont : les poudres de tannin et d'alun, les poudres dans lesquelles entre une partie de précipité blanc sur quinze de poudre de racine de guimauve, ou bien deux parties de calomélas et quinze parties de tannin ou de quinquina. Toutes ces poudres sont prisées ou insufflées plusieurs fois par jour.

Comme *injections*, nous avons employé successivement les infusions de feuilles de noyer répétées matin et soir, les injections sulfureuses, eau d'Enghien coupée avec eau d'orge, Eaux-Bonnes, les solutions de deutochlorure de mercure (liqueur de Van Swieten), deux cuillerées dans un verre de lait, en injections matin et soir.

Les injections d'eau chlorurée, les injections qui nous réussissent le mieux, sont : deux cuillerées de la liqueur suivante dans un verre d'eau :

Permanganate de potasse.................... 10 grammes.
Eau................................... 100 grammes.

M. S. A.

Il faut avouer que beaucoup de ces moyens sont employés sans succès pendant longtemps et que, la constitution venant à changer chez les enfants, la guérison peut s'observer dans quelques cas.

Nous devons ajouter que dans un excellent travail sur ce sujet, produit par M. Cazenave (de Bordeaux), il déclare avoir, dans quelques cas, mis en usage le nitrate d'argent dans les fosses nasales, et s'être servi avec avantage d'un porte-caustique qu'il a imaginé.

Il ne faut pas confondre les émanations fétides qui s'exhalent des fosses nasales par suite de carie ou de nécrose des os, le vomer, les cornets ; lorsque l'ozène dépend de ces cas, il cédera toujours plus ou moins promptement après l'expulsion des parties osseuses malades, et c'est ce que nous avons constaté chez plusieurs enfants.

XLVIII

DE LA FISTULE LACRYMALE

La fistule lacrymale se présente à l'angle interne de l'œil sous forme d'une petite ulcération qui donne issue aux larmes.

Nous nous bornerons à indiquer ce que nous avons observé chez les enfants. Cette maladie est assez fréquente ; nous l'attribuons à une lésion des canaux des larmes qui occasionne du gonflement de la muqueuse de l'appareil lacrymal. La cause est souvent le vice lymphatique ou scrofuleux, et alors c'est une cause générale ; mais c'est quelquefois une cause locale, un corps étranger venu du dehors ou une concrétion formée dans les conduits lacrymaux, ou bien encore une compression faite sur le canal nasal par des tumeurs de différente nature dans le voisinage de l'appareil des larmes.

Nous avons vu chez les enfants très-jeunes de petites ouvertures très-minimes vers l'angle interne des paupières, au-dessous du tendon de l'orbiculaire des paupières, permettant à peine l'introduction d'un stylet d'Anel ; elles donnaient de loin en loin issue à quelques gouttes de liquide transparent ; on pouvait en comprimant l'angle interne de l'œil faire venir ce liquide, et cependant on ne pouvait réellement constater que le sac lacrymal fût distendu et formât tumeur.

Dans quelques cas ces petites fistules étaient congénitales, d'autres survenues, sans causes connues, après la naissance.

Nous avons vu plusieurs de ces petites fistules, chez de jeunes enfants, guérir sous l'influence de lotions astringentes ou par des injections avec l'infusion de feuilles de noyer ; nous en avons vu persister quoi qu'on fasse.

Mais ce que nous avons observé plus souvent, ce sont de véritables engorgements dans l'angle interne de l'œil au-dessous du tendon de l'orbiculaire des paupières.

Il y en a de deux espèces : les uns, véritables abcès, s'ouvrent et donnent de la suppuration, suivie d'ulcérations qui se cicatrisent plus ou moins lentement sous l'influence des moyens généraux antiscrofuleux, ou même sous l'influence des moyens locaux très-simples ; ils ne communiquent pas avec les voies lacrymales. Mais les autres, qui sont des tumeurs lacrymales, se présentent sous forme de petites tumeurs assez dures, d'abord sans changement de couleur à la peau; elles sont accompagnées d'épiphora ; l'œil est larmoyant ; en pressant la tumeur, elle se laisse déprimer ; on fait sortir des larmes, et même des larmes purulentes, soit par les points lacrymaux, soit par l'orifice inférieur du canal par le nez. Ce genre d'engorgement peut rester longtemps stationnaire, et peut quelquefois guérir par des injections faites par les points lacrymaux ou par la partie inférieure du canal. Le plus souvent l'engorgement s'enflamme, et une ulcération s'établit ; on constate un point fistuleux qui communique avec les voies lacrymales, et donne issue aux larmes.

Chez les enfants scrofuleux, la fistule peut guérir sous l'influence longtemps prolongée du traitement général de la scrofule, conjointement avec le traitement local à l'aide de lotions de décoction de feuilles de noyer répétées pendant des années, matin et soir, avec persévérance.

Mais il est des cas où les moyens que nous venons de conseiller ne sont suivis d'aucun résultat et dans lesquels, après avoir bien reconnu qu'il n'y avait pas de nécrose des os, point de corps étrangers, pas de polype, nous avons opéré avec succès par la canule de Dupuytren.

Ce moyen nous a quelquefois réussi, mais nous avons dû y renoncer à cause des accidents qui nécessitent l'extraction plus ou moins prompte de cette canule ; nous l'avons vu porter quelquefois plusieurs années, et plus tard les opérés moucher leur canule et être guéris.

Dans ces derniers temps, nous nous sommes décidé à pratiquer la cautérisation du canal nasal à l'aide du beurre d'antimoine.

C'est après avoir reconnu les accidents nombreux, la lenteur des autres moyens mis en usage, et surtout de nombreuses récidives après ces moyens, la dilatation, les sétons, les canules, etc., que nous en sommes venu à l'oblitération du canal.

M. le docteur Magne a publié dans ces derniers temps plusieurs observations, et nous-même nous avons plusieurs cas qui militent en faveur de ce procédé; d'ailleurs la nature a indiqué ce moyen de traitement, puisqu'on a vu des fistules lacrymales guérir par l'oblitération du canal sans opération; après ces oblitérations, il y a d'abord un larmoiement qui diminue peu à peu et finit par disparaître.

Hannoni ouvrait le sac sous le tendon de l'orbiculaire des paupières, remplissait le sac de charpie, et le lendemain, la douleur étant passée, il cautérisait le sac avec un mélange d'alun et de précipité. M. Magne cautérise le sac avec le beurre d'antimoine. C'est par son procédé que nous opérons : 1° On ouvre le sac au-dessous du tendon de l'orbiculaire; 2° on absterge la cavité du sac; 3° on écarte les lèvres de la plaie avec un petit dilatateur bivalve qu'on introduit dans l'orifice du canal; 4° on porte au fond du sac une petite éponge, fixée solidement sur un stylet, et imprégnée de beurre d'antimoine; l'éponge doit être assez petite pour pénétrer facilement. Ajoutons que, dans ces cas, nous avons employé l'anesthésie générale.

Il survient du gonflement, la partie cautérisée suppure, le canal s'oblitère, pendant plusieurs jours il y a larmoiement, et la plaie se cicatrise lentement. On est obligé quelquefois de faire une seconde cautérisation, mais en général on peut se contenter, après la cautérisation au beurre d'antimoine, de toucher la plaie avec du nitrate d'argent, et la cicatrisation se termine ainsi; nous avons vu des malades guéris après une seule application de beurre d'antimoine, sans récidives, plusieurs années après l'opération.

XLIX

DE L'ANESTHÉSIE

On peut et on doit, chez les enfants comme chez les adultes, mettre en usage, dans certains cas, l'*anesthésie générale* ou *locale*. Nous l'avons employée chez des enfants de quelques mois, jamais nous n'avons eu d'accidents : nous croyons même que dans l'enfance on peut, en évitant une vive douleur, prévenir des convulsions que certaines opérations très-douloureuses amèneraient sans cela; nous croyons enfin qu'elle peut servir à faciliter la manœuvre de plusieurs opérations délicates.

L'*anesthésie générale* est indiquée chez les enfants dans toutes les opérations qui réclament un certain temps, comme la taille, la lithotritie, une amputation, une opération de hernie, et même une simple réduction de hernie étranglée, l'extirpation d'une tumeur plus ou moins volumineuse, la réduction de certaines luxations anciennes, la ligature d'une artère principale, la brachiale, la crurale, la carotide, etc.

L'*anesthésie locale* est réservée pour les opérations qui sont d'une exécution rapide, ouvertures d'abcès, phimosis, extraction d'un ongle, extirpation d'une petite tumeur, cautérisation de tumeurs érectiles au fer rouge.

De l'anesthésie générale. — Dans tous les cas où nous employons ce moyen, nous mettons en usage soit le chloroforme pur, soit de préférence parties égales de chloroforme et d'éther.

Nous l'administrons le malade étant à jeun, ou ayant mangé au moins depuis trois heures ; l'enfant doit être couché et non assis. Nous nous servons d'une éponge conique en forme de champignon, présentant une ouverture à sa base et à son sommet ; nous plaçons l'éponge dans un cornet fait avec une compresse ou un mouchoir, mais la pointe du cornet étant perméable à l'air. Nous versons le liquide de manière à imbiber modérément l'éponge, et nous plaçons la base de cet appareil au devant de la bouche et du nez en la tenant à une certaine distance, sans toucher les lèvres du malade ; nous le faisons respirer aussi largement que possible, en surveillant le pouls et la respiration ; lorsque le pouls devient moins fort et moins fréquent, nous suspendons l'inhalation pour la reprendre, s'il est nécessaire. Lorsque la peau est insensible à un pincement, lorsque la pupille est dilatée, et que le malade n'est pas agité, le moment est venu d'opérer.

Si la respiration et la circulation diminuent, il ne faut pas insister sur l'inhalation, il faut se garder de mettre l'enfant assis ; il faut le tenir couché sur le dos, la tête légèrement inclinée en bas ; si la respiration continue à diminuer, ou se fait d'une manière incomplète, il faut abaisser la langue rapidement, afin de forcer l'enfant à faire une grande inspiration ; il est bon aussi de passer de l'eau fraîche sur la figure, et en même temps d'imprimer à la poitrine des mouvements pour activer la respiration. Il faut placer les deux mains sur les parties latérales de la poitrine de l'enfant, embrasser ainsi la cavité thoracique, et faire avec les deux mains des mouvements de haut en bas pour élever et abaisser successivement les côtes, et déterminer ainsi une respiration artificielle ; ce moyen nous a toujours été utile chez nos petits malades, et nous n'avons jamais vu la difficulté de la respiration persister.

De l'anesthésie locale. — Lorsqu'on ne veut pas employer l'anesthésie générale, il faut, et nous l'avons fait avec succès, mettre en usage les moyens de rendre insensible la partie sur laquelle on doit opérer ; pour remplir cette indication, nous faisons, soit l'application de la glace, soit l'application de la vapeur d'éther.

Pour la glace, nous la pulvérisons et nous la mélangeons, comme le conseille Arnolt, avec un tiers de sel gris ; nous plaçons ce mélange, soit dans un petit sac de gaze, soit de peau de baudruche, et nous appliquons ce sac sur la partie que nous voulons rendre insensible, ce qui arrive au bout de trois à quatre minutes.

Pour la vapeur d'éther, nous nous sommes servi du dernier appareil de Richardson, construit par M. Galante, sur les indications de M. Salles-Girons.

Cet appareil, destiné à projeter l'éther pulvérisé sur le point où on doit porter le bistouri, produit un refroidissement tel qu'on peut faire une incision sans que le malade éprouve une vive douleur; mais il est frappé par une sensation de froid très-pénible, qui fait crier certains enfants.

Quoi qu'il en soit, ce moyen peut être mis en usage avec avantage, comme la glace: lorsqu'on ne pourra pas employer l'anesthésie générale, on peut mettre en usage chez les enfants la glace ou l'éther, pour obtenir l'anesthésie locale. Nous avons remarqué que les malades supportent mieux la glace que l'éther.

Il faut répéter que cette anesthésie locale ne peut être mise en usage que lorsqu'il s'agit de faire une opération dans un point circonscrit, sans cela nous préférons l'anesthésie générale.

L

DU PHLEGMON

Chez les enfants comme chez les adultes, le phlegmon, qui consiste dans l'inflammation du tissu cellulaire, se rencontre chez les nouveau-nés aussi bien que chez les enfants plus âgés.

On reconnaît des phlegmons plus ou moins circonscrits, plus ou moins étendus, superficiels ou profonds.

Causes. — Souvent les causes sont traumatiques et quelquefois spontanées chez les enfants, principalement à la suite de certaines maladies : rougeole, scarlatine, variole, etc., etc.; on voit des phlegmons pour ainsi dire critiques.

Les causes traumatiques sont nombreuses : les contusions, les plaies, les écorchures, la présence de corps étrangers, échardes, aiguilles, plomb de chasse, etc., peuvent donner naissance à des phlegmons, ce sont même les causes les plus fréquentes ; les différentes opérations sont aussi très-souvent suivies d'érysipèles qui se compliquent de phlegmons graves plus ou moins étendus, superficiels ou profonds. Les affections des os du périoste sont des causes de phlegmons.

Symptômes locaux. — La partie malade offre de la tuméfaction avec rougeur ne disparaissant pas par la pression; il y a plus ou moins de dureté, de résistance ; douleur aiguë avec élancement ou pulsation, chaleur ; il y a tumeur non circonscrite et s'étendant plus ou moins profondément sous les aponévroses dans les gaînes tendineuses. Les mouvements sont douloureux, la maladie peut marcher très-rapidement ou très-lentement, soit vers la résolution, soit vers la suppuration ou la gangrène. Quelquefois, si la résolution arrive, elle peut venir en quelques jours; on voit la chaleur, la douleur, la tuméfaction diminuer rapidement et la maladie guérir; si la suppuration se déclare, elle peut se développer en deux ou trois jours; si le phlegmon est superficiel, on voit la peau se soulever, s'amincir, et un point mou, fluctuant, qui prouve que le foyer va s'ouvrir en détruisant la peau; mais si le phlegmon est profond, le pus, au lieu de chercher à se faire jour à travers la peau, fuse plus ou moins profondément, décolle les muscles, file le long des gaînes tendineuses, décolle le périoste et arrive même sur les os qu'il dénude, puis des ouvertures spontanées se font tardivement à la peau, et le pus se fait jour au dehors par des points fistuleux.

Si l'inflammation se termine par gangrène, on voit la peau se sphacéler, les aponévroses, les muscles, les tendons être mis à découvert et baignés de pus. La gangrène peut agir sur des parties profondes dans le petit bassin, au pourtour du rectum, etc., par exemple, ou sur des conduits excréteurs voisins de la collection purulente.

Symptômes généraux. — Lorsque le phlegmon est peu profond, les symptômes généraux sont quelquefois presque nuls, il y a cependant toujours une douleur plus ou moins vive; mais si l'inflammation est profonde, il peut exister d'abord un frisson précurseur, avant même qu'on observe les phénomènes locaux. Chez les enfants, nous avons observé du frisson, de la fièvre, du délire, des convulsions, même des vomissements; chez eux, nous avons vu le phlegmon le plus circonscrit déterminer des mouvements convulsifs qui se présentent avant l'apparition de l'inflammation et qui cessent dès qu'elle est bien marquée, comme cela a lieu dans certaines maladies de la peau.

En général, au commencement des accidents locaux, la fièvre est très-intense; elle diminue souvent, sans disparaître, au moment où la suppuration se développe, pour persister après plus ou moins de temps. Lorsque le pus s'est fait jour, il arrive que, dans le phlegmon circonscrit, la fièvre cesse complétement. Mais, dans le cas où le phlegmon occupe une vaste étendue, lorsqu'il est diffus, que la suppuration est abondante et qu'elle a lieu dans une partie très-pourvue de tissu cellulaire, alors la fièvre persiste, augmente, le malade peut se débiliter, tomber dans le marasme et succomber quelquefois avec des symptômes de résorption purulente.

A l'*autopsie*, on trouve souvent des désordres très-considérables : des muscles, des tendons, des vaisseaux, des nerfs comme disséqués et privés de leur tissu cellulaire ; des os à nu baignés de pus, et très-souvent, chez les enfants scrofuleux, des os nécrosés qui sont le point de départ du phlegmon.

Diagnostic facile pour le phlegmon superficiel sous-cutané, mais difficile pour les phlegmons profonds, de la cuisse par exemple, des parties voisines du bassin. C'est à la vue, d'une part, et au toucher, de l'autre, que l'on doit s'adresser pour établir son diagnostic ; c'est dans ces cas qu'il faut, à l'aide des doigts, reconnaître l'engorgement des parties molles et distinguer le pus par l'appréciation de la fluctuation, qu'on reconnaît par les doigts apposés sur un côté de la tumeur et en pressant avec les doigts de l'autre main sur le côté opposé ; c'est ainsi qu'on sent le flot par le mouvement qu'on imprime au pus, ce qui n'a pas lieu dans le cas d'engorgement qui n'est pas arrivé à l'état purulent.

Pronostic. — Il est variable en raison du siége et de l'étendue du phlegmon ; circonscrit, il peut être favorable ; diffus et occupant une grande étendue, il peut être très-grave, surtout dans les cas de phlegmon profond.

Traitement. — En général, à l'intérieur, les boissons adoucissantes, la diète ou au moins l'alimentation légère par du lait, du bouillon, des potages légers, des fruits cuits. A l'extérieur, comme traitement local au début, si la cause est la présence d'un corps étranger, il faut en pratiquer l'extraction, si elle est possible. S'il n'en est pas ainsi, il faut, chez les enfants comme chez les adultes, commencer par les émollients en bains ou en cataplasmes, être modéré sur les évacuations sanguines. Si cependant la maladie s'observe chez un enfant fort et vigoureux, avec fièvre intense, nous pensons que dans les cas de phlegmons très-étendus et très-intenses survenus par une cause traumatique sur tout un membre, par exemple, on pourra obtenir la résolution plutôt par une saignée générale que par une application de sangsues. En effet, il y a avantage à faire une saignée générale : par ce moyen, on peut tirer la quantité de sang que l'enfant peut perdre, tandis que par des sangsues on ne peut être certain de la quantité de sang qu'il perdra. Ce moyen, que nous regardons comme très-utile dans le phlegmon de cause locale, nous paraît nuisible s'il y a une cause générale, qui souvent n'est pas appréciable. Aussi, dans la plus grande partie des cas, plutôt que de débiliter l'enfant par les évacuations sanguines, préférons-nous : d'abord, après un léger purgatif, la position convenable du membre, qu'on doit élever et placer sur un plan incliné, avec les applications de cataplasmes; souvent, à l'exemple de Bretonneau, la compression bien faite sur tout le membre nous a réussi; dans ces cas, les vésicatoires ne nous ont pas donné de bons résultats, nous préférons de beaucoup d'abord mettre en usage le traitement de Serres, d'Uzès, c'est-à-dire faire de larges onctions répétées trois fois dans les vingt-quatre heures avec l'onguent napolitain pur ou uni à l'extrait de belladone, s'il y a de vives douleurs.

Le collodion élastique de M. Robert Latour ne nous a pas réussi comme dans les cas d'érysipèle; cependant il est utile dans plusieurs phlegmons, et nous ne le rejetons pas dans tous les cas.

Ces moyens, employés dès le début et les uns après les autres, nous ont rendu des services positifs pour obtenir la résolution; mais si, en vingt-quatre ou en trente-six heures, il n'y a pas un commencement de diminution, nous nous hâtons, comme chez les adultes, de faire de bonne heure des incisions plus ou moins nombreuses, plus ou moins profondes, suivant les cas, et même avant la constatation de la fluctuation. Ce moyen est aussi utile pour les phlegmons étendus qu'il l'est pour le panaris, qui n'est vraiment que le phlegmon du doigt et qui réclame de prompts débridements.

C'est à l'aide même d'une seule incision qu'on évite des accidents très-graves, c'est surtout à l'aide de deux, trois et plus, qu'on prolonge souvent sous les aponévroses, qu'on évite des fusées purulentes et des gangrènes. A l'exemple de notre collègue M. Chassaignac, nous nous sommes quelquefois très-bien trouvé, dans de vastes abcès, d'établir le drainage avec des tubes en caoutchouc criblés de trous qui nous servaient à faire des injections émollientes ou détersives, suivant les cas. Les injections sans drainage sont utiles.

A la suite de ces suppurations profondes, le plus ordinairement, comme dans certains cas de résorption, il faut à l'intérieur donner l'alcoolature d'aconit, le quinquina; on doit tonifier les malades et faire avec soin des pansements simples et souvent toniques et modificateurs. Il nous est arrivé très-rarement d'avoir des phlegmons assez graves pour en venir à des amputations, qui ne sont indiquées, dans ces cas, que lorsque l'état général le permet et que les autres moyens ne sont pas applicables.

LI

DE LA KÉRATITE

La kératite, ou inflammation de la cornée, se rencontre souvent chez les enfants scrofuleux. Cette maladie, observée anciennement, mais surtout étudiée par Wardrop, Travers et plus tard par M. Velpeau et tous les oculistes, peut se diviser en plusieurs variétés : *kératite superficielle, interstitielle et profonde.* — La première atteint la lame la plus extérieure; la seconde, le tissu de la cornée; et la troisième, la membrane qui tapisse la face concave, *membrane de Descemet.*

Causes. — Ce sont toutes celles énumérées à l'ophthalmie ou la conjonctivite oculo-palpébrale ; il faut ajouter que chez les enfants le vice scrofuleux est souvent la cause spéciale.

Symptômes. — La kératite superficielle, qui s'observe à la face externe de la cornée transparente, est le plus souvent l'extension de la conjonctive; la couche externe perd de son brillant, elle devient terne et même comme dépolie dans une plus ou moins grande étendue, la conjonctive, dans ces cas, est d'un rouge violacé ; les vaisseaux s'étendent sur la cornée, ou isolés et formant des filets très-fins, ou bien disposés en plaque semi-lunaire ou triangulaire; quelquefois une petite pustule au sommet du triangle qui se dirige de la circonférence au centre. Souvent la conjonctive forme un bourrelet autour de la cornée, non pas aussi saillant que le chémosis. Si la kératite chemine et n'est pas arrêtée dans sa marche, la membrane externe peut se soulever et former une espèce de phlyctène ; alors se développe la kératite *interstitielle.*

Dans ce cas, la vue, qui n'était d'abord qu'obscurcie, ne se fait plus qu'à travers un brouillard très-épais; la couleur de la cornée est notablement changée, elle est trouble ; il y a dans les interstices de la cornée soit de la lymphe, soit du pus, et si les produits morbides s'étendent dans toute la cornée, la vue est perdue. Tant qu'il n'y a pas de solution de continuité à la membrane antérieure, le malade supporte la lumière, mais la plus petite ulcération de la cornée détermine de la photophobie. On voit quelquefois le pus formé dans les lames s'échapper au dehors ou bien se résorber très-lentement.

L'inflammation de la cornée, lorsqu'elle gagne la membrane interne, constitue la *kératite profonde:* on lui donne aussi le nom de *kératite ponctuée.* Il arrive très-souvent alors qu'il y a dans la chambre extérieure des nuages placés au devant de l'iris : c'est de la lymphe plastique mêlée à l'humeur aqueuse.

Les trois variétés de kératite ne s'observent pas toujours séparément ; celle qui siége à la membrane antérieure est la plus facile à distinguer ; le plus souvent ces variétés se succèdent sur le même œil.

Quand la kératite est à l'état aigu, elle peut se résoudre, elle peut se terminer par des taches formées de lymphe plastique, elle peut donner lieu à du pus, des ulcères, et elle peut aussi se ramollir.

Ces différentes kératites peuvent se terminer par l'état chronique, envahir la cornée en totalité ou partiellement; dans ces cas, la membrane, qui dans l'état normal est transparente, commence par pâlir, elle perd de sa transparence : c'est d'abord un léger brouillard, puis de petits points, puis des taches quelquefois très-petites ; dans ces cas il n'y a ni photophobie ni larmoiement ; la cornée a perdu de son poli, peu à peu elle prend un aspect laiteux opalin, et si la kératite chronique débute par la circonférence, on remarque à sa circonférence une vascularisation particulière et quelquefois des vaisseaux qui partent de la circonférence et se rendent au centre. Cet état chronique est très-souvent cause de la perte de la vue ; cependant, chez les enfants, le temps, aidé des moyens antiscrofuleux, fait quelquefois que la transparence peut revenir.

Traitement. — Le traitement doit être local et général ; chez les enfants, c'est ordinairement le traitement antiscrofuleux.

Dans quelques circonstances rares, s'il existait beaucoup de douleur et une inflammation très-vive, on pourrait avoir recours aux applications de sangsues à la tempe ou derrière l'oreille, mais il faut être sobre de ce moyen ; il sera utile d'insister sur les purgatifs variés.

Le *traitement local* dirigé sur la cornée doit se composer principalement de préparations au nitrate d'argent.

S'il y a ulcération superficielle, que la cornée soit dépolie, les collyres à l'azotate d'argent sont très-utiles, mais on ne doit en faire usage qu'avec prudence.

Comme la kératite est toujours accompagnée d'iritis, les préparations d'atropine sont indispensables en collyre ou en pommade. L'onguent napolitain nous paraît souvent indiqué, soit sur les tempes, soit sur la face cutanée des paupières. Une couche légère de teinture d'iode, étendue à l'aide d'un pinceau sur la face externe des paupières tous les deux jours seulement, nous a rendu service.

Lorsque la kératite est caractérisée par un état vasculaire, qu'on voit des vaisseaux sanguins s'étendre de la circonférence au centre, la cautérisation autour de la circonférence de la cornée est utile. Les ulcérations circonscrites se trouvent bien d'une cautérisation légère avec le crayon de nitrate d'argent (méthode Sanson). Lorsque la kératite est profonde, occupe les trois couches de la cornée, les moyens topiques sont presque insignifiants, même la scarification du bourrelet conjonctival, qui se pratique quelquefois pourtant avec utilité. Les vésicatoires sur les paupières, conseillés par M. Velpeau, me paraissent souvent appliqués sans succès, si ce n'est dans certaines kératites avec chémosis.

Lorsque les trois membranes sont opaques, les moyens topiques sont donc inutiles, il faut alors en venir tardivement à l'abrasion de la cornée, et encore cette opération, très-délicate et très-grave, ne peut offrir d'espérance de succès que si la membrane interne est intacte, ce qui est difficile à distinguer. Nous ne l'avons jamais pratiquée, les indications pour cette opération nous paraissent encore trop peu positives pour la conseiller.

Toutes les diverses taches qui s'observent à la suite des kératites sont difficiles à distinguer dans leurs nuances pour se décider avec certitude aux opérations variées proposées pour les détruire. Une tache superficielle, dépendant d'un épanchement plastique sous la lame externe de la cornée, pourrait être touchée avec le nitrate d'argent. Dans ce cas, on substitue une inflammation aiguë à une inflammation chronique et l'on peut quelquefois avoir un résultat heureux.

LII

DU STRABISME

On donne le nom de *strabisme* à la déviation permanente de l'œil. Ce genre de déviation s'observe, en général, dans le jeune âge. Il se voit sur un seul œil ou sur les deux yeux; lorsqu'on l'observe sur un œil, il y a manque d'harmonie ou de convergence particulière entre les deux axes visuels; si un seul œil est affecté et qu'on ferme l'œil sain, l'œil dévié se redresse et se dirige vers l'objet qu'on présente; quand la déviation existe sur les deux yeux, il y a divergence ou convergence.

Espèces. — Le strabisme peut être passager ou permanent; ainsi, dans une convulsion, les yeux peuvent se dévier et ne pas rester déviés après la convulsion.

Sous le rapport de la direction, il y a quatre variétés principales: le strabisme interne ou convergent, l'externe ou divergent, en haut ou en bas, l'ascendant ou descendant. Le strabisme peut être fixe et rester tel qu'il est, ou bien passer d'un œil à l'autre; alors, au lieu d'être fixe, il est alternatif.

Il faut reconnaître dans ces déviations plus ou moins d'intensité. Ainsi, quelquefois il y a un *premier degré,* dans lequel les axes des yeux sont bien dirigés quand on regarde de loin, tandis qu'ils se portent en dedans quand on regarde de près; c'est ce qu'on appelle *faux trait de la vue.* Il y a un *second degré,* dans lequel l'œil est franchement dévié, la cornée est à moitié cachée sous la paupière. Il y a un *troisième degré,* dans lequel l'œil est tellement dévié, qu'on n'aperçoit plus que le blanc de la cornée.

Les *causes de strabisme* sont ou des altérations de la vision survenues de diverses manières, ou des obstacles mécaniques, comme une tumeur de l'orbite; enfin la paralysie ou la rétraction d'un muscle.

Une des premières causes qu'on observe, surtout dans la tendre enfance, c'est la mauvaise habitude de ne se servir que d'un œil ; ainsi la position qu'on donne à un nouveau-né relativement à la lumière fait qu'il ne dirige qu'un de ses yeux vers le jour, et de là un strabisme. On cite plusieurs cas de ce genre dans les ouvrages spéciaux, et dans ces cas on a guéri les enfants en les changeant de position et en exerçant l'œil dévié. On a vu certaines professions dans lesquelles on ne se sert que d'un œil, par exemple, en regardant à la loupe, être cause de strabisme, même chez des individus déjà âgés.

Certaines lésions de la rétine, l'opacité du cristallin existant d'un seul côté, sont aussi cause de strabisme.

Les taches centrales, suites de kératite chez les enfants, sont encore cause de déviation de l'œil malade.

Enfin, il y a des strabismes passagers dans des cas de convulsions, et quelquefois il y en a qui sont permanents.

Il ne faut pas oublier que si les émotions morales, le chagrin, la colère, etc., ne sont pas des causes de strabisme, elles peuvent en augmenter momentanément l'intensité. Enfin, certaines lésions de la substance cérébrale, soit aiguës, soit chroniques, peuvent déterminer graduellement ou subitement un strabisme.

Signes. — En indiquant les variétés, nous avons fait connaître les symptômes principaux, et, en général, il est facile de les reconnaître : il y a toujours défaut d'harmonie entre les axes des yeux ; mais il faut ajouter que l'œil non dévié est souvent le seul qui conserve la faculté de la vision, et pourtant on peut constater le contraire ; cependant l'œil dévié est toujours le plus faible et peut même devenir, par suite, amaurotique. On observe le plus ordinairement que l'œil dévié se dirige normalement, si on ferme l'œil sain. Chez quelques enfants, nous avons vu que le strabisme n'était appréciable que lorsqu'ils regardaient des objets éloignés, et qu'il n'existait plus quand ils examinaient des objets rapprochés.

L'œil dévié ne présente, dans ses différentes membranes, aucune altération, à moins que le strabisme ne succède à une amaurose, à une cataracte, etc.

Souvent le strabisme est déterminé par une paralysie de la sixième ou de la troisième paire ; dans la paralysie de la sixième, il est dévié en dedans, et la pupille ne présente rien de particulier ;

dans la troisième paire, l'œil est entraîné en dehors. On observe souvent de la dilatation de la pupille et, de plus, peu d'action dans la paupière supérieure.

Traitement. — Pour combattre le strabisme, il faut employer des moyens variés, suivant les causes ; ainsi les affections cérébrales, les paralysies doivent être combattues, si elles causent le strabisme. Lorsqu'il s'agit, comme cause du strabisme, soit des taies, soit des amauroses, soit des cataractes, ce sont ces affections qu'il faut traiter. Il en est de même des lésions de la rétine, qu'on doit constater par l'ophthalmoscope, et qu'on doit traiter suivant les cas.

On doit commencer à traiter le strabisme à l'aide de certains exercices, chercher à ramener les yeux déviés; ces moyens consistent dans l'exercice de la vue dirigée dans telle ou telle direction en dedans, en dehors ou en haut. On peut, avec beaucoup de patience, à l'aide de bandeaux, de lunettes, de louchettes, de la lecture latérale conseillée par Rognetta, arriver à quelques résultats. Ces différents moyens peuvent être employés utilement dans les strabismes d'un seul œil, même avec complication de myopie, de taches sur la cornée et faiblesse des muscles, enfin dans les cas de rétraction des muscles. Mais, comme tous les moyens que nous venons d'indiquer échouent le plus ordinairement, il est indiqué d'en venir à la section d'un ou de plusieurs muscles de l'œil. Stromeyer a conseillé la ténotomie oculaire ; puis, un an après, Dieffenbach a mis à exécution cette opération. Elle fut bientôt très-répandue par beaucoup de chirurgiens, peut-être trop, par Amussat, Baudens, Bouvier, Guérin, etc. Nous-même, en 1841, nous avons pratiqué cette opération environ soixante fois, principalement chez des adultes, chez de jeunes sujets de quatorze à quinze ans, et chez quelques-uns au-dessous de sept à huit ans, mais plus rarement.

La section doit se faire sur le muscle rétracté; ainsi, dans le strabisme divergent, on doit pratiquer la myotomie du membre droit externe ; pour le strabisme convergent, le droit interne; le muscle élévateur pour le strabisme ascendant, et le droit inférieur pour la déviation en bas.

La section d'un muscle suffit, en général ; cependant il faut, dans certains cas, faire la section des muscles obliques ; quoi qu'il en soit, nous devons indiquer le manuel opératoire. Nous avons, en général, pratiqué le procédé de Dieffenbach.

Position du malade. — Nous avons opéré sans anesthésier l'enfant ; mais nous ne redoutons pas d'employer en inhalation un mélange à parties égales de chloroforme et d'éther.

Nous tenons l'enfant couché, la tête sur un oreiller élevé ; un aide maintient la tête appuyée sur l'oreiller, ou bien nous opérons l'enfant étant assis.

Les instruments nécessaires pour la strabotomie sont : un élévateur pour la paupière supérieure, un abaisseur pour l'inférieure, deux petits crochets aigus en forme de petite érigne, un crochet mousse, une paire de ciseaux courbes sur le plat et pointus.

Trois aides suffisent, à la rigueur ; cependant, quand on opère un enfant, il est bon d'avoir un quatrième aide pour maintenir les membres. Si on ne chloroformise pas le malade, on peut le tenir assis, la tête appuyée sur le dos d'un fauteuil ou bien sur la poitrine d'un aide qui tient l'enfant sur ses genoux. Un premier aide est chargé de tenir la tête ; il se place vers la tête du lit ou derrière le fauteuil. L'opérateur, ayant fait placer le lit devant une fenêtre, se met à gauche ou à droite du malade, suivant l'œil qu'il doit opérer.

Un second aide est chargé de maintenir la paupière supérieure soulevée avec l'élévateur qu'a placé l'opérateur lui-même.

Un troisième aide maintient la paupière inférieure abaissée.

Le chirurgien, ayant fait mettre un bandeau sur l'œil qu'il n'opère pas, doit faire la manœuvre de la manière suivante : Si le malade est assis, l'opérateur se place également assis devant lui ; si le patient doit être chloroformisé, il faut le tenir sur le lit, et alors le chirurgien recommande l'immobilité aux deux aides qui tiennent les paupières. Il est armé de deux petites érignes simples en crochets, dans une des mains, soit la gauche, s'il opère sur l'œil droit dans un strabisme convergent. Ayant dit au malade de regarder en dehors, il implante une petite érigne simple aiguë dans la conjonctive, à 1 centimètre de la caroncule lacrymale. Après l'avoir enfoncée convenablement jusqu'à la sclérotique, il peut ainsi attirer le globe de l'œil en dehors et le maintenir dans cette position ; de la main droite, il implante une seconde érigne à 5 ou 6 millimètres en dedans de la première, plus près de la caroncule ; il soulève la conjonctive en formant un pli transversal au globe de l'œil ; il fait maintenir par l'aide qui tient la paupière inférieure cette dernière érigne et continue à tenir la première de la main gauche ; alors, ayant la main droite libre, le chirurgien prend les ciseaux, coupe au milieu du pli toute l'épaisseur de la conjonctive perpendiculairement à la direction du muscle; il découvre la lame fibreuse sous-conjonctivale, l'incise et met le muscle qu'elle recouvre à nu ; alors, faisant tenir à l'aide l'autre érigne, il prend de sa main gauche le crochet mousse, le passe sous le muscle, qu'il soulève; il débride la gaîne aponévrotique avec précaution, mais il évite de la diviser trop, sans cela l'œil ne serait plus assez retenu, et il y aurait, après l'opération, exophthalmie.

Lorsque le muscle est bien visible, on le coupe d'un seul coup à l'aide des ciseaux, ou bien on suit, comme nous le faisons, le procédé du docteur Philips, qui consiste à faire une excision de l'attache du muscle.

En agissant ainsi, le muscle, qui se rétracte, se greffe plus en arrière sur le globe; nous enlevons donc quelques millimètres du muscle à l'aide d'un second coup de ciseaux du côté de son attache sur la sclérotique. Si quelques fibres musculaires échappent, il faut y revenir; si, après cette section, l'œil se porte en haut ou en bas, il y a indication à porter le crochet mousse soit en haut, soit en bas, pour diviser les brides qui peuvent nuire au redressement; il faut, dans ces cas, agir avec lenteur et ne pas trop débrider, et pourtant débrider assez.

Dans les cas de strabisme divergent, de même que dans l'ascendant ou le descendant, on fait également la section du muscle qui, par sa rétraction, cause la difformité.

Dans la myotomie oculaire, comme on a déjà deux aides, il faut que l'opérateur, avant de commencer, fixe à l'aide d'une anse de fil une petite éponge, maintenue par l'annulaire et l'auriculaire de sa main droite, ce qui ne l'empêche pas de tenir les ciseaux, et qui lui permet à lui-même d'absterger la plaie pendant le cours de l'opération.

En général, il coule peu de sang, et quelquefois il n'y a pas nécessité d'éponger.

L'opération terminée, on lave l'œil à l'eau fraîche ; on le fait fermer, et, pendant au moins vingt-quatre ou quarante-huit heures, on fait des lotions d'eau. On laisse sur l'œil une compresse de linge mouillé. Il est prudent de faire rester l'opéré pendant deux ou trois jours dans la chambre modérément éclairée. Il y a même beaucoup d'opérés qui ne prennent pas ces précautions, et auxquels il n'arrive pas d'inflammation vive, même en continuant à sortir, c'est-à-dire qu'en général il n'y a pas d'accident. En effet, sur plus de soixante-dix strabiques que nous avons opérés, un seul a été, par suite d'imprudence, pris d'une inflammation violente; les autres ont tous eu un bon résultat de l'opération. Ils ont eu, quelques-uns, l'œil parfaitement redressé; quelques autres n'ont eu qu'une légère amélioration; trois ou quatre sont restés après l'opération comme auparavant.

Chez beaucoup de nos opérés, nous avons eu à faire la section d'un bourgeon charnu qui se développe sur la plaie; quelquefois il nous est arrivé de le voir s'affaisser sans rien faire ou en le touchant avec du nitrate d'argent; plus souvent nous avons été obligé de faire l'excision, mais nous attendions huit ou dix jours après l'opération.

Après avoir fait environ soixante-dix opérations, nous sommes arrivé à reconnaître qu'il faut avoir assez souvent recours à la strabotomie, et que cette opération nous paraît indiquée presque dans tous les cas où, en fermant le bon œil, on voit l'œil dévié se redresser, et, dans les cas de strabisme double, quand on voit l'un des yeux revenir à la rectitude normale en fermant l'autre.

On pourrait, à la rigueur, pratiquer l'opération à tous les âges; mais nous croyons que la trop tendre jeunesse est une contre-indication, car on peut obtenir des changements avec le temps et les moyens indiqués plus haut. Nous devons dire qu'il nous paraît raisonnable d'attendre vers l'âge de douze à quinze ans pour cette opération.

En rétablissant la rectitude des yeux, on a quelquefois l'avantage de donner de la force à un œil qui ne servait pas et de permettre de se servir d'un œil qui était inutile. Les accidents étant rares, un chirurgien n'est pas téméraire en tentant l'opération, si ce n'est dans certains cas de strabisme par suite de blessure, où nous l'avons vu faire sans succès, et où nous-même nous avons échoué une fois; ou bien encore dans des cas de paralysie, par suite de lésions cérébrales aiguës ou chroniques.

LIII

DES OREILLONS

Les oreillons sont caractérisés par un gonflement siégeant à la région parotidienne, en dehors de la glande parotide; ils s'observent chez les enfants et chez les adolescents.

Certainement nous avons vu plusieurs fois cette maladie chez les enfants, plus souvent chez ceux de la seconde enfance, mais nous sommes loin d'avoir pu constater beaucoup de choses signalées dans les auteurs au sujet de ces engorgements, qu'on a confondus avec des inflammations des parotides, maladies beaucoup plus graves, que nous avons quelquefois constatées chez des scrofuleux.

Siége. — Les oreillons n'intéressent pas les glandes parotides, ils se rencontrent dans le tissu cellulaire extérieur à ces glandes salivaires. C'est ce que nous avons vu.

Causes. — Comme on le dit dans tous les ouvrages classiques, nous avons reconnu que les temps humides et froids, les coups d'air et les changements brusques de température étaient cause d'oreillons; quelquefois aussi nous n'avons pu reconnaître de causes bien évidentes. Nous avons constaté que les oreillons étaient épidémiques dans les saisons variables.

Cette affection nous a paru toujours débuter par un état général de fièvre précédée de frissons suivis de gêne et de douleur aux régions parotidiennes, avec gonflement plutôt œdémateux qu'inflammatoire et qui peut s'étendre sur les parties latérales du cou et de la face, de manière à élargir singulièrement le diamètre transversal de la figure; il y a douleur, mais peu de changement de couleur à la peau; quelquefois chaleur; la peau devient tendue, rosée, lisse; alors ces phénomènes sont accompagnés de difficulté dans la déglutition, les malades ouvrent la bouche avec peine, il y a des ganglions sous-maxillaires engorgés et de la salivation. Souvent les deux côtés se développent en même temps, cependant l'un peut être plus volumineux que l'autre.

En général, nous avons constaté la terminaison par résolution, c'est-à-dire la diminution graduée des symptômes généraux et locaux ; la fièvre, qui existe plus ou moins, diminue rapidement, ainsi que la tuméfaction des engorgements ; cependant nous avons vu la suppuration survenir, mais rarement ; nous avons alors constaté des abcès sous-cutanés.

Nous avons vu aussi ces engorgements diminuer de volume, disparaître assez rapidement et un engorgement du testicule apparaître à la suite : il y a alors métastase. Le professeur Grisolle cite une atrophie d'un testicule à la suite d'oreillons rapidement terminés par résolution. Nous n'avons pas vu de ces cas à l'hôpital des Enfants.

Ce genre d'engorgements ne s'est pas montré grave dans les cas que nous avons observés, et nous n'avons pas vu de suites fâcheuses.

Il en est tout autrement de la parotide, qu'il ne faut pas confondre avec l'oreillon ; car la véritable inflammation de la glande parotidienne est ordinairement accompagnée de symptômes généraux très-graves ; elle se termine par une suppuration profonde et est souvent funeste.

Les oreillons se sont présentés à nous, chez les enfants, d'une intensité bénigne : ils ont eu une durée de huit à dix jours, un peu plus quelquefois.

Traitement. — Le plus souvent, les moyens de traitement que nous avons mis en usage ont été simples : pas de saignées générales, pas de saignées locales, quelques purgatifs doux, l'application de résolutifs et d'émollients sur les engorgements, et, mieux encore, point d'applications humides, et de préférence de la laine ou de la ouate. En cas de suppuration, quelques cataplasmes, et, lorsqu'une collection de pus se forme, au lieu d'une incision, l'introduction d'un séton filiforme qu'on laisse quelques jours et qui, par les piqûres des aiguilles, permet au pus de s'écouler sans laisser plus tard de cicatrices visibles sur la face.

LIV

DU SPINA BIFIDA

Le *spina bifida* est un vice de conformation assez rare.

Il consiste dans un arrêt de développement du rachis et surtout des lames, portant sur une ou plusieurs vertèbres, et qui laisse les membranes de la moelle faire hernie.

Causes. — Comme pour la plupart des vices de conformation, la cause est loin d'être positivement connue.

Symptômes. — Tumeur fluctuante sur la partie postérieure de la colonne vertébrale, plus commune à la région lombaire, plus rare à la région sacrée, et plus rare encore à la région cervicale. La tumeur est souvent sans changement de couleur à la peau, quelquefois rougeâtre, parce qu'elle menace de se percer. Les enfants peuvent arriver au monde avec un point sphacélé ou même avec un point fistuleux. En général, on ne voit qu'une tumeur, avec ou sans hydrocéphalie; quelquefois plusieurs existent sur le même sujet. La tumeur est dure, rénitente, lorsqu'on tient le sujet debout. Si on tient l'enfant couché sur le ventre, la tumeur est moins volumineuse, plus ou moins molle, surtout si la tête est renversée et plus basse que le tronc. L'inspiration et l'expiration déterminent des mouvements d'affaissement ou de distension dans la tumeur; elle peut être réduite en totalité ou en partie par la pression.

Lorsqu'il y a hydrocéphalie, en pressant sur la tête on fait refluer le liquide dans la tumeur vertébrale, *et vice versa*. Par la compression de cette tumeur on peut déterminer des symptômes cérébraux, quelquefois du coma; on provoque des cris chez l'enfant; il peut y avoir paraplégie. On constate très-souvent d'autres vices de conformation sur les sujets atteints de spina bifida.

Pronostic. — Ce vice de conformation est essentiellement grave quand la tumeur est volumineuse; la nature est impuissante le plus souvent, et, en général, la chirurgie peu efficace. La rupture spontanée avant ou après la naissance laisse peu d'espoir de guérison ; elle a lieu souvent.

Cependant, lorsque la tumeur est petite et qu'elle existe seule, elle n'est pas toujours complétement incurable.

Dans la plupart des cas, l'influence fâcheuse de cette tumeur agit sur l'état général de l'enfant, surtout si la tumeur s'ouvre et détermine une fistule ; bien souvent elle occasionne le dépérissement, et plus la tumeur est voisine de la région cervicale, plus l'enfant s'affaiblit promptement.

Ceux qui vivent offrent le plus ordinairement des accidents du côté des centres nerveux; ils deviennent paraplégiques, s'ils ne le sont pas en venant au monde; toujours, ou au moins très-souvent, il y a état général de langueur, amaigrissement, incontinence des urines et des matières fécales, quelquefois des convulsions.

Quelques enfants vivent très-peu de temps, ils meurent de méningite cérébro-spinale; mais, cependant, quelquefois il arrive qu'ils prolongent leur existence plusieurs années, jusqu'à vingt et vingt-cinq ans même.

Altérations pathologiques. — Une vertèbre peut être seule divisée ; d'autres fois, il y en a plusieurs; ordinairement, il y a écartement des arcs vertébraux ou bien les arcs latéraux sont détruits. On remarque par conséquent une ouverture plus ou moins longue et plus ou moins large, en forme de boutonnière, à la colonne vertébrale.

En examinant le liquide qui baigne la moelle, on reconnaît que c'est le fluide cérébral ; il est plus ou moins abondant, suivant le volume de la tumeur qui est variable. Ce liquide est limpide, insipide ou salé; quelquefois on y rencontre des flocons, on y trouve du sang et du pus, surtout après des opérations qu'on croit utile de pratiquer dans ces cas.

En disséquant la moelle avec attention, nous avons vu plusieurs fois les deux moitiés latérales du cordon rachidien écartées et distinctes; ce cordon paraît alors aplati et élargi.

La moelle peut aussi être plus longue; elle peut être atrophiée, ramollie ; elle manque quelquefois au niveau de l'hiatus vertébral,

Les nerfs spinaux se perdent dans l'épaisseur des parois de la tumeur, ou ces nerfs flottent dans la cavité de la poche.

Traitement. — Guérir le *spina bifida* d'une manière radicale nous paraît tout à fait impossible ; en effet, quoi qu'on fasse, on ne pourra jamais combler la partie osseuse qui manque au canal du rachis ; mais on peut espérer une cure palliative qui mettra dans de meilleures conditions les enfants qui viennent au monde avec ce vice de conformation.

Les moyens à mettre en usage doivent déterminer l'adhérence des parois de la poche, afin qu'elle ne soit plus distendue par le liquide rachidien.

Compression. — Le premier moyen et le plus simple consiste dans la compression soit à l'aide de pelotes, soit à l'aide de bandages ; ainsi, Astley Cooper est celui qui l'a le plus employé avec succès. Il a mis en usage la compression seule et aussi avec des piqûres. C'est le moyen que nous avons employé avec succès deux ou trois fois ; nos opérés ont vécu ; nous les avons perdus de vue, ils étaient de province et amenés à la consultation. Nous en avons eu un qui est mort d'une autre affection, et que nous avons suivi jusqu'à deux ans ; mais nous n'avons pas pu avoir d'autopsie. En général, nous avons fait une ponction capillaire, puis la compression avec des disques d'agaric et un bandage circulaire de flanelle ; au bout de huit à dix jours, la tumeur se remplissant, nous avons fait une nouvelle ponction. Deux malades, traités à l'aide de ce procédé, sont morts de méningite rachidienne.

Suture de la poche. — On doit ce procédé au docteur Dubourg, qui a publié deux cas de succès. Une incision elliptique a été faite sur la tumeur, on a mis de suite le doigt sur l'ouverture pour empêcher l'air d'entrer, et la plaie a été réunie par la suture entortillée. Nous avons eu l'occasion de faire trois fois cette opération à la région lombaire en pratiquant la suture enchevillée, et trois fois nous avons perdu nos malades de méningite rachidienne, avec pus et flocons dans le canal vertébral. Nous avons employé un procédé qui consiste à pincer la poche dans le sens vertical, à l'aide de deux morceaux de sonde placés latéralement et fortement serrés à leurs extrémités ; il y a eu inflammation et mort, le lendemain, de méningite rachidienne.

A l'exemple de M. Dubois, nous avons passé deux épingles à la base de la tumeur ; au-dessous de leur extrémité, nous avons passé des bouts de sondes fixées solidement ensemble. Deux jours après, ulcération de la tumeur, inflammation de la poche, symptômes cérébraux et mort.

Les injections proposées par le docteur Brainard, chirurgien anglo-américain, ont été faites d'abord avec eau distillée, 100 grammes; iode, 1 milligramme et demi; 4 milligrammes et demi d'iodure de potassium; il a augmenté de force la solution graduellement. De cette manière M. Brainard compte plusieurs succès. Chaque fois il a pris la précaution de n'injecter que dans la poche, et en comprimant de manière à empêcher le liquide d'entrer dans la cavité vertébrale. M. Velpeau, M. Chassaignac ont employé ces injections, avec teinture d'iode étendue d'eau comme pour l'hydrocèle ; M. Chassaignac nous a montré un cas de succès. Nous n'avons pas usé de ce moyen. Nous sommes d'avis jusqu'à présent de mettre en usage les ponctions et la compression, comme l'ont conseillé Abernethy et Astley Cooper, en faisant de très-petites ponctions avec une aiguille, et seulement dans les cas où les tumeurs ne sont pas trop volumineuses, ne sont pas trop douloureuses, enflammées ou fistuleuses, et surtout si elles sont petites et pédiculées.

Dans ces cas et lorsque le liquide se réduit bien par la pression, on a quelques chances très-rares de succès, et en continuant longtemps la compression, on voit la tumeur s'affaisser et rester à l'état de sac vide; quelquefois il peut arriver que la tumeur s'enfonce et présente une espèce de dépression ombilicale. C'est par ce moyen qu'on a vu quelques malades vivre jusqu'à vingt et vingt-cinq ans.

LV

DE LA SECTION DU FILET DE LA LANGUE

On a donné le nom de *filet* ou *frein* de la langue à ce repli muqueux qui s'étend de la face inférieure de la langue vers les apophyses géni ; ce repli est vertical, plus mince en haut qu'en bas et en arrière; il est triangulaire; son bord antérieur fait saillie quand la pointe de la langue se porte au palais, son bord inférieur est fixé sur le plancher de la bouche.

Lorsque les dimensions du frein sont normales, il sert à retenir la langue, mais de manière à lui permettre de se porter et de s'appliquer sur la voûte palatine, de sortir de la bouche assez pour pouvoir projeter la pointe de cet organe en avant des lèvres ; enfin, à se porter à droite et à gauche dans la cavité buccale et à pouvoir se mouvoir à la face interne des joues, en dedans et en dehors des arcades dentaires avec facilité.

Lorsque tous ces mouvements sont permis, le frein est à l'état normal ; mais quand l'enfant vient au monde, le frein ne permettant pas ces différents mouvements, il y a vice de conformation, qui se rencontre quelquefois, mais bien plus rarement qu'on ne le pense.

Le plus ordinairement, on reconnaît que la langue se porte difficilement au palais, de manière que l'enfant ne peut embrasser le mamelon avec la langue; il y a difficulté à opérer la succion. On peut s'assurer de cette difficulté en plaçant le petit doigt sur la face dorsale de la langue; alors, si la langue peut s'avancer, elle embrasse le doigt et fera des mouvements de succion qui annonceront que l'enfant peut teter, autrement on peut craindre que le frein ne soit pas bien conformé ; alors, en cherchant à passer le doigt sous la langue on constate qu'elle est retenue par une bride qui est le filet. Si on soulève la pointe de la langue, on reconnaît qu'elle est fixée vers le plancher buccal, parce que le filet est à peine marqué et qu'il retient la langue en bas et se confond avec le plancher inférieur de la bouche. Dans ce cas, la muqueuse ne se dessine pas pour faire ce repli sublingual et empêche ou gêne les mouvements de la langue; de là la nécessité de faire la section du filet, surtout si d'ailleurs la nourrice est dans de bonnes conditions, si le mamelon chez elle est bien développé.

Alors l'opération de la section du filet, qui est très-simple, doit être pratiquée. On voit, en soulevant la langue, un repli formé par l'adossement des deux feuillets de la muqueuse du plancher buccal qui s'avancent vers la face inférieure de la langue pour former un pli mince et transparent, mais qui ne se porte pas assez près de la pointe de la langue pour permettre les différents mouvements de cet organe; dans ce cas, aujourd'hui, on se sert de deux doigts pour retenir la langue en haut et on fait la section du frein engagé entre les doigts qui pressent en haut et l'éloignent ainsi des vaisseaux du plancher de la bouche, ou bien on engage le frein dans la plaque fenestrée de la sonde cannelée, de manière à tendre le filet en l'éloignant des vaisseaux; un seul coup de ciseaux à pointes mousses, et dirigé en bas, porté sur cette bride muqueuse, la divise.

On peut ainsi garantir les veines et les artères, visibles d'ailleurs sous la muqueuse de cette région.

Il est un autre cas où le filet n'est nullement visible, il semble que la langue ne se détache pas du plancher buccal, alors il faut, tout en faisant tenir la tête de l'enfant par un aide, introduire la plaque de la sonde cannelée sous la pointe de la langue, de manière à engager un peu de la muqueuse correspondant à la face inférieure de la langue; alors, au lieu d'un seul coup de ciseaux, il faut en donner un petit et successivement plusieurs, en soulevant graduellement et disséquant lentement la face inférieure de la langue, surtout en cherchant à voir les vaisseaux qu'on peut découvrir à mesure qu'on prolonge en arrière les coups de ciseaux.

Cette opération de la section du frein de la langue, qu'on ne doit pas diviser à l'état normal, doit être faite le plus souvent à la naissance pour faciliter l'allaitement. Nous l'avons pratiquée à l'âge de deux ans chez deux enfants qui parlaient mal, sans pourtant être bègues, et qui se sont bien trouvés de cette opération. Je ne confonds pas ces deux opérations avec celles que j'ai pratiquées, malheureusement sans succès, chez des enfants véritablement bègues; chez ceux-là j'ai même coupé les muscles génioglosses sans résultat; plusieurs chirurgiens espéraient par cette opération guérir le bégaiement; mais ce qui nous a fait renoncer à ce genre d'opération, après en avoir pratiqué huit à dix, c'est qu'elle ne donne pas ce qu'on espérait, et que, de plus, nous avons eu une ou deux fois des hémorrhagies graves que nous avons fait connaître dans les journaux.

En général, la section du filet se pratique le plus souvent sans accidents et on a à peine un peu d'écoulement de sang. Cependant, on a quelquefois observé : 1° *la récidive ;* 2° *le renversement de la langue ;* 3° *l'hémorrhagie.*

1° *Récidive.* — Pour prévenir cet accident, on conseille avec raison, et nous n'y manquons jamais, de passer matin et soir, pendant deux ou trois jours après l'opération, le petit doigt au-dessous de la langue pour s'opposer aux adhérences après la section. Cela suffit pour les cas ordinaires ; mais si le filet est épais et que la cicatrisation tende à rapprocher les lèvres de la plaie, on se trouve bien le lendemain ou le surlendemain, comme le conseille M. Hervez de Chegoin, de toucher l'angle rentrant de la plaie avec le crayon d'azotate d'argent.

2° *Renversement de la langue.* — J.-L. Petit cite des cas de suffocation déterminés par la langue qui, après la section du filet, se portait brusquement vers le pharynx. Nous n'en avons pas vu.

J.-L. Petit en indique plusieurs exemples dans lesquels la langue fut ramenée avec le doigt ; elle était renversée et faisait soupape sur l'orifice du larynx ; il la retenait à l'aide d'une bande après avoir ramené la langue dans sa position ; le bandage ayant été ôté, l'accident se reproduisit et l'enfant mourut comme s'il avait été étranglé. Dans un cas semblable, il serait de la plus grande importance de retenir la langue en place à l'aide d'un fil passé dans l'épaisseur de la langue, qu'il faudrait fixer hors de la cavité buccale à l'aide d'un fil fixé au bonnet de l'enfant.

J.-L. Petit cite le cas d'un enfant chez lequel, sans section du filet, la langue tendait à se porter en arrière ; il tombait plusieurs fois dans une heure pris d'étouffement. C'est bien dans un cas de ce genre, qu'on ne rencontrera peut-être que rarement, qu'il serait utile de fixer la langue plutôt avec un fil qu'avec une bande, comme le conseillait J.-L. Petit. L'emploi du fil, prolongé pendant vingt-quatre à quarante-huit heures, donnerait plus de tranquillité.

3° *Hémorrhagie.* — Les hémorrhagies à la suite de la section du filet sont rares ; on les a pourtant constatées depuis les temps les plus reculés et on avait même conseillé beaucoup de moyens pour les arrêter. Cet accident, fâcheux en général, peu redouté par les chirurgiens, et en effet peu redoutable, a pourtant été cause de mort ; il y en a des exemples dans les anciens auteurs (on peut consulter à ce sujet une thèse sur la section du filet de la langue, par M. Ferdinand Teissier, soutenue à Paris en juin 1866). Une mort récente à la suite de cette opération dans un hôpital est venue confirmer que cet accident peut arriver même à des hommes exercés.

Pour prévenir ces hémorrhagies, qui s'observent sans doute sur des enfants prédisposés, il serait bien heureux de pouvoir distinguer à la naissance ces sujets qui sont naturellement disposés aux hémorrhagies. Nous en avons observé plusieurs, mais à un âge plus avancé.

Dans le cas où on craindrait chez un nouveau-né une hémorrhagie, il faudrait ajourner la section du filet.

Quoi qu'il en soit, pour se mettre en garde contre les hémorrhagies, il faut, dans la section du filet, redoubler de précaution et ne pas regarder cette opération comme de peu d'importance ; ainsi, nous ne saurions trop le répéter, il faut bien faire tenir l'enfant, la tête surtout ; on doit avec la main gauche soutenir la sonde cannelée en soulevant la langue, engageant complétement le filet dans la fente destinée à cet usage ; elle doit, en étant pressée de bas en haut sous la face inférieure de la langue, faire saillir le filet et protéger les vaisseaux qui rampent sous la langue.

Il est très-important de couper le filet comme nous l'avons indiqué, en dirigeant la pointe des ciseaux en bas. Si l'écoulement du sang est peu abondant, il cesse, en même temps que les cris de l'enfant, en lui donnant à teter. Si cela continue, on peut pincer le point d'où vient le sang à l'aide d'une petite pince à verrous que l'on maintient quelque temps en place, ou bien, comme M. Verneuil l'a essayé, employer une forte serre-fine retenue par un fil passé dans l'anneau. Mais nous devons dire que nous préférons placer sous la langue, en le maintenant comprimé avec le doigt quelques minutes, un morceau d'amadou imbibé de jus de citron, ou mieux encore, de perchlorure de fer étendu d'eau. Si ces moyens ne réussissent pas, il faut, sans mettre en usage les styptiques, les poudres, le nitrate d'argent, si difficiles à bien appliquer et qui font perdre du temps, relever la langue comme au moment de l'opération avec la plaque de la sonde cannelée, faire tenir la tête très-immobile, chercher à distinguer le point d'où vient le sang et porter hardiment un stylet rougi à blanc, avec l'extrême et indispensable précaution de tenir la lèvre inférieure abaissée à l'aide d'une compresse de linge mouillé ou d'une spatule.

LVI

CHUTE DU CANAL DE L'URÈTHRE

Les ouvrages de chirurgie, même les ouvrages qui traitent spécialement des voies urinaires, parlent fort peu ou point du tout de la chute de l'urèthre. Cette affection n'est cependant pas très-rare chez les petites filles. J'en ai vu au moins chez douze ou quinze, de l'âge de deux à douze ans, en vingt ans de pratique à l'hôpital et en ville.

Causes. — Celles que nous avons pu reconnaître sont pour nous des efforts réitérés, soit de toux, comme dans les quintes violentes de coqueluche, soit les bronchites chroniques avec toux fréquente, ou les constipations qui nécessitent des efforts violents et fréquents de défécation ; enfin, la débilité générale ; aussi nous avons constaté ces procidences de la muqueuse de l'urèthre chez des petites filles affaiblies par diverses causes, principalement dans des cas de convalescences très-longues, à la suite de maladies aiguës et souvent dans des maladies chroniques.

Symptômes. — Les enfants se plaignent peu en général ; cependant quelquefois elles ont de fréquentes envies d'uriner ; elles éprouvent de la chaleur dans l'émission des urines. Comme cette maladie ne cause pas toujours des douleurs, les enfants ne se plaignant pas, on est longtemps sans examiner la vulve, et c'est à l'inspection de cette partie que l'on peut arriver à porter un diagnostic. Alors, si on écarte les lèvres, on voit le plus ordinairement que la vulve est plus colorée que d'habitude. Si on examine le méat urinaire, on observe une petite tumeur muqueuse rosée; elle paraît sortir de l'intérieur du canal et n'est d'abord pas très-considérable ; elle offre à son centre une ouverture dans laquelle on peut introduire une sonde; on reconnaît alors qu'on entre au centre d'un bourrelet plus ou moins considérable et formé par la membrane muqueuse du canal de l'urèthre. Si on pousse plus avant la sonde, on ne tarde pas à pénétrer dans la vessie et à voir sortir l'urine.

Cet état peut durer longtemps stationnaire sans s'aggraver ; mais d'autres fois la tumeur se développe lentement, donne une exsudation sanguine, puis bientôt une sérosité purulente ; elle est augmentée de volume et irritée à sa surface, qui se sphacèle superficiellement ; elle enflamme les parties voisines et détermine de la vulvite ; le suintement peut augmenter sans causer de grandes douleurs ; mais alors il y a chaleur et cuisson lorsque la malade urine.

Nous n'avons pas vu de ces tumeurs abandonnées à elles-mêmes très-longtemps ; nous pensons qu'avec le temps elles peuvent se sphacéler en partie ou en totalité et entretenir un écoulement séro-purulent.

On pourrait confondre ces tumeurs, formées par la chute de la muqueuse uréthrale, avec des polypes de l'urèthre ; mais, en y regardant attentivement, on reconnaîtra que le polype se montre sous forme d'une petite tumeur plus ou moins pédiculée, dont le pédicule pénètre dans le canal, tandis que la chute de l'urèthre se présente sous l'aspect d'un bourrelet très-petit entourant le méat urinaire ; il ressemble en petit à la chute de la muqueuse du rectum.

Cette maladie, qui n'est pas grave, peut occasionner de l'inflammation à la vulve ; elle peut porter les enfants à se livrer à des attouchements à cause de la démangeaison.

Traitement. — Il y a avantage à en débarrasser les petites filles, et c'est par l'excision qu'on peut les mettre promptement dans l'état normal ; les autres moyens, les ligatures, les cautérisations, ne permettent que très-lentement de détruire ces prolapsus de l'urèthre.

Pour pratiquer cette excision, il n'y a pas nécessité d'anesthésier les malades ; cependant, comme les petites filles sont souvent craintives et assez difficiles à maintenir, nous trouvons de l'avantage à les chloroformer. Nous mettons l'enfant sur le bord d'un lit ; nous faisons maintenir les cuisses fléchies et écartées, puis, les grandes lèvres étant tenues de manière à bien faire voir la tumeur, le chirurgien peut la saisir avec une anse de fil qui permet de la tirer légèrement ; des ciseaux courbes portés en arrière permettent de la reséquer d'un seul coup ; on peut aussi de la main gauche, armée d'un ténaculum, la tirer en avant, sans employer de fil, puis la couper en arrière.

Il s'écoule peu de sang, et l'application d'eau fraîche peut suffire pour faire cesser l'écoulement, qu'on pourrait arrêter avec du perchlorure de fer étendu d'eau, ou bien par un petit tampon d'agaric imbibé de ce mélange et appliqué quelques instants sur la plaie qui résulte de cette excision.

Des lavages à l'eau fraîche, quelques applications de crayon de nitrate d'argent suffisent pour obtenir la cicatrisation de la plaie. Les petites malades souffrent quelques jours en urinant, mais cela ne dure pas.

Nous ajouterons qu'une fois nous avons eu un écoulement de sang que nous n'avons pas pu arrêter avec le perchlorure. Nous avons alors tenu pendant vingt-quatre heures une vessie remplie de glace sur la région hypogastrique et au devant de la vulve. Ce dernier moyen nous a parfaitement réussi. Chez cette petite fille, qui avait dix ans, la tumeur datait de quatre ans environ ; elle était saignante avant l'opération.

LVII

DU PEMPHIGUS

Le pemphigus est une maladie de peau; elle est caractérisée par une ou plusieurs bulles arrondies d'un centimètre de diamètre; plus ou moins distendues par un liquide d'abord transparent, mais peu à peu devenant trouble. On l'observe chez les enfants comme chez les adultes, on le rencontre assez souvent chez les nouveau-nés; il existe à l'état aigu et à l'état chronique.

Causes. — Le pemphigus peut se développer chez des enfants ayant une nourriture insuffisante, tenus dans la malpropreté; mais le plus souvent on le voit chez les enfants sous l'influence de la syphilis héréditaire : c'est l'opinion de M. P. Dubois et de quelques autres; elle est partagée par M. Ricord et M. Casenave.

Symptômes. — Chez les enfants, cette affection siége souvent à la paume des mains, à la plante des pieds; elle se présente sous forme de bulles ou élevures plus ou moins nombreuses; elles sont entourées d'une auréole violacée de diamètre très-différent; elles contiennent un liquide séro-purulent; il y a douleur et sensibilité au toucher; l'épiderme se soulève et l'on trouve le derme ulcéré, quelquefois couvert d'un dépôt plastique membraneux; elles donnent de la suppuration; les bords sont parfois arrondis et relevés.

Si le pemphigus est simple, les bulles sont distendues par un liquide séreux clair ou opalin, elles sont suivies de desquamation, l'épiderme se dessèche en lamelles minces, la douleur cesse, et en quelques jours la maladie se termine. On n'observe pas d'ulcérations; il faut ajouter qu'il n'y a aucun autre phénomène sur la peau; mais dans le pemphigus syphilitique, les bulles sont remplies d'un pus jaunâtre bien formé, les ulcérations succèdent aux bulles; on remarque sur l'enfant d'autres signes syphilitiques : taches, roséole spécifique, état général de maigreur et dépérissement, figure altérée, pâle, amaigrie, aspect de la vieillesse, dépérissement notable.

Pronostic très-peu grave, si le pemphigus est simple; au contraire, fâcheux s'il est syphilitique, car il peut se faire que ce phénomène localisé à la peau soit quelquefois compliqué de lésions syphilitiques des organes internes.

Cette maladie, lorsqu'elle est simple, peut être de quelques jours ou bien de plusieurs mois, quelquefois il y a des prodromes comme dans certaines maladies aiguës, rougeole, scarlatine, etc. Il arrive enfin qu'elle peut passer à l'état chronique et se terminer d'une manière fâcheuse, tandis que quelquefois il n'y a pas de gravité.

Mais dans le pemphigus syphilitique, cette maladie, qui souvent est congénitale, s'observe chez des enfants nés de parents syphilitiques. On connaît d'ailleurs plusieurs exemples de femmes syphilitiques étant enceintes ayant des pemphigus, on en a mis à un traitement antisyphilitique après une première couche, et plus tard elles ont mis au monde de nouveaux enfants n'ayant pas de pemphigus : cela prouve bien la nature syphilitique dont la mère était affectée à la première couche et guérie à la seconde.

Traitement.— Si le pemphigus n'est pas de nature syphilitique, on se trouve bien d'un traitement local très-simple. Ainsi, pour le pemphigus simple, il suffit souvent de se contenter de soins de propreté, de bains de son, d'applications de poudre de fécule d'amidon ou de riz sur les bulles; il faut bien nourrir et placer en bon air ceux chez lesquels cette maladie s'est développée par la privation de soins; dans ces cas les bulles sont une maladie locale. Mais si, au contraire, l'affection est de nature syphilitique, si les bulles ne sont qu'un symptôme local d'une maladie générale, c'est une affection médicale très-grave, dont le traitement véritable est dans l'emploi des antisyphilitiques généraux; aussi il faut, si c'est la mère qui allaite l'enfant, la mettre au traitement antisyphilitique, la liqueur de Van Swieten ou le deutochlorure de mercure; si c'est une nourrice qui consent à donner son lait à l'enfant, il faut qu'elle soit prévenue des chances qui la menacent et qu'elle soit mise au traitement. Enfin, dans le cas où on ne donnerait pas le sein à l'enfant, on doit le mettre lui-même au traitement par l'usage de la liqueur de Van Swieten, cinq, six ou huit gouttes par jour, dans une petite cuillerée de lait, et de plus, des bains additionnés de cette liqueur : trois ou quatre grammes pour un bain d'enfant nouveau-né ; on pourrait aussi donner pour nourriture le lait iodé, soit d'une vache, soit d'une chèvre traitée comme le fait notre confrère Labourdette, surtout si on suppose des lésions syphilitiques d'organes intérieurs.

LVIII

DE LA THORACENTÈSE

Nous n'avons pas eu de cas traumatiques réclamant, chez les enfants, la thoracentèse, c'est-à-dire cette opération qui consiste à ouvrir la poitrine pour donner issue à un liquide épanché dans la cavité pleurale. Nous avons, presque toujours, vu les épanchements consécutifs à des contusions de la poitrine ou à des fractures de côtes se résorber facilement.

Cependant, chez les jeunes sujets comme chez les adultes, les épanchements consécutifs à des pleurésies peuvent nécessiter la ponction de la poitrine, dans des cas aigus, comme dans des cas chroniques.

En général, cette opération est indiquée, chez les enfants, quand les moyens médicaux n'ont pu suffire pour obtenir la résolution de l'épanchement, ou même lorsque, dès le début, il y a menace d'asphyxie.

Alors deux cas se présentent : ou le liquide est circonscrit dans un point, ce qui est rare, ou bien l'espace compris entre la plèvre costale et la plèvre pulmonaire est complétement rempli. Si l'épanchement est circonscrit, c'est l'endroit où l'on reconnaît la matité et l'absence de respiration qui sera choisi pour l'opération; mais, quand l'épanchement est général dans toute la cavité droite ou gauche, il faut alors choisir le point d'élection.

Manuel opératoire. Pour cette opération, qui n'est pas trop douloureuse, nous ne mettons pas en question l'emploi du chloroforme, nous nous contentons de faire bien tenir l'enfant. Nous sommes loin de rejeter les trocarts connus, ceux à robinet, de M. Guérin ou de M. Barth; ils ont des avantages incontestables, mais, en général, nous nous servons, soit d'un trocart ordinaire, soit d'un petit trocart courbe, ayant la forme d'une canule à trachéotomie, seulement ayant un diamètre de quatre millimètres, et une longueur de quatre centimètres ; il permet de pénétrer assez pour arriver au liquide, sans crainte d'aller toucher le poumon. Il doit être garni d'un petit sac de baudruche, solidement fixé en arrière du pavillon de la canule, et pouvant retomber sur l'orifice externe. Il faut aussi, à l'exemple de M. Barth, qui en a donné le conseil, avoir des tubes de caoutchouc vulcanisé, pouvant entrer dans la canule. Enfin, on doit avoir à sa disposition une seringue pouvant bien s'ajuster, soit à la canule, soit au tube de caoutchouc, si l'on juge convenable de faire des injections.

L'enfant étant couché sur le dos, bien maintenu dans cette position, le chirurgien prend le trocart de la main droite, présentant la convexité par en haut, et la concavité en bas ; il tire avec le doigt de la main gauche la peau, afin d'empêcher que la plaie cutanée soit parallèle à l'ouverture profonde, et plonge d'un seul coup au-dessus du bord supérieur de la troisième côte à gauche, et au-dessus de la cinquième à droite, en comptant les côtes de bas en haut. L'opérateur, tenant à pleine main la poignée du trocart, la baudruche, préalablement mouillée, enveloppant le manche de l'instrument, choisira, comme point d'élection, l'union du tiers postérieur avec les deux tiers antérieurs de l'espace intercostal, en ayant la précaution de se rapprocher du bord supérieur de la côte inférieure, pour éloigner la pointe du trocart du bord inférieur de la côte qui est au-dessus et où rampe l'artère. A l'aide de notre petit trocart courbe, on contourne facilement la côte inférieure, et on dirige la pointe en bas ; de cette manière, si l'on avait peu d'espace entre la cage osseuse et le poumon, on ne craindrait pas de blesser cet organe.

Une fois la ponction faite, le chirurgien doit se conduire de différentes manières, suivant les cas : si l'épanchement est séreux, une simple ponction suffit pour donner issue au liquide, sans permettre à l'air d'entrer dans la canule, grâce à la baudruche. La cavité qui contient le liquide ne contenant plus rien, on retire la canule et on ferme la petite plaie, qui se réunit par première intention.

Dans les cas chroniques, quand l'épanchement n'est plus séreux, mais purulent, il faut, après une première ponction, en faire d'autres successives, à plus ou moins de jours d'intervalle, et il nous paraît utile, comme l'indique M. Barth, de laver la surface baignée de pus, pour obtenir plus facilement des adhérences ; de plus, si le pus est fétide, il peut y avoir indication d'injecter des liquides modificateurs, de la teinture d'iode étendue d'eau, du chlore, et souvent une seule injection ne suffit pas, et il en faut plusieurs. Dans ces cas, une ouverture permanente est nécessaire ; aussi laisse-t-on en place la canule qui a servi à faire la ponction, et c'est pour cela que notre petite canule courbe porte de petites ailes comme celles à trachéotomie, et peut, à l'aide de rubans, être fixée autour du tronc, comme la canule à trachéotomie est fixée autour du cou.

Nous préférons remplacer le plus tôt possible la canule métallique par un tube en caoutchouc vulcanisé, qui, vu sa souplesse, ne donne pas la crainte d'irriter la plèvre, et n'élargit pas la plaie comme la canule métallique. Le tube de caoutchouc s'assujettit dans toutes les positions, dans la cavité thoracique, et autour de la poitrine ; on peut le passer très-facilement dans la canule, car, avant de s'en servir, on a pris la précaution de se munir de tubes d'un diamètre tel qu'ils puissent passer dans la canule du trocart. On pousse le tube seul, ou muni d'un mandrin de baleine, dans la canule qu'on peut retirer à mesure qu'on enfonce le tube de plus en plus. Il faut fixer, à l'extrémité externe du tube, un sac de baudruche lié par son ouverture, afin que le liquide qui sort par le tube s'écoule dans le cul-de-sac que forme la baudruche ; elle peut, d'ailleurs, être enveloppée d'une poche de toile qu'on peut suspendre au cou du malade.

Quand on veut faire une injection, le chirurgien pince le tube à quelques centimètres de son extrémité externe ; un aide enlève la poche de baudruche, puis il introduit le bec de la seringue dans le bout du tube, et pousse légèrement l'injection. Lorsque la quantité de liquide introduit paraît suffisante, on pince de nouveau le tube, puis, pour faire sortir l'injection, on a la précaution de mettre l'extrémité du tube dans un vase d'eau, afin que l'air ne puisse pénétrer. Enfin, quand on a fini, on retire l'extrémité du tube de l'eau, en le comprimant de nouveau, et on le fixe dans la poche de baudruche. Lorsque le foyer de pus est diminué, on peut supprimer le réservoir de baudruche, et se contenter d'un petit fosset pour boucher le tube. Celui-ci doit être fixé solidement sur les parois de la poitrine, à l'aide de plusieurs bandelettes de taffetas d'Angleterre ou de papier gommé; puis la poitrine est enveloppée d'un bandage de corps léger, ou d'une bande pour fixer le tube autour de la poitrine, afin d'éviter qu'il ne sorte de la cavité thoracique, ou qu'il n'y entre trop.

Lorsque le tube est dans la poitrine, il faut que la portion intérieure ne soit pas trop longue : elle irriterait et pourrait empêcher le rapprochement graduel des surfaces et retarder ainsi la guérison; qu'elle ne soit pas trop courte, car elle ne pourrait pas plonger assez pour donner issue au liquide. Afin de connaître la longueur qui est dans la poitrine, il faut mesurer le tube avant de l'introduire et ne pas oublier sa longueur, conseil donné par M. Barth; on se rendra ainsi compte de la portion qui est en dehors, et de celle qui est en dedans. Dans les premiers temps, six à huit centimètres peuvent être laissés dans la poitrine, mais, à mesure que la cavité morbide diminue d'étendue, ce que l'on reconnaît à la moindre quantité de pus qui s'écoule à chaque pansement, et à la quantité de liquide qu'on peut injecter sans effort, on doit diminuer la longueur du tube en en retirant de la poitrine plus ou moins chaque jour.

Lorsque les choses vont bien, le liquide devient de plus en plus clair et diminue de quantité; enfin, il vient un moment où il ne sort plus que quelques gouttes de pus. On peut enlever le tube.

C'est en agissant ainsi que nous avons eu des succès, qui ne s'observent en général que lorsque le tissu pulmonaire est sain ou peu malade; s'il existe une affection tuberculeuse, la guérison est une exception ou au moins très-rare.

LIX

DE L'ECTROPION

L'ectropion, ou renversement des paupières en dehors, peut se rencontrer sur les deux paupières chez beaucoup d'enfants ; nous lui reconnaissons plusieurs causes, dont les unes siégent dans la conjonctive, conjonctivite aiguë ou chronique, d'autres dans la peau, quelques-unes dans le système nerveux, paralysie, spasme dans le muscle orbiculaire. Chez les enfants, nous avons constaté plusieurs fois des ectropions par suite de tumeurs de l'orbite et d'autres par nécrose du bord orbitaire dans un point plus ou moins circonscrit. L'exophtalmie peut aussi occasionner l'ectropion.

Enfin, très-souvent la cause est une brûlure qui se cicatrise avec rétraction de la paupière.

Quelle que soit la cause de cette maladie, elle présente des caractères généraux auxquels on ne peut la méconnaître.

Symptômes. — Ils sont plus ou moins marqués, suivant les degrés de cette affection.

D'abord on remarque un écartement léger de la paupière inférieure. Le plus ordinairement, le bord de la paupière est porté en avant ; il y a des larmes qui s'échappent sur la joue, la paupière ne pouvant les retenir : ce n'est souvent que le début d'une blépharite.

Mais plus tard la paupière s'abaisse davantage, les larmes coulent sur la joue, la conjonctive, déjà renversée et d'abord saine, ne tarde pas à s'enflammer, s'épaissir, se tuméfier ; la sécrétion des larmes diminue ; la cornée se vascularise, participe à l'inflammation et peu à peu quelquefois s'ulcère : c'est l'exposition à l'air et la diminution des larmes qui causent cette inflammation de la cornée. Enfin, la face muqueuse de la paupière, de plus en plus renversée, se couvre de granulations. Lorsque cette maladie dépend d'une brûlure, la paupière est collée sur la joue par la rétraction de la cicatrice.

Le *diagnostic* de cette maladie est facile, d'après les symptômes indiqués ; mais on ne doit se prononcer sur le pronostic, qui est variable, qu'après avoir bien reconnu la cause comme nous l'avons dit. Quelquefois c'est le début d'une blépharite et même d'une conjonctivite plus ou moins intense; c'est souvent même un phénomène de l'ophthalmie purulente; le pronostic est assez grave dans ce dernier cas, tandis que s'il ne s'agit que d'une conjonctivite légère, l'ectropion cédera avec la maladie qui en est la cause.

Traitement. — Il devra varier suivant la cause qui détermine l'ectropion : dans les cas de simple blépharite ou ophthalmie il faut les combattre, de même pour les cas de paralysie, de même aussi pour les tumeurs de l'orbite, qu'il faut combattre ou enlever si cela est possible.

Restent deux cas d'ectropion qui réclament un traitement direct et chirurgical.

Ectropion aigu avec boursouflement de la conjonctive palpébrale. — Cette affection, comme cela se rencontre souvent dans l'enfance, est une épiphénomène des ophthalmies intenses ou mieux des blépharites très-aiguës. Dans ces cas il faut, si la maladie ne cède pas au traitement conseillé dans les blépharites, faire des scarifications répétées sur le bourrelet muqueux, soit avec la lancette, soit avec les ciseaux en essayant de relever la paupière et de réduire ainsi le bourrelet muqueux et le renversement. Il faut soutenir ensuite la paupière soulevée avec une bande.

Ectropion chronique. — Dans certains cas la muqueuse, qui est constamment boursouflée, est un bourrelet, véritable corps étranger qui repousse la paupière et la maintient renversée. Il s'hypertrophie outre mesure et ne peut plus être réduit qu'à l'aide d'opérations chirurgicales. Après avoir mis en usage différents moyens, nitrate d'argent, sulfate de zinc, calomel, qui sont souvent employés sans succès, il faut mettre en usage :

Les *cautérisations* avec le nitrate d'argent directement porté sur le bourrelet muqueux ; on peut garantir le globe de l'œil en plaçant en dedans du bourrelet un petit cylindre de ouate ; on doit aussi, après chaque cautérisation, faire tomber dans le sillon conjonctival de l'eau très-légèrement additionnée d'acide chlorhydrique. On fait bien ensuite, au bout d'une heure, d'enlever le petit rouleau de ouate et de passer de l'huile sur la partie blanchie par le nitrate. On laisse après la paupière se relever, on fait des lotions d'eau fraîche répétées sur l'œil. Au bout d'un ou deux jours après l'élimination de l'eschare, la cicatrisation du tissu sous-muqueux commence et le raccourcissement de la muqueuse redresse peu à peu la paupière ; on peut en faire quelquefois une seconde, mais il faut bien se rendre compte avant de ce qu'on aura gagné, car il faut redouter de déterminer trop tôt une nouvelle cicatrisation qui redresserait trop.

Si, à l'aide de ces cautérisations, qu'on peut répéter plusieurs fois, on n'obtient pas le résultat désiré, il faut, et c'est ce que nous avons fait chez plusieurs enfants, employer l'excision.

L'*excision du bourrelet muqueux.* — Lorsque le bourrelet reste volumineux, couvert de granulations, la cautérisation échoue et l'excision de ce repli muqueux peut être faite avec avantage.

Dans ces cas on peut agi de plusieurs manières, mais, chez les enfants, nous nous sommes borné à enlever la portion exubérante de la conjonctive, après les avoir chloroformés.

On saisit le bourrelet avec un ténaculum ou bien avec une pince à griffes, et, à l'aide de ciseaux courbes, nous avons enlevé une partie du bourrelet. Il survient plus ou moins de sang, nous fermons l'œil dans son état normal et nous appliquons des compresses imbibées d'eau fraîche maintenues avec une bande légèrement appliquée pour maintenir l'œil fermé.

Il est un genre d'ectropion occasionné par une carie du bord de l'orbite, que nous avons rencontré souvent chez les jeunes scrofuleux à la suite des abcès symptomatiques d'une carie partielle du bord orbitaire, il arrive que la partie inférieure de la paupière est entraînée dans le point malade, s'y fixe par une adhérence et entraîne ainsi la paupière souvent en la renversant. Dans ces cas, nous avons pratiqué une opération décrite dans l'ouvrage de M. Desmarres et que cet oculiste regarde comme étant le procédé d'Ammon : il consiste à décoller le point adhérent par une incision semi-circulaire, suivant la courbe de l'orbite, et à disséquer la peau de manière à ce qu'elle soit mobile sur l'os ; il faut faire remonter la lèvre inférieure de la plaie vers la supérieure, la maintenir par des bandelettes qui servent ensuite à retenir la peau et à l'empêcher de glisser vers le point où elle était adhérente.

Il est enfin des cas où l'on doit pratiquer la *blépharoplastie.*

Lorsque, par suite de brûlure, il y a adhérence de la paupière avec ou sans ectropion, mais que la paupière inférieure ou supérieure ne pouvant plus se fermer, le globe oculaire est à découvert, on conçoit que cette infirmité est repoussante et expose l'œil à une foule de causes d'inflammation. C'est alors qu'il faut pratiquer une opération connue depuis longtemps, pratiquée d'abord par Græfe et plus tard par beaucoup de chirurgiens étrangers et par des français.

A l'exemple de Velpeau, de Blandin, de M. Desmarres, nous avons eu occasion de pratiquer cette opération chez quelques enfants. Nous devons dire que, si nous avons eu deux ou trois succès, il nous est arrivé aussi de la pratiquer sans résultat avantageux. Nous avons opéré soit sur la paupière inférieure, soit sur la supérieure, et nous avons agi par trois procédés, suivant que l'un ou l'autre nous paraissait plus applicable suivant le cas, soit par extension du lambeau, soit par inclinaison, soit par torsion.

Ainsi il nous est arrivé de faire, dans deux cas de brûlure avec cicatrices vicieuses de la paupière supérieure, l'autoplastie, en prenant un lambeau sur la tempe, en tordant le pédicule et en le ramenant sur la paupière supérieure, après avoir fait une dissection qui avait enlevé la cicatrice étroite qui retenait la paupière soulevée et renversée en haut jusqu'au sourcil. Nous avons tordu le pédicule de notre lambeau qui était près de l'angle externe de l'œil, nous avons fait plusieurs points de suture pour fixer ce lambeau sur la paupière, qui était encore pourvu de tissu cellulaire sous-cutané et d'une partie de l'orbiculaire des paupières, nous avons vu notre lambeau reprendre et nous avons pu couper le pédicule tordu au bout de huit jours et les points de suture les jours suivants. La première opération que nous avons pratiquée sur une fille de neuf à dix ans n'a pas réussi ; nous n'avons pas eu d'érysipèle, ce que l'on redoute surtout, mais le lambeau s'est sphacélé et l'opérée est restée comme auparavant. Une seconde, pratiquée de la même manière par torsion, nous a réussi, et l'œil, qui était toujours enflammé avant l'opération, à cause de l'impossibilité de le couvrir, n'a pas tardé à revenir à son état normal.

Nous n'avons pratiqué ensuite qu'avec insuccès des cas d'ectropion après brûlures, insuccès d'opération, mais pas d'accidents graves consécutifs.

Après nos diverses opérations, nous avons toujours employé l'eau froide pendant au moins sept à huit jours de suite, et nous avons entravé quelques érysipèles au début par l'usage du collodion élastique.

LX

DE L'ENTROPION

Lorsque les bords des paupières sont tournés en dedans, le bord ciliaire en rapport avec le globe oculaire, il y a *entropion*.

Cette affection, qui n'offre rien de repoussant comme l'ectropion, est de nature à irriter beaucoup le globe et à déterminer des ophthalmies presque continuelles.

Les *causes* de l'entropion sont nombreuses : elles peuvent se réduire au relâchement de la peau de la paupière, au raccourcissement de la muqueuse, à une disposition vicieuse du tarse, à l'état spasmodique de l'orbiculaire, à l'atrophie du globe de l'œil, enfin, à certaines tumeurs développées dans les paupières ou dans le voisinage.

Les *symptômes* se remarquent soit sur une partie du bord libre de la paupière, soit sur la paupière dans toute son étendue, soit même sur les deux paupières, mais le plus souvent sur la paupière inférieure seule et principalement en dehors. Les cils sont renversés en dedans avec incurvation du tarse, et la paupière est enroulée sur elle-même. Le diamètre vertical entre les paupières est souvent agrandi, la conjonctive bulbaire est rouge, dans une plus ou moins grande étendue elle est souvent épaissie ; cette inflammation s'étend jusqu'à la cornée. Le malade accuse une vive douleur dans l'œil et éprouve de la gêne à regarder les objets.

Si l'entropion est partiel ou peu étendu, il peut rester stationnaire, mais s'il est très-marqué dans toute l'étendue de la paupière, il peut occasionner des accidents inflammatoires très-graves et très-profonds.

Traitement. — Il doit varier suivant les causes déterminantes. Chez les enfants, nous avons surtout constaté les ophthalmies intenses, l'état spasmodique de l'orbiculaire, le relâchement de la peau et quelquefois la présence de certaines tumeurs des paupières.

Contre les ophthalmies. Il faut traiter l'ophthalmie et surtout la photophobie, qui en est la véritable cause ; dans ces cas, on ne peut obtenir chez les enfants ce que M. Desmarres conseille pour les adultes, je veux dire qu'ils redressent constamment, à chaque instant, avec le doigt, la paupière en se regardant dans un miroir. Les antispasmodiques sont indispensables et les seuls à mettre en usage dans l'enfance ; ainsi, après les purgatifs doux plus ou moins répétés; pour l'inflammation, on doit insister, pour le redressement des paupières, soit sur l'usage de la pommade d'hydrargyre et d'extrait de belladone :

Onguent d'hydrargyre........................	5 grammes.
Extrait de belladone........................	

En frictions répétées deux ou trois fois par jour autour de l'orbite.

Ou bien sur l'instillation, deux ou trois fois par jour, d'une goutte de solution d'atropine.

Sel neutre d'atropine........................	10 centigr.
Eau distillée........................	10 grammes.

Nous n'avons rien obtenu de la compression, des bandelettes agglutinatives, au moins chez les enfants.

Nous n'avons pas cru utile d'employer les vésicatoires volants autour de l'orbite ; dans la contraction permanente de l'orbiculaire, nous n'avons pas employé la section sous-cutanée du muscle conseillée par MM. Cunier, Philips et Pétrequin. Nous n'avons pas mis en usage le procédé de Janson, qui consiste dans l'excision transversale du muscle, ni la perte de substance verticale également proposée par Janson.

Dans le *relâchement* de la peau de la paupière, le traitement doit être purement chirurgical, et en général, chez les enfants, nous nous sommes contenté de la cautérisation ou de l'excision.

Pour la *cautérisation,* nous avons employé, en chloroformant les enfants, afin d'éviter les mouvements, soit le cautère actuel, soit le caustique de Vienne, qu'on applique à l'aide d'un morceau de sparadrap fenêtré dans le point où on doit étendre la pâte caustique.

Dans ces cas, nous nous sommes attaché à produire une eschare transversale éloignée de 3 ou 4 centimètres du bord libre de la paupière, sous forme d'un pepin de melon plus ou moins allongé et plus ou moins étroit au centre, suivant l'étendue du renversement palpébral ; nous avons laissé l'eschare se détacher naturellement, et la cicatrice, en se faisant au-dessous, a redressé le bord de la paupière en général d'une manière satisfaisante.

Par l'*excision*, procédé de Celse, en général, après avoir endormi les enfants et avoir préalablement mesuré la portion de la peau de la paupière qu'on doit enlever, nous saisissons un pli de la peau de la forme que nous avons donnée à l'application du caustique ; ce pli, de la forme d'un pepin allongé, qu'on peut prendre avec une pince convexe à ressort, ou bien soulever, soit avec des pinces, soit avec deux ténaculum, est excisé d'un seul coup avec des ciseaux courbes.

Nous avons eu après le même résultat qu'avec le caustique et nous pouvons, aussitôt après l'excision, placer deux points de suture, et la réunion a lieu très-vite. On fera bien, par excès de précaution, dans cette petite opération, de tracer avec de l'encre l'étendue et la forme de la portion de peau que l'on veut enlever avant d'agir, afin de guider l'action des ciseaux. Nous avons aussi mis en usage le procédé de M. Velpeau : nous avons soulevé avec les doigts ou avec des pinces un pli transversal, nous avons traversé la base du pli avec trois aiguilles, à 1 centimètre environ de distance, garnies chacune d'un long fil, nous avons excisé avec des ciseaux le pli à quelques millimètres au devant des fils, avec la précaution de les faire tendre pour ne pas les couper ; de cette manière, après l'excision, on a ainsi de quoi faire trois points de suture.

Aussitôt après l'opération, il faut appliquer des compresses imbibées d'eau fraîche et les renouveler souvent. Nous avons eu des succès en agissant ainsi ; nous devons ajouter que souvent nous avons eu à nous louer, après l'excision, de faire fermer l'œil, d'appliquer une compresse mouillée maintenue de manière à tenir par une bande les lèvres de la plaie réunies sans nous servir de points de suture, qui peuvent déterminer quelquefois des érysipèles à la face.

Enfin, nous devons dire que nous nous sommes bien trouvé de l'emploi des serres-fines, au lieu de trois points de suture, appliquées au nombre de trois pour rapprocher les lèvres de la plaie de la paupière.

XLI

DU TRICHIASIS

Le trichiasis, caractérisé par le renversement des cils, s'observe quelquefois chez les enfants.

Dans cette affection, les cils viennent se mettre en contact avec la conjonctive circulaire et jusque sur la cornée ; le cartilage tarse n'est pas contourné et cependant le trichiasis, comme l'entropion, se remarque souvent à la paupière inférieure et peut déterminer des ophthalmies ; quelquefois ce renversement ne s'observe que pour quelques cils, d'autres fois pour tous les cils de la paupière malade.

Les *causes* sont les blépharites glandulaires, l'inflammation des glandes de Meibomius, les brûlures, le relâchement de la peau, chez les enfants les ophthalmies répétées si souvent, compliquées de photophobie. On reconnaît aussi pour cause quelquefois une seconde rangée de cils qu'on observe plutôt chez les adultes que chez les enfants.

Les *symptômes* du trichiasis sont presque toujours ceux de l'entropion ; il peut déterminer l'inflammation de la muqueuse oculaire, des kératites, on voit même des ulcérations de la cornée, des opacités, des pannus déterminés par le développement de vaisseaux s'étendant en forme de pinceau sur la cornée.

Les enfants atteints de trichiasis prennent une tenue vicieuse de la tête, elle est courbée en avant sur le cou, et cela est produit par l'habitude qu'ils ont de regarder les objets en inclinant la tête. Le diagnostic est facile. Le pronostic est assez grave, car le trichiasis détermine, comme nous l'avons dit, des affections fâcheuses du globe de l'œil.

Traitement. — Les moyens à mettre en usage sont la réduction des cils ; de tous les moyens proposés, nous avons préféré l'emploi des serres-fines avec ou sans pointes piquantes, et qui servent seulement à pincer un pli transversal de la paupière, de manière à renverser le bord de la paupière, d'abord vingt-quatre heures, puis plus longtemps, s'il y a nécessité, mais en laissant reposer l'enfant plus ou moins longtemps et en y revenant plusieurs fois à distance.

L'*arrachement* a été conseillé; il est pénible et douloureux à mettre en usage. On le pratique avec des pinces mousses non coupantes, qui permettent de saisir les cils sans les casser ni les couper. Ce moyen ne remédie que momentanément à la déviation et doit être répété souvent.

Sans parler de plusieurs procédés que nous n'avons pas mis en usage, l'extirpation du bord libre de la paupière, ou d'une partie de son épaisseur, la cautérisation des bulbes des cils, nous pensons qu'on peut réduire les opérations pour remédier aux cils déviés :

1° A l'*arrachement*, lorsque deux ou trois cils sont renversés;

2° A l'*excision de repli partiel* ou total de la partie antérieure de la peau de la paupière, comme dans l'entropion;

3° A l'*extirpation des bulbes des cils déviés*, procédé de Vacca.

On fait un pli à la peau de la paupière au niveau des cils déviés, on excise ce pli jusqu'au muscle orbiculaire, puis avec une pince on dissèque les bulbes. On doit, dans ces cas, maintenir la paupière à l'aide d'une pince fenêtrée, tenue fixe par un aide. Chez les enfants, il faut employer le chloroforme.

Après ces opérations, un pansement à l'aide de compresses imbibées d'eau fraîche doit être renouvelé souvent, jusqu'à cicatrisation des petites plaies.

LXII

DES POLYPES NASO-PHARYNGIENS

Lorsqu'on a fait un service de chirurgie dans un hôpital d'enfants, on est frappé de ne rencontrer jamais, ou presque jamais, de polypes muqueux dans les fosses nasales ; ils présentent, d'ailleurs, les mêmes symptômes et réclament le même traitement que chez les adultes.

Chez les enfants, on voit quelquefois des polypes fibreux. Ce n'est en général que chez des enfants de dix ou douze ans que s'observe cette maladie; les plus petits en sont exempts ordinairement.

Ces polypes, d'une consistance plus ou moins notable, fermes, quelquefois saignants, présentent différents prolongements et sont rarement pédiculés; ils prennent en général naissance à la base du crâne vers l'apophyse basilaire en dedans des apophyses ptérygoïdes.

Causes. — Elles sont obscures, comme pour toutes celles des productions anormales.

Symptômes. — Ces polypes existent à l'état latent au début, qui dure plus ou moins longtemps; ils se développent lentement. Mais peu à peu ils acquièrent quelquefois des dimensions considérables, ils envahissent les fosses nasales en se développant d'arrière en avant. Ils produisent de l'irritation sur la muqueuse nasale, l'odorat, la voix ; ils peuvent agir sur la sécrétion des larmes, l'audition, la respiration, la déglutition et même la mastication. On en voit qui se développent en haut et qui soulèvent le plancher de l'orbite de manière à chasser l'œil en avant. Quelquefois, lorsque cela s'observe des deux côtés, les yeux sont saillants comme ceux des batraciens. On a vu ces polypes soulever la paroi supérieure de l'orbite, comprimer le cerveau et déterminer des symptômes cérébraux. Lorsqu'ils acquièrent du développement en arrière, ils abaissent le voile du palais, peuvent descendre dans le pharynx, comprimer la trompe d'Eustache; s'ils prennent de l'extension en dehors, ils pénètrent dans le sinus maxillaire, abaissent la voûte palatine. Alors il y a amincissement des os, destruction même des parties osseuses, les cavités se dilatent et les polypes les font céder devant leur développement. Dans les cas où les tumeurs marchent vers le larynx, il y a des accès de toux et de suffocation.

Le diagnostic, difficile d'abord au début du mal, ne laisse plus de doute à mesure que le développement se fait, et la maladie n'est pas difficile à reconnaître, surtout quand, indépendamment des symptômes indiqués, ces polypes arrivent à l'orifice des fosses nasales ou dans l'arrière-bouche; alors la vue et le toucher peuvent les faire reconnaître facilement.

La maladie reconnue peut, dans certains cas, déterminer des accidents graves; il y a indication d'en débarrasser les enfants comme les adultes. Nous avons mis en usage chez eux l'arrachement, la ligature et l'excision, quelquefois sans opération préalable, d'autres fois en faisant précéder l'excision d'opérations antérieures, et quelquefois la cautérisation comme complément opératoire.

L'*arrachement* nous a toujours paru indiqué dans les cas très-rares de certains polypes fibreux apparaissant dans les fosses nasales, nés de la base du crâne et n'offrant pas de prolongements qui les retiennent trop fortement. Nous avons pu les enlever, et toutes les fois qu'ils se présentent ainsi, nous croyons qu'on doit se contenter de l'arrachement à l'aide de différentes pinces droites ou courbes. Si ces polypes sont pédiculés et qu'on puisse arriver à circonscrire le pédicule, il nous paraît indiqué d'en faire la ligature à l'aide des différents serre-nœuds, et principalement du serre-nœud à chapelet. Enfin, toutes les fois qu'on pourra, par l'orifice des fosses nasales ou par la bouche, diriger des ciseaux à pointes mousses sur le pédicule du polype, il nous paraît qu'il faudra préférer l'excision à la ligature, qui a l'inconvénient de ne pouvoir débarrasser le malade que lentement, en lui laissant plus ou moins de temps un polype étranglé qui devient fétide et qui peut occasionner des accidents.

Mais il faut souvent, pour enlever par l'instrument tranchant et pour détruire par la cautérisation le point d'insertion des polypes, arriver à plusieurs opérations préalables pour faciliter l'exécution. On doit quelquefois se contenter de débrider plus ou moins la narine, on peut même diviser le nez, écarter les os propres du nez, et toutes les fois qu'on pourra, en agissant ainsi, ce qui peut se faire plus facilement chez les enfants que chez les adultes, on devra mettre en usage ces moyens. D'autres fois, on pourra faire la section du voile du palais seulement, et, à l'aide de cette incision, on pourra, comme le conseille M. Guérin, en introduisant un doigt et même deux dans la bouche, porter l'instrument sur le point d'insertion du polype. Alors, avec une rugine droite, introduite par les fosses nasales jusque sur l'insertion du polype et guidée par le doigt introduit par la bouche, on pourra ruginer la partie osseuse sur laquelle s'insère le polype. En admettant que ce procédé puisse être mis en usage chez un adulte, nous doutons qu'il soit applicable chez un enfant.

Nous devons terminer en parlant de ces opérations graves, de ces délabrements de la face qu'on a conseillé de faire et que nous avons pratiqués pour extraire ces polypes naso-pharyngiens.

Comme tous les chirurgiens ont pu s'en convaincre, l'insertion principale de ces polypes se fait à la base du crâne ; les autres points d'insertion ne sont réellement que secondaires et nullement solides et résistants comme celui où la tumeur prend naissance.

Examinons rapidement les opérations préalables qu'on doit faire pour mettre la base de la tumeur à découvert, de manière à pouvoir l'attaquer.

On peut et on doit, dans certains cas, se borner à inciser plus ou moins largement le voile du palais ; à l'aide de cette incision, on pourra quelquefois introduire des pinces courbes, saisir le polype et en faire l'arrachement en tordant le pédicule et en l'aidant du doigt porté profondément par la narine pour repousser le polype de l'intérieur de la fosse nasale. Mais, dans d'autres cas, il faudra :

1° *Inciser le voile du palais* et faire la résection de la partie osseuse de la voûte palatine, comme l'a conseillé M. Nélaton, ce qui peut se faire en perforant d'abord à l'aide d'un poinçon la voûte palatine à droite et à gauche et en coupant la partie osseuse intermédiaire à l'aide de la pince de Liston. On enlève ainsi la partie moyenne de la voûte osseuse et une partie de la cloison ; de cette manière on peut voir la base du crâne et sentir l'insertion du polype sans faire le délabrement de la face. Pour cette opération, il faut avoir la précaution d'avoir des cautères chauds, soit pour arrêter les écoulements de sang, soit pour cautériser le point d'insertion du polype après l'avoir excisé.

2° *Pratiquer la résection du maxillaire inférieur.* Lorsque le polype est volumineux, qu'il présente plusieurs embranchements dans le pharynx, dans les fosses nasales, dans le sinus maxillaire, on a conseillé (Flaubert fils, Dupuytren, Robert, Maisonneuve, Lisfranc) d'enlever, comme opération préalable, l'os maxillaire supérieur; on a même régularisé cette opération, et elle est décrite dans tous les ouvrages de médecine opératoire. Nous avons eu occasion de la pratiquer sur un enfant de douze ans et nous avons eu un résultat favorable du moment, mais il y a eu récidive rapide après plusieurs cautérisations, soit au fer rouge, soit avec le caustique Filhos; au bout de deux ans, il fut opéré de nouveau par un de nos confrères.

Quoi qu'il en soit de cette opération, qui réclame la gouge, le maillet, les cisailles et la scie à chaîne, c'est une opération pénible, laborieuse, qui ébranle beaucoup la tête du malade. Quel que soit le procédé employé, soit celui de Gensoul, soit celui de M. Velpeau, ou d'autres modifiés consécutivement, il faut, après cette opération préliminaire, toujours agir sur le point d'insertion du polype, soit avec le fer rougi à blanc, soit avec le caustique Filhos, même après avoir excisé et ruginé le point où le polype a pris racine.

L'opération de M. Nélaton, qui consiste simplement dans la résection de la voûte palatine, permet de découvrir assez bien le point d'insertion; elle devra souvent être préférée comme étant moins effrayante.

Enfin, si on veut arriver à des résultats définitifs dans ces opérations, il faut ne pas se lasser de cautériser longtemps le point d'insertion, sans cela la récidive est immanquable.

LXIII

DE L'ONIXIS OU ONGLE INCARNÉ

L'onixis est une inflammation de la matrice de l'ongle. Elle se rencontre, chez les enfants comme chez les adultes, au gros orteil; elle se voit peu souvent aux autres orteils et assez rarement aux doigts de la main.

Causes. — Les causes sont quelquefois peu appréciables; on peut regarder cette maladie comme déterminée par la constitution lymphatique. Le plus ordinairement, cependant, c'est une piqûre ou une pression dans un point de la matrice de l'ongle, principalement au bord interne du gros orteil, ce qui arrive lorsqu'on coupe l'ongle de manière qu'une pointe de l'ongle pique la matrice onguéale, ou bien si on pique le dessous de l'ongle soit avec des pointes de ciseaux, soit avec un coupe-cor ou même avec une épingle. Nous avons vu, chez les enfants, des piqûres d'épingle sous l'ongle déterminer des inflammations de la matrice de l'ongle, ou du moins une inflammation sous l'ongle suivie de végétations analogues à celles de l'onixis. Le plus souvent des chaussures trop étroites, qui pressent le gros orteil, déterminent cette maladie.

Signes. — Au début, il y a légère douleur dans la marche, mais peu à peu il y a rougeur vers l'angle interne de l'ongle, puis ulcération de la peau qui est pressée par le bord de l'ongle ; il se développe une végétation fongueuse qui est très-sensible; alors les douleurs sont telles, que les malades marchent difficilement en faisant porter le talon sur le sol ; ils coupent le coin de l'ongle qui s'enfonce dans les chairs fongueuses, de cette manière ils éprouvent du soulagement momentanément ; mais les douleurs reparaissent bientôt, les bourgeons charnus recouvrent, sous forme d'un bourrelet, le bord interne de l'ongle et déterminent des angioleucites en dedans de la jambe, de la cuisse et souvent des adénites dans la région de l'aine. La maladie s'étend peu à peu, l'ongle devient mobile; il y a un suintement de sanie de plus en plus abondante et fétide; et c'est alors que les douleurs augmentent d'intensité. Nous avons vu des végétations analogues se développer plus rarement aux doigts, mais déterminer des accidents semblables à ceux qu'on rencontre si souvent au gros orteil.

La présence de l'ongle étant la cause qui, par sa pression sur l'ulcération, entretient le mal, il faut agir sur l'ongle soit par le redressement, soit par la destruction à l'aide des caustiques, soit enfin par l'arrachement. Cependant, lorsque la maladie est au début, avant d'en venir aux opérations, nous nous sommes bien trouvé d'empêcher les enfants de marcher. Il faut mettre d'abord des émollients, s'il y a douleur, mais aussi il faut employer le plus tôt possible les bains de pieds toniques, en insistant en même temps sur des chaussures bien faites, qui ne pressent pas les orteils. Lorsque la maladie est plus avancée, qu'on remarque l'ulcération, il faut en venir au redressement, aux caustiques et même à l'arrachement.

Redressement de l'ongle. — Ce moyen, qui empêche le bord de l'ongle de comprimer les bourgeons charnus qui poussent de l'ulcération, consiste à soulever le bord unguéal avec l'extrémité d'une spatule ou la pointe des ciseaux, ou bien avec un corps ferme quelconque; mais il faut ensuite, ou bien pousser sous l'ongle de la charpie, ce qu'il faut répéter tous les matins, ou bien introduire une petite plaque métallique malléable de fer-blanc ou d'étain (comme Desault) et la fixer à l'aide d'une bande. Outre ces moyens de redressement, qui sont très-douloureux et qui doivent être mis en usage longtemps, et tous les jours, il faut aussi exciser les fongosités ou les réprimer avec le nitrate d'argent. Ce dernier moyen est un excellent palliatif et détermine quelquefois la guérison.

Cautérisation des bourgeons charnus. — Nous préférons au redressement un moyen qui nous a réussi assez souvent. Il est douloureux, mais on peut anesthésier l'orteil sur lequel on opère en l'entourant d'un petit sachet de glace pilée; alors la douleur est moins vive et on peut presque sans douleur exciser le bourgeon charnu ou bien le cautériser avec l'azotate d'argent ou l'alun pulvérisé.

Pour obtenir un bon résultat de ces cautérisations, qu'on doit répéter plusieurs fois à trois ou quatre jours d'intervalle, il faut porter l'extrémité pointue du crayon jusque sous l'ongle, en se servant toujours de la glace pour éviter la douleur, qui est très-vive.

Avec ce mode de traitement, nous avons remarqué que les bains émollients et les applications émollientes étaient plus nuisibles qu'utiles; aussi préférons-nous les bains de pieds peu chauds dans des liquides toniques, infusion de feuilles de noyer, eau vineuse, eau alcoolisée légèrement d'abord, et plus tard davantage; enfin, on peut terminer par des bains sulfureux étendus d'eau simple. Nous avons ainsi consolidé quelques guérisons, en conseillant surtout, après ce traitement, l'usage de chaussures larges tenant les orteils bien écartés les uns des autres.

Nous avons aussi mis en pratique une cautérisation, déjà conseillée, à l'aide du caustique de Vienne. Nous appliquons le caustique sur le bourrelet formé par la fongosité et sur la portion de l'ongle qui entre dans les chairs; de cette manière, l'eschare envahit la portion d'ongle incarné et la fongosité; lorsque les parties cautérisées se détachent, il reste une plaie qui se cicatrise lentement et qu'on dirige de manière à ce que la portion de l'ongle qui rentrait passe au-dessus de la cicatrice qui se forme.

Arrachement de l'ongle. — Ce moyen, mis en usage par Dupuytren, est le plus certain; il nous a souvent réussi. Il est très-douloureux si on ne met pas en usage l'anesthésie générale ou locale, mais il donne un résultat très-expéditif et souvent très-efficace; nous le préférons aux autres moyens. Nous l'avons mis souvent en usage chez les enfants, soit en employant le chloroforme, soit en appliquant la glace sur l'orteil malade; on opère ainsi en occasionnant peu de douleur, et, si on fait ensuite des pansements simples avec soin, on voit un ongle de nouvelle formation bien recouvrir, mais lentement, la surface onguéale. Cela donne le temps à la partie ulcérée, pansée à l'aide de liquides toniques, de se cicatriser solidement, et de ne plus, en général, permettre à l'ongle de s'incarner de nouveau. Nous trouvons ce moyen préférable pour les enfants; on cause, il est vrai, une vive douleur qu'on peut éviter par l'anesthésie, et surtout on n'a plus à leur faire subir de ces pansements douloureux nécessités par le redressement et les autres moyens.

En général, nous suivons pour cette opération le procédé de Dupuytren. Nous passons sous la partie moyenne du bord libre de l'ongle la pointe d'une branche de ciseaux droits qu'on pousse rapidement à plat jusqu'à la racine de l'ongle, on tourne le tranchant en haut, et d'un seul coup on divise l'ongle en deux parties. Nous saisissons la partie incarnée avec de fortes pinces à disséquer et nous l'arrachons en la roulant sur elle-même de dedans en dehors. Il nous arrive souvent d'enlever l'autre portion de l'ongle de la même manière.

On peut, sans faire l'arrachement (et c'est ce que conseille Raymond, de Toulon), cautériser profondément avec le fer rouge toute la peau qui enveloppe la base de l'ongle : de cette manière on voit l'ongle se détacher avec l'eschare produite par ce procédé; il y a moins de chances de voir l'ongle repousser, car on détruit la matrice de l'ongle, ce qu'on ne fait pas par l'arrachement.

Après ces différentes opérations, il est important de panser à l'eau froide les malades et d'attendre que la cicatrisation de la surface unguéale soit solide et ne suppure plus, pour permettre aux opérés de marcher. Il faut toujours du temps pour que l'ongle nouveau soit complet ou que, si l'ongle ne revient pas, la partie mise à découvert offre une cicatrisation complète et solide.

LXIV

DE QUELQUES CICATRICES VICIEUSES

Sans parler des vices de conformation, imperforations congénitales des orifices naturels, des narines, des lèvres, de l'anus, etc., adhérences des doigts et des orteils, nous voyons chez les enfants beaucoup de cicatrices vicieuses, caractérisées par l'existence d'un tissu fibreux, appelé par Delpech tissu inodulaire.

Elles peuvent être *saillantes*, *adhérentes*, *enfoncées* ou *oblitérantes*.

Les *causes* sont, en général, les *plaies*, les *ulcérations scrofuleuses* et les *brûlures*, si fréquentes chez les enfants.

Chez les enfants, comme chez les adultes, les plaies peuvent être suivies de cicatrices plus ou moins vicieuses, et cela dépend souvent de la nature des plaies, quelquefois de la manière dont elles sont soignées dès le principe et des circonstances qui peuvent compliquer le traitement.

Les cicatrices vicieuses peuvent se rencontrer surtout dans les plaies avec perte de substance, dans lesquelles la nature tend toujours à rapprocher les bords ; ainsi, dans une plaie ou une portion de peau où des parties molles sous-jacentes sont enlevées, la cicatrice, abandonnée à elle-même, sera resserrée plus ou moins et bridera la partie sur laquelle elle existe, de manière à gêner plus ou moins les mouvements, soit dans l'extension, soit dans la flexion ; ainsi, au niveau des articulations ginglymoïdales du genou, du coude, des phalanges, on peut observer ces genres de plaies. Nous avons vu des enfants ayant une plaie à la partie antérieure du genou ne pouvoir, surtout s'il y a eu perte de substance, exercer les mouvements de flexion sans déchirer constamment la cicatrice, et, lorsque la plaie est au côté opposé, ne pouvoir exécuter l'extension.

Le moyen de prévenir ces cicatrices vicieuses, que l'on peut redouter d'avance, consiste dans le mode de traitement de ces plaies : c'est en tenant en général les membres dans des extensions continues ou bien dans la flexion qu'on évite des rétractions vicieuses, ou des mouvements difficiles ou presque impossibles. Lorsque ces cicatrices, suites de plaies, sont solides, on peut espérer qu'elles s'étendront avec le temps et qu'il n'y aura pas nécessité de pratiquer des opérations pour rétablir les mouvements dans l'état normal. Dans ces cas, des mouvements d'extension ou de flexion faits graduellement peuvent combattre avec lenteur ces cicatrices vicieuses. Enfin, au bout d'un temps assez long, on pourra, dans quelques circonstances, être forcé de faire, pour un membre fléchi et qu'on ne peut étendre, des opérations comme dans les cas de brides, de brûlures, au niveau des articulations ginglymoïdales.

On rencontre assez souvent de petites plaies de la face guéries avec une cicatrice vicieuse, qui consiste seulement dans une teinte noire, dans toute l'étendue ou dans une partie de l'étendue de la cicatrice, comme dans les blessures par la poudre à canon. Il faut ne pas oublier que la teinte de ces cicatrices vient souvent de ce qu'on a pansé les plaies avec du taffetas d'Angleterre de couleur noire, et que le moyen préventif consiste à n'employer, pour réunir les plaies de la face, que du taffetas d'Angleterre non coloré.

Cicatrices vicieuses suite d'ulcérations scrofuleuses ou d'abcès. — C'est souvent chez les enfants qu'on rencontre ce genre de cicatrices ; chez eux, des ulcères scrofuleux plus ou moins étendus détruisent une plus ou moins grande partie de la peau, à la face, au cou, et déterminent des pertes de substance ; dans ce cas, ces ulcérations sont comme des brûlures, et, lorsqu'elles se cicatrisent, si on n'en surveille pas attentivement la marche, on observe des rétractions qui renversent les paupières, qui inclinent les lèvres sur le menton, quelquefois le menton sur le cou, le cou sur la poitrine, etc., etc. Pour prévenir ces cicatrices vicieuses, on doit tout faire pour obtenir des cicatrices larges, en combattant la rétractilité du tissu cicatriciel, en étendant dans les pansements les parties malades et en s'opposant aux efforts de la nature, qui cherche toujours à combler par la cicatrice la perte de substance. Enfin, quand on n'a pas pu éviter ces rétractions, elles rentrent dans les conditions de brides, de brûlures, et exigent souvent des opérations analogues à celles qu'on met en usage dans ces cas.

On observe encore, chez les enfants, des cicatrices qui succèdent aux abcès ouverts spontanément; elles sont sous forme de bourrelets plus ou moins longs, plus ou moins saillants et qui proéminent au-dessus du niveau de la peau. Elles se rencontrent surtout au cou.

Ces cicatrices saillantes peuvent être traitées par plusieurs moyens: la compression, à l'aide de plaques de plomb, de morceaux d'agaric, nous a réussi; l'excision, à l'aide des ciseaux et du bistouri, nous a rendu service; enfin, nous avons employé avec succès les caustiques; le caustique de Vienne surtout nous a été utile, en l'appliquant avec soin sur ces cicatrices saillantes et en bourrelets dépassant le niveau de la surface de la peau.

Quels que soient les moyens employés pour ces cas, on détermine des plaies qu'il faut surveiller avec grand soin, afin de combattre la récidive. Il faut comprimer la nouvelle plaie, pour qu'elle ne se fasse pas d'une manière saillante; il faut la saupoudrer d'alun, de calomel, etc.; il faut souvent toucher les bourgeons charnus avec le nitrate d'argent. Il faut tout faire pour éviter une récidive, et l'une des conditions de succès est surtout, comme le conseillait Dupuytren, de ne pas se presser d'agir, d'autant plus que ces cicatrices s'affaissent quelquefois avec le temps.

Cicatrices vicieuses suite de brûlures. — Ce sont les brûlures qui déterminent le plus souvent ce tissu inodulaire qui est rétractile et qu'ont étudié Delpech et Dupuytren. Les cicatrices de brûlures peuvent s'observer dans toutes les régions. C'est par des pansements très-bien faits, par telle ou telle position, à l'aide de bandages, d'appareils convenablement disposés, en s'opposant à la rétraction des plaies, qu'on peut s'opposer à ces brides si fréquentes qu'on observe principalement chez les enfants; mais, malgré les soins les plus grands, on rencontre une foule de brûlures qui se terminent avec des rétractions diverses. Aussi on voit souvent des renversements des paupières, des oblitérations du conduit auditif, des narines, des adhérences ou des renversements des lèvres, des inclinaisons du cou dans différents sens, des rapprochements du bras au tronc, des flexions de l'avant-bras sur le bras, des renversements de la main, des adhérences des doigts, des adhérences qui tiennent l'abdomen rapproché de la poitrine, les cuisses fléchies sur le ventre, la verge adhérente au pubis, au scrotum; les grandes lèvres plus ou moins rapprochées, et aux membres inférieurs les mêmes cicatrices vicieuses qu'aux supérieurs.

Toutes ces cicatrices sont *saillantes, adhérentes, enfoncées* ou *oblitérantes*. Comme toutes ces cicatrices occasionnent des difficultés dans les mouvements, des positions vicieuses, et empêchent, chez les enfants, le développement des parties ou les mouvements, il est indiqué d'agir, pour prévenir l'atrophie des membres chez les enfants, et surtout pour rétablir les fonctions, remédier à des oblitérations, etc. Toutefois, nous le répétons, Dupuytren conseillait de ne pas opérer trop tôt et d'attendre que les cicatrices fussent solides.

Il faut souvent en arriver à des opérations qu'on ne peut éviter, comme nous avons eu occasion de le faire chez les enfants :

1° Aux incisions transversales et à l'extension graduée ou aux dilatations longtemps prolongées, même après cicatrisation parfaite;

2° A l'enlèvement de la cicatrice;

3° Aux lambeaux avec glissement;

4° A l'autoplastie.

Toutes les fois que des cicatrices tiennent des doigts fléchis, la main fléchie ou tendue sur l'avant-bras, l'avant-bras fléchi sur le bras, la face interne du bras appliquée au corps, la tête fléchie en avant ou en arrière sur la poitrine, il y aura avantage à faire sur ces cicatrices saillantes, en suivant la méthode de Dupuytren, des incisions sur les brides, soit transversalement, soit obliquement, soit en V, puis à étendre les cicatrices coupées afin d'écarter les incisions, mais en incisant très-lentement, plus ou moins profondément, en respectant les tendons, les nerfs et les gros vaisseaux. Puis, comme pansement, il faut employer des appareils, des bandages, afin de tenir la plaie écartée pendant toute la durée de la nouvelle cicatrisation, ce qui demande beaucoup de temps, beaucoup de soins, et qui réclame souvent l'incision des nouvelles brides qui peuvent se former.

La méthode de Delpech, qui consiste à enlever le tissu cicatriciel jusqu'au tissu sain, est quelquefois et souvent même préférable, lorsqu'on peut très-bien circonscrire toute la cicatrice vicieuse et rapprocher les lèvres de la peau saine dans le sens opposé à la bride formée par la cicatrice vicieuse. Nous l'avons souvent mise en usage quand cela nous a été possible, mais nous y avons renoncé toutes les fois que nous ne pouvions pas couvrir à peu près complétement la perte de substance qu'il faut combler en employant ce procédé. Lorsqu'on peut rapprocher, on doit le faire, soit à l'aide de points de suture séparés, de serres-fines ou de bandelettes agglutinatives. Quel que soit le procédé mis en usage, celui de Dupuytren ou celui de Delpech, nous nous sommes toujours trouvé très-bien de tenir les plaies couvertes de linge fenêtré et de charpie, et enfin de les soumettre constamment à l'irrigation continue, en ne cessant l'usage de l'eau froide que lentement et non brusquement.

Lorsque, dans certaines cicatrices vicieuses, nous pouvons faire un lambeau avec la cicatrice, et qu'en faisant glisser ce lambeau nous obtenons l'extension convenable, ce moyen nous a quelquefois réussi, en y joignant quelques incisions transversales sur les parties que nous ne pouvions pas soulever avec les lambeaux.

Dans les cicatrices vicieuses qui oblitèrent un orifice naturel, nous avons toujours employé les incisions multiples; ou bien, à l'aide de la peau voisine, nous avons pratiqué quelquefois un ourlet avec la peau réunie à la muqueuse, pour la commissure des lèvres, par exemple. Quant aux incisions, nous les avons pratiquées aux orifices rétrécis du conduit auditif, des narines, du méat urinaire, de la vulve, de l'anus, en ayant toujours la précaution d'employer des mèches, des sondes, des canules, dont nous avons très-longtemps prolongé l'emploi. Quant à l'autoplastie, pour le traitement des cicatrices vicieuses, c'est surtout pour celles de la face et surtout pour les cas de rétraction des paupières qu'elle doit être réservée.

Nous avons eu occasion, dans quelques cas, de remédier à des cicatrices enfoncées et adhérentes sur un os dans des ostéites partielles du frontal et de l'os de la pommette, en un mot, d'os sous-cutanés; alors nous avons agi à l'aide d'un ténotome que nous avons conduit sous la peau, jusqu'à l'adhérence, que nous avons sectionnée transversalement. En tirant sur la peau, nous avons détruit le parallélisme de l'adhérence à l'os; de cette manière, la peau se cicatrise plus loin et ne présente plus ce qui existait auparavant, c'est-à-dire l'enfoncement.

Il est une cicatrice vicieuse qu'on observe encore assez souvent chez les enfants, je veux parler du resserrement cicatriciel des mâchoires, suite ordinairement des brûlures, des gangrènes de la bouche, etc., etc.

Nous devons dire qu'anciennement tous les procédés consistant dans l'incision des brides qui font adhérer les joues à la mâchoire inférieure, joints à l'introduction de corps étrangers de diverses espèces introduits dans la bouche pour éviter la récidive, ont échoué dans nos mains, comme chez nos maîtres.

Quant aux excisions des cicatrices dans la bouche proposées par Delpech, les incisions pratiquées par Serres, de Montpellier, coins de bois entre les mâchoires conseillés par Gensoul après l'excision des brides, à nous comme à bien des chirurgiens, tous ces procédés nous ont donné des résultats très-incomplets. Je dois dire que le procédé d'Essmarck, qui a posé en principe la résection de la partie antérieure de la mâchoire, que je n'ai pas pratiquée, me paraît au moins fort peu avantageux, si j'en juge, non pas par les résultats de quelques chirurgiens étrangers qui prétendent avoir été heureux, mais par des essais faits par quelques-uns de mes collègues de la Société de chirurgie, qui n'ont eu que des insuccès ou des demi-succès qui ne sont pas de nature à engager à pratiquer ces opérations. Cependant, appelé auprès d'un malade qui aurait les mâchoires tellement serrées qu'il ne pourrait prendre que des liquides, s'il dépérissait en ne se nourrissant que d'aliments liquides ou féculents et désirait une opération pour pouvoir introduire entre les mâchoires des substances solides, de la viande, etc., je me déciderais pour la résection d'une partie de la portion médiane du maxillaire inférieur, procédé de d'Essmarck; toutefois, je crois sage d'essayer, avant cette résection, l'incision des brides, l'usage des coins entre les mâchoires longtemps prolongé et l'introduction réitérée, après l'excision des brides, de plaques entre la face interne de la joue et de la mâchoire portées le plus possible.

LXV

DES MALADIES DE L'OMBILIC

Indépendamment de la hernie ombilicale dont nous avons parlé, nous devons signaler quelques lésions pathologiques qu'on rencontre chez les enfants à la région ombilicale.

L'hémorrhagie. — Ordinairement, le cordon ombilical se flétrit du premier au troisième jour de la naissance, et le quatrième ou le cinquième jour le cordon se dessèche, puis se sépare avec plus ou moins de suppuration, laissant au-dessous de lui une cicatrice, c'est-à-dire l'ombilic. Chez les enfants qui meurent en naissant, on n'observe pas de dessiccation du cordon; il faut que l'enfant vive deux ou plusieurs jours pour observer ce phénomène vital. Quelquefois ce travail de la nature est entravé par une hémorrhagie.

Il peut se faire que, dans les manœuvres de l'accouchement, de violentes tractions sur le cordon ou bien la chute de l'enfant suspendu par le placenta déterminent l'arrachement ou la déchirure du cordon à son point d'insertion à l'ombilic ; on a vu cet arrachement avoir lieu, mais rarement, par suite des efforts dans l'accouchement : c'était dans des cas où le cordon était extrêmement court. Alors, dans ces vices de conformation, on a vu l'enfant arriver mort par suite d'hémorrhagie observée à la naissance; elle se rencontre plus souvent à l'époque de la chute du cordon, à six, sept et même plusieurs jours après la naissance. Alors le sang coule en bavant d'une manière intermittente et non par saccades.

Cet écoulement a lieu quelquefois, parce que la ligature n'est pas assez serrée; il suffit alors d'appliquer une nouvelle ligature plus serrée au-dessus de celle déjà placée.

Cette hémorrhagie peut s'observer chez des enfants atteints de *purpura hæmorrhagica;* si l'on remarque des pétéchies sur le corps, le diagnostic n'est pas douteux. D'autres fois, on ne peut reconnaître la cause. Cet écoulement peut être considérable et cause de mort, si on n'y remédie pas tout de suite; s'il est peu abondant, il peut s'arrêter facilement, mais, dans beaucoup de cas, il faut agir énergiquement. On a conseillé l'alun, la colophane, la glace, le nitrate d'argent, et même le fer rouge; je pense qu'à tous ces moyens on doit préférer soit l'application convenable du perchlorure de fer, soit la ligature en masse. Pour l'application du perchlorure de fer, nous nous sommes bien trouvé, dans deux ou trois circonstances, de faire d'abord la compression de l'ombilic en masse entre l'indicateur et le pouce de la main gauche, et, après avoir bien vu le point d'où vient le sang, après avoir cessé un instant la compression pour la renouveler ensuite en comprimant même davantage, nous avons appliqué sur le point d'où vient le sang une petite boulette de charpie dure, tenue entre les pinces à pansement et préalablement imprégnée de perchlorure, maintenue en la comprimant quatre à cinq minutes et en continuant la compression à l'aide de disques d'agaric appliqués sur la boulette de charpie; le tout serré avec un bandage de corps. Enfin, un moyen plus certain encore consiste dans l'emploi de la ligature en masse. Pour faire cette ligature, il faut traverser avec une épingle la base du tubercule ombilical; on passe au-dessous de l'épingle un fil qu'on tourne plusieurs fois en serrant fortement. C'est ce moyen qui nous paraît, comme à d'autres chirurgiens, le plus efficace.

Si cependant on reconnaît une cause générale, telle que le *purpura hæmorrhagica*, il faudrait agir intérieurement par des astringents et principalement à l'aide de deux gouttes de perchlorure de fer données dans une cuillerée à café d'eau, suivie d'une cuillerée de lait et répétée plus ou moins suivant le résultat.

De la végétation ombilicale. — Nous avons rencontré souvent, chez des enfants nouveau-nés, une végétation dans la dépression de l'ombilic. Dans les semaines qui suivent la naissance, quelquefois même au bout de trois ou quatre mois, elle ressemble à un petit polype rouge du volume d'un grain de blé ou d'un pois; elle est pédiculée, laisse suinter un peu de sérosité sanguinolente et détermine quelquefois de l'inflammation; souvent avec le temps elle tombe, mais elle irrite l'ombilic; il est aisé de la faire tomber avec un fil porté sur le pédicule. Ce n'est pas autre chose qu'un bourgeon charnu qui prend l'aspect d'un petit polype.

Du phlegmon de l'ombilic. — Il arrive quelquefois que la chute du cordon ombilical s'accompagne d'une inflammation circonscrite, qui occupe l'ombilic et quelquefois la veine et l'artère. Cette maladie grave présente, à l'autopsie, les altérations pathologiques suivantes, constatées plusieurs fois par le docteur Meynet, qui a écrit sur ce sujet. Les altérations, que nous avons vues deux fois, sont, en général, la putréfaction rapide, l'épiderme de l'abdomen soulevé, macéré, coloration noire autour de l'ombilic, ventre déprimé, tissu cellulaire péri-ombilical infiltré d'une sérosité purulente, mais pas de collection purulente, au péritoine péri-ombilical rougeur circonscrite le plus ordinairement; quelquefois péritonite générale, inflammation de la veine ombilicale seule; d'autres fois, inflammation de la veine et de l'artère.

Ces lésions pathologiques graves, constatées anciennement et dans ces derniers temps par MM. Baron, Trousseau et d'autres, reconnaissent :

1° Des *causes* quelquefois traumatiques, ligature du cordon mal faite, pommades irritantes appliquées sur l'ombilic, manque de propreté. D'autres fois des causes générales, mauvais régime, mauvaise nourriture aux nouveau-nés. Enfin, comme l'ont constaté Meynet et Bouchut, l'influence de la péritonite puerpérale de la mère.

2° *Symptômes.* — Il y a d'abord des symptômes généraux qui ne permettent pas de reconnaître de suite la maladie. C'est souvent dans les premiers jours de la naissance, dans la huitaine qui suit l'accouchement.

L'enfant se plaint, pousse des cris continuels, il y a fréquence du pouls, avec faiblesse, diarrhée ou constipation; il y a quelquefois muguet, l'enfant refuse le sein. On constate autour de l'ombilic de l'inflammation qui accompagne la chute du cordon; bientôt de l'ulcération qui retarde la séparation du cordon; ajoutez à cela autour de l'ombilic une rougeur érysipélateuse de plus en plus foncée, une tuméfaction en forme de bourrelet; l'ulcération se creuse de plus en plus, les bords se renversent et la surface se couvre d'une membrane grisâtre, le pus devient fétide; le cercle érysipélateux, de plus en plus tuméfié, se couvre de phlyctènes remplies de sérosité; la tuméfaction envahit toute la surface de l'abdomen, et bientôt la plaie prend les caractères de la pourriture d'hôpital.

Cette maladie, dont la marche est assez rapide, dure deux ou trois jours quelquefois ; elle est, en général, funeste, et se termine par la mort.

Si, dans quelques cas très-rares, la guérison survient, elle est lente : alors l'ulcération ne s'étend plus, la fausse membrane se détache, les bourgeons charnus se développent, le pus s'arrête, devient de bonne nature et les accidents généraux diminuent ; l'enfant reprend le sein et les boissons qu'on lui présente.

Traitement. — A *l'intérieur*, combattre la constipation qui souvent est fréquente ; on peut donner le calomel à des doses fractionnées. A *l'extérieur*, les émollients d'abord, mais le plus tôt possible, et c'est ce qui nous a réussi dans deux cas : en premier, les applications d'onguent napolitain avec la belladone, puis, le plus tôt possible, le collodion élastique. Dans le cas d'ulcérations, les poudres de tannin et de quinquina, en recouvrant le ventre de ouate. Nous n'avons pas employé la cautérisation à l'extérieur, suivant l'avis de M. Meynet, à l'aide de la pâte de chlorure de zinc, ni le perchlorure de fer, suivant le docteur Valette, de Lyon, qui l'a mis en usage à l'intérieur et à l'extérieur.

LXVI

DÉCOLLEMENT DES ÉPIPHYSES

Ce n'est qu'à une certaine époque de la vie que se soudent les épiphyses; jusqu'à cette époque, elles sont séparées de l'os par une portion cartilagineuse.

Le décollement traumatique des épiphyses, très-anciennement constaté, ne peut avoir lieu qu'avant la soudure complète, et par conséquent se rencontre dans l'enfance de quatre à seize ans; cependant, il est des cas où la réunion se fait attendre, ce qui fait qu'on rencontre la divulsion traumatique chez des individus de dix-huit à vingt ans et plus.

Les décollements épiphysaires ne sont pas très-communs. Je dois dire que, pendant vingt ans de pratique à l'hôpital des Enfants, il nous est arrivé peut-être d'en méconnaître, car j'en ai vu fort peu; quelquefois j'ai eu occasion d'en constater aux extrémités de l'humérus, puis à l'extrémité inférieure du radius.

Causes. — On peut admettre des causes prédisposantes : le rachitisme, la syphilis constitutionnelle, la scrofule, mettent les enfants dans des conditions propres aux décollements épiphysaires; sans parler des maladies profondes des articulations, qui peuvent aussi faire redouter le prolongement de l'arthrite à la connexion des épiphyses et de la sorte déterminer le décollement; mais les causes traumatiques sont surtout celles qui peuvent produire la séparation de l'épiphyse de la diaphyse. Ainsi les chutes, les coups qui portent dans le voisinage des articulations peuvent disjoindre une ou plusieurs épiphyses; il peut arriver des décollements épiphysaires dans certaines manœuvres pendant l'accouchement.

Les *signes* de ces lésions sont ceux des fractures dans le voisinage des articulations : mobilité entre les parties disjointes, quelquefois crépitation ; aussi nous devons dire que nous sommes souvent resté dans le doute pour nous prononcer sur un décollement épiphysaire et une fracture : c'est l'âge qui nous a fait quelquefois dire qu'il y avait décollement épiphysaire plutôt que fracture; la crépitation, moins marquée que dans les fractures, peut encore faire songer à une dévulsion de l'épiphyse.

Le *pronostic* n'est pas plus grave que celui d'une fracture simple. En général, le *traitement* est celui des fractures dans le voisinage des articulations; il faut s'attacher surtout à l'immobilité de l'articulation voisine.

LXVII

TUMEURS CUTANÉES

Les follicules, le derme et l'épiderme peuvent former des tumeurs superficielles sur la peau; elles se rencontrent souvent chez les enfants et réclament des soins comme dans l'âge adulte.

Les *tannes* sont de petites tumeurs formées par des follicules sébacés hypertrophiés, contenant une accumulation plus ou moins considérable d'un corps graisseux. On les observe principalement sur le nez, sur les joues, quelquefois près des mamelons, sur le sternum, etc., etc.

Pressées entre les doigts, ces petites tumeurs se laissent écraser et on fait sortir par l'orifice du follicule, sous forme vermiculaire, une substance blanchâtre : c'est le moyen de traitement.

Des kystes folliculeux. — Ce sont des tumeurs enkystées qui prennent naissance dans un follicule cutané; l'enveloppe est cellulo-fibreuse dans l'épaisseur de la peau, ce qui les distingue des loupes proprement dites, qui sont dans le tissu cellulaire sous-cutané; la membrane de ces kystes folliculeux est lisse, unie, douce, souvent remplie de prolongements villeux à sa face interne; elle n'est pas susceptible de dégénérer, comme dans les autres kystes.

On trouve dans l'intérieur soit de la substance sébacée, soit une substance onctueuse et filante : c'est l'*athérome*, ou bien une substance ayant la consistance du miel : c'est le *meliceris*.

Ces kystes se rencontrent au cuir chevelu dans l'épaisseur de la peau, se développent et peuvent acquérir un certain volume sans causer de douleur; ils ne sont pas sensibles au toucher, plus ou moins volumineux; ils croissent lentement, ne se terminent pas par résolution, mais restent longtemps stationnaires; ils s'enflamment quelquefois et peuvent s'ouvrir à l'extérieur; alors avec la suppuration le kyste est rejeté à l'extérieur, mais il peut rester et se remplir de nouveau. On voit, dans quelques cas, le kyste s'étant ouvert et vidé, qu'il reste un point fistuleux et des végétations fongueuses naissent de son intérieur.

Ces kystes folliculeux, qui peuvent quelquefois être pris pour des abcès froids ou pour des lipômes sont, en général, de peu de gravité.

Pourtant, s'ils acquièrent un certain volume et gênent les malades, il est indiqué de les en débarrasser.

Le *traitement*, chez les enfants comme chez les adultes, réclame l'ablation non par le bistouri, mais par le caustique.

Il y a longtemps que nous avons reconnu que le bistouri pouvait débarrasser très-promptement les malades, et que très-souvent on pouvait avoir une guérison rapide; mais, depuis très-longtemps aussi, on a eu l'occasion de reconnaître que le plus souvent, à la suite de ces ablations, on avait des érysipèles très-graves. Nous sommes d'avis d'employer le caustique de Vienne, comme nous le faisons pour tous les kystes sous-cutanés en général. Ce moyen est plus long que l'emploi de l'instrument tranchant ; il peut laisser une cicatrice plus marquée, mais il met à l'abri d'accidents mortels et on doit, en bonne chirurgie, lui donner la préférence (nous avons indiqué, à l'article des *kystes*, la manière d'appliquer le caustique de Vienne).

Les *taches* de différentes couleurs circonscrites, brunes, jaunes, avec ou sans saillies, développées sur la peau, connues sous le nom de *lentilles*, ou vulgairement *signes*, qui sont de grandeur variable, peuvent rester stationnaires toute la vie, mais quelquefois elles augmentent avec le temps en largeur et en épaisseur, et, à une certaine époque, elles donnent naissance à des poils; alors il arrive que ces taches qu'on peut, lorsqu'elles sont peu étendues, regarder comme des grains de beauté, ont un vilain aspect ; et, pour nous, il nous semble qu'il est indiqué, lorsqu'ils sont trop gros, de les enlever dans le jeune âge; nous ne connaissons pas de meilleur moyen que l'application d'une légère couche de caustique de Vienne couvrant la surface de la tache.

Les *verrues*, excroissances rugueuses blanc jaunâtre, sont développées sur les mains, principalement sur la face dorsale. Elles sont ordinairement multiples, rarement solitaires ; elles s'élèvent au-dessus de la surface cutanée à la hauteur d'un ou plusieurs millimètres ; elles sont de formes variées, arrondies, grenues, chagrinées, plus ou moins consistantes, quelquefois pédiculées ; elles sont formées, par l'épiderme, d'un tissu plus ou moins dense, traversé de petits vaisseaux, surtout appréciables à leur base quand on les coupe transversalement.

Le véritable traitement consiste dans l'excision à l'aide du bistouri ou des ciseaux, et dans les caustiques, soit le nitrate d'argent appliqué lorsqu'on vient de faire l'excision de la verrue jusqu'au point où le sang apparaît par les petits vaisseaux coupés à la base, soit une goutte d'acide nitrique appliquée sur la section. Le plus ordinairement cette petite opération devra être pratiquée deux ou trois fois, à deux ou trois jours de distance, sur certaines verrues.

Chez les individus craintifs on peut, avant d'en venir à ce moyen, essayer d'envelopper plusieurs fois par jour, et plusieurs jours de suite, les doigts affectés avec des compresses de linge imbibées d'acide acétique. Ce moyen nous a réussi, chez de petites filles craintives, qui redoutaient les ciseaux ou le bistouri.

Les *cors* sont des protubérances formées par l'épiderme, dures, calleuses et aplaties : ils se rencontrent aux orteils, chez les enfants comme chez les adultes ; cependant ils sont beaucoup plus rares chez eux. Nous en avons pourtant vu chez de jeunes sujets de quatre à cinq ans.

Anatomiquement, le cor se compose de deux parties : l'une superficielle, sèche, figurée en tête de clou, formée de plusieurs couches d'épiderme, quelquefois assez faciles à séparer et ne paraissant nullement organisées ; l'autre, plus profonde, d'aspect corné, demi-transparente, partant du centre de la première et pénétrant à travers le derme jusqu'aux tendons, jusqu'aux ligaments et même jusqu'aux os ; cette partie est douloureuse à la pression : à la section elle présente quelques vaisseaux, même à l'œil nu.

On peut reconnaître au centre des cors une dépression ou cavité de couleur grisâtre, entourée d'un bourrelet d'apparence cartilagineuse.

Il faut distinguer les durillons des cors : les durillons ne sont formés que par l'épaississement de l'épiderme ; ils se rencontrent au talon, vers la tête du premier os du métatarse ; ils ne présentent pas cette portion de forme conique située dans le milieu des cors, qui s'enfonce vers les parties profondes. Des chaussures convenables sont les moyens prophylactiques des cors ; les chaussures ne doivent pas être trop justes, mais ne doivent pas être trop larges.

Traitement. — On peut, par le repos, les émollients, les cataplasmes, pallier les douleurs produites par les cors; les bains, surtout les bains sulfureux, employés quand il n'y a pas de trop vive inflammation, sont d'excellents palliatifs. Mais le palliatif par excellence, c'est de couper les cors en se bornant à enlever les parties calleuses jusqu'aux parties sensibles, en s'abstenant d'aller plus loin.

Enfin, le moyen curatif est l'extirpation par le bistouri, opération délicate pratiquée à l'aide de pinces fines et d'un bistouri, avec lesquels on arrive lentement et avec soin à enlever le cor jusqu'à la racine. Cette petite opération est très-difficile, et, par prudence, on peut ne pas l'arracher complétement. Quant aux caustiques, ils sont très-difficiles à manier; on voit trop d'accidents consécutifs pour les conseiller dans tous les cas, indistinctement, et l'on doit préférer les moyens palliatifs auxquels on est forcé de revenir souvent, mais sans danger.

On peut rencontrer des productions osseuses chez les enfants comme chez les adultes. Nous avons eu occasion d'en observer sur les orteils, et principalement sous l'ongle du gros orteil; elles réclament l'excision avec un fort bistouri.

LXVIII

DE L'ÉCRASEMENT DES DOIGTS DE LA MAIN

Dans les hôpitaux et en ville nous avons eu l'occasion d'observer beaucoup de cas d'écrasement des doigts chez les enfants; c'est à l'hôpital que nous avons rencontré les cas les plus graves; en ville, bien qu'on puisse constater quelquefois des écrasements des doigts et même de la main, les cas que nous avons vus sont, en général, moins fâcheux et limités à un ou plusieurs doigts, et le plus souvent, à une ou deux phalanges, surtout à la phalange unguéale.

Causes. — C'est dans les imprimeries, dans les usines où l'on se sert de machines mues par la vapeur, que l'on voit de jeunes ouvriers ou apprentis se laisser prendre les doigts dans des engrenages; ces causes sont les plus funestes et déterminent des blessures très-graves qui compromettent quelquefois tous les doigts de la main ou la main toute entière, quelquefois le bras et même la vie. Il n'y a pas de mois où l'on ne rencontre de ces cas à l'hôpital de la rue de Sèvres, et plus encore à l'hôpital Sainte-Eugénie, à cause du voisinage des fabriques dans le quartier Saint-Antoine, où l'on emploie beaucoup d'enfants comme apprentis. D'autres causes moins fâcheuses se rencontrent et se voient surtout dans la pratique civile, je veux parler des fenêtres, des portes, des tiroirs, etc., dans lesquels un ou deux doigts se trouvent pincés et quelquefois broyés.

Symptômes. — On rencontre des cas peu graves, et quelquefois les blessures les plus fâcheuses, ce sont des enfants qui ont eu le bout d'un ou de plusieurs doigts pincés dans une porte ou dans une de ces tables dont une partie est mobile et se relève à volonté. Alors on remarque de simples pressions avec plaies ou contusions des parties molles, les phalanges n'étant pas fracturées; d'autres fois, il y a fracture avec aplatissement de la phalange; dans certains cas, rien d'appréciable comme fracture. Parfois, surtout quand la main a été prise dans une machine, les lésions sont bien plus étendues : des portions de doigts sont enlevées, quelquefois un ou plusieurs ; il y a des déchirures des parties molles des tendons, les plaies s'étendent jusqu'à la face dorsale de la main, les os du métacarpe sont fracturés ou dénudés ; toutes ces fractures sont comminutives.

Toutes ces lésions, très-différentes les unes des autres, les plus circonscrites comme les plus étendues, présentent des variétés nombreuses et peuvent toutes déterminer des accidents nerveux, des phlegmons, des érysipèles, des infiltrations purulentes, et nécessiter des amputations. C'est à cause de ces complications fâcheuses qu'on a longtemps fait des amputations de phalanges de doigts, et même de mains entières qui paraissaient tellement broyées qu'on espérait, en remplaçant une plaie très-compliquée par une plaie simple, éviter toutes ces conséquences que nous venons de signaler ; nous avons nous-même, dans les premiers temps de notre pratique à l'hôpital des enfants, fait un assez grand nombre d'amputations plus ou moins importantes, depuis les phalanges jusqu'à l'avant-bras.

Mais, depuis un certain nombre d'années, encouragé par l'emploi convenable de l'eau froide, nous avons renoncé presque complétement à toutes ces opérations, excepté dans des cas de délabrement très-considérable : par exemple, dans les cas de broiement complet des parties molles et des os. Autrement, lorsque les phalanges, les doigts et même la main sont fracturés avec contusion et plaies déchirées, on peut et on doit tenter la conservation, même dans des lésions très-graves, même dans certaines séparations presque totales d'un doigt.

Nous employons l'irrigation continue à l'aide d'eau froide dans les saisons chaudes et d'eau modérément tiède dans les saisons froides, avec la précaution de ne pas cesser brusquement ; mais, au bout de trois jours, nous diminuons graduellement, et, quant aux pansements que nous faisons dans ces cas, nous nous bornons à envelopper les parties blessées avec un linge fenêtré, enduit de cérat et recouvert de charpie, le tout légèrement maintenu avec une bande, et nous plaçons la main sous l'irrigation continue ou bien nous la mettons sur un paillasson, enveloppé d'un morceau de taffetas gommé, et nous conseillons d'arroser souvent la partie malade sans la dépanser, si ce n'est tous les deux ou trois jours.

Nous nous gardons bien, dans tous les cas, d'employer des moyens qui peuvent serrer les doigts comme les bandelettes de sparadrap, que nous regardons comme nuisibles dans le plus grand nombre des cas; nous préférons soutenir légèrement les parties qui paraissent séparées ou même presque tout à fait détachées : dans ces cas, l'immobilité de la partie blessée est indispensable; on doit placer la main et les doigts sur une palette de bois garnie de linge, maintenue par des bandes légèrement appliquées.

L'irrigation continue prévient les accidents qui peuvent survenir. Au bout de trois ou quatre jours on doit commencer à maintenir plus solidement les parties qui tendraient à s'écarter; de cette manière on évite la douleur et la tuméfaction des parties blessées; ce n'est que graduellement que l'on doit arriver à des moyens contentifs. On voit souvent, dans ce mode de traitement, que les parties les plus broyées tendent à se détacher naturellement : dans les cas d'écrasement du bout d'un doigt avec fracture de la phalange, il arrive que l'ongle tombe; quelquefois des portions de parties molles et même des portions d'os se détachent, mais on voit aussi des parties très-fortement meurtries ne pas se sphacéler et reprendre de la vie.

Nous avons vu des lambeaux de peau, qu'on avait à peine soutenus avec du linge fenêtré et de la charpie, se rapprocher, des articulations des phalanges qui étaient ouvertes, ne pas s'enflammer et même se fermer. C'est ainsi qu'on voit des doigts, ou des portions de doigts qu'on était sur le point de sacrifier, être conservés.

A mesure que l'inflammation s'éteint, que les parties sphacélées se sont détachées naturellement et que la main du chirurgien a aidé la chute des eschares, il faut faire des pansements plus contentifs, afin de maintenir autant que possible la forme normale des parties; alors rien ne s'oppose plus à mettre des bandelettes modérément et graduellement serrées à chaque pansement. Les liquides toniques, comme l'alcool, l'eau-de-vie camphrée plus ou moins étendue d'eau ou de glycérine, comme le vin aromatique, sont utilement employés; lorsque, dans les écrasements des doigts, les plaies sont fermées, nous nous trouvons bien de placer les bouts de doigts dans des espèces de dés en os garnis de ouate : ils doivent monter plus ou moins haut, suivant qu'une ou plusieurs phalanges ont été fracturées. Ils servent ainsi de tuteurs jusqu'à ce que les extrémités des doigts ne soient plus sensibles; ces dés doivent être maintenus avec un doigtier de peau ou d'étoffe, fixé au poignet à l'aide de rubans. C'est un complément de traitement des plus utiles aux enfants, qui est surtout indiqué dans les cas où l'ongle est tombé et met beaucoup de temps à repousser.

Quelquefois des bourgeons charnus doivent être réprimés avec l'alun, surtout à la place qui sera recouverte par l'ongle.

LXIX

DE L'INCISION DES GENCIVES

Anciennement, et aujourd'hui encore, on attribue beaucoup de maladies de l'enfance à la dentition : c'est surtout l'absence de connaissance des maladies des enfants qui est la cause de ce préjugé, trop généralement répandu, même chez certains médecins.

L'enfant est sujet, dès sa naissance, aux diverses maladies observées à tous les âges; il peut être pris d'une foule de maladies pendant la première dentition, il faut les reconnaître.

L'irrégularité de la marche dentaire peut cependant entraver le développement; ou elles sortent trop rapidement ou très-lentement.

Par l'éruption des premières dents, qui n'apparaissent que plusieurs mois après la naissance, on observe d'abord du plyatisme longtemps avant que la dent soit sortie de l'alvéole. Cet écoulement de la salive est un phénomène salutaire : il prépare et assouplit le tissu des gencives. Les glandes salivaires s'engorgent, il y a une sensation particulière qui porte l'enfant et le jeune animal à mordre les corps qu'il peut saisir : cette pression de la gencive est utile, et, par conséquent, favorable pour aider l'écartement qui se fait entre les deux lames osseuses pour entr'ouvrir l'alvéole. A cette époque, les hochets sont utiles ; mais plus tard, lorsque les gencives deviennent sensibles et que la pointe de la dent commence à presser sur le tissu gencival gonflé, il vaut mieux donner aux enfants, au lieu de corps durs, des racines de guimauve, de réglisse, en un mot, des corps faciles à ramollir par la salive. Souvent les enfants arrivent à faire les premières dents sans avoir d'accidents; mais quelquefois le tissu de la gencive devient tendu, gonflé; il y a même de la soif, de la fièvre, de la rougeur des joues : c'est la fièvre de dentition.

C'est à cette époque qu'il faut bien observer l'enfant et reconnaître si positivement ces accidents dépendent du gonflement des gencives seulement ou de toute autre maladie : aphtes, affections couenneuses, convulsions, qui peuvent se manifester sous l'influence de la dentition, par suite de la congestion que ce travail peut développer du côté de la tête.

On ne doit d'abord mettre en usage, dans ces cas, que les émollients, les fomentations sur les gencives avec le doigt imprégné d'une liqueur calmante, au borax, au miel rosat, etc. ; les légers dérivatifs, sur le canal intestinal ; les pédiluves, l'emploi de bottes de ouate recouvertes de taffetas gommé, fixées à l'aide de rubans aux jambes, pour prolonger une chaleur qui détermine de la transpiration aux membres inférieurs.

Lorsque ces moyens simples, qui réussissent le plus souvent, échouent, on peut quelquefois en venir à l'incision de la gencive, qui paraît rouge et distendue par la pression de la dent. Cette petite opération est surtout indiquée s'il y a convulsions déterminées par la douleur.

Pour faire cette opération, il faut qu'un aide assujettisse solidement la tête de l'enfant, que l'opérateur écarte la joue de l'enfant à l'aide d'un doigt de la main gauche et qu'il tienne de la main droite un bistouri dont la lame est garnie de linge dans les deux tiers, de manière que la pointe soit découverte de 1 centimètre seulement ; d'abord, on doit faire une incision transversale, puis une autre, qui sera faite de manière à avoir une incision cruciale. Il est encore mieux d'enlever d'un seul coup, sans faire d'incision préalable, un lambeau de la gencive : on a, par ce moyen, un dégorgement plus facile et l'avantage de ne pas voir la plaie se fermer du jour au lendemain. On doit porter l'extrémité du doigt dans la plaie, pour s'assurer si on reconnaît la dent et si l'alvéole n'est pas resserrée et ne nécessiterait pas d'être débridée, ce qui peut se faire à l'aide de ciseaux. Il ne faut pas trop souvent pratiquer cette opération, qui cependant est innocente ; il faut surtout la réserver pour les dents molaires, dont les tubercules opposent plus de résistance au tissu des gencives. Il faut aussi bien insister sur les moyens relâchants et calmants, avant de se décider à opérer. On a obtenu des succès, mais on a observé qu'en pratiquant trop tôt l'incision, on a quelquefois retardé la sortie de la dent, parce qu'on peut ouvrir la capsule dentaire avant que la dent soit arrivée à son degré d'ossification parfaite ; alors elle pousse très-lentement. Il est donc plus prudent de s'abstenir souvent.

LXX

DES ABCÈS DE LA CLOISON NASALE

On nous a adressé bien souvent des enfants que l'on croyait atteints de polypes nasaux, et nous avons constaté qu'en général ces prétendus polypes étaient des collections purulentes placées sous la muqueuse qui recouvre le vomer.

Causes. — C'est le plus souvent sous l'influence de coups ou de chutes sur le nez que se développent ces abcès, qui siégent dans la cloison nasale ; quelquefois une maladie du vomer, carie ou nécrose, souvent de cause scrofuleuse, peuvent être l'occasion de ces abcès.

C'est sur des enfants lymphatiques que nous avons vu cette affection.

Symptômes. — Lorsque ces abcès se développent par suite d'une chute sur le nez ou d'un coup sur cette région, il y a douleur, gonflement, sensibilité au toucher, et le malade éprouve de la gêne dans la respiration nasale. En examinant l'intérieur des narines, il semble quelquefois que la cloison nasale est déviée d'un côté ou d'un autre, ou bien présente des deux côtés une tuméfaction avec sensibilité au toucher et avec fluctuation facile à reconnaître en introduisant le petit doigt, en palpant la partie saillante avec la pulpe du doigt et en comprimant le nez de l'autre côté. Ces abcès n'ont nullement l'apparence des polypes muqueux que nous avons à peine eu l'occasion de rencontrer chez les enfants et qui, d'ailleurs, sont mobiles et pédiculés, ce qui n'a pas lieu dans ces abcès. Abandonnés à eux-mêmes, ces abcès peuvent s'ouvrir naturellement, mais cela demande du temps ; le malade souffre quelquefois longtemps, et se trouve toujours plus ou moins gêné en respirant.

Pour les cas aigus, il y a nécessité de donner issue au pus aussitôt qu'il est appréciable. Dans les cas chroniques, qui se développent plus lentement sans grande douleur, il y a moins de gêne, et l'on peut attendre. Quoi qu'il en soit, les injections émollientes, les fumigations, peuvent être mises en usage ; mais le véritable moyen curatif consiste dans une ponction pratiquée avec la pointe d'un bistouri. Il faut le garnir d'une bandelette de linge jusqu'à 1 ou 2 centimètres de son extrémité ; de cette manière, en le portant dans la narine, on évite d'inciser le bord, si le malade venait à remuer. Il est d'ailleurs indiqué, en faisant cette petite opération, de faire tenir ferme l'enfant, la tête appuyée sur la poitrine de l'aide, la face tournée devant le jour.

Après l'incision, le pus sort ordinairement très-facilement, et on peut activer l'écoulement en pressant le nez et en faisant moucher le malade.

Le lendemain, si la plaie tend à se fermer, on peut y introduire un bout de sonde pour écarter les lèvres de la plaie, et, à l'aide de la pression, on fait sortir le pus qui s'est formé de nouveau. On peut aussi faire des injections que l'on variera, suivant les cas : elles seront émollientes d'abord, et, plus tard, détersives, s'il y a indication de le faire.

En général, ces enfants guérissent bien, et nous avons toujours eu des succès dans beaucoup de cas où des médecins avaient méconnu ces abcès et avaient même employé plusieurs moyens inutilement.

Il peut se faire que, si ces abcès sont occasionnés par une maladie du vomer, il soit indiqué de soumettre l'enfant à un traitement général antiscrofuleux ; car, dans ces cas, il peut exister des nécroses plus ou moins étendues de la cloison nasale, qui ne guérissent qu'après la sortie d'une portion d'os nécrosée, ce qui exige quelquefois beaucoup de temps.

LXXI

DES LUXATIONS CONGÉNITALES

Les déplacements articulaires que les enfants apportent en venant au monde ont reçu le nom de *luxations congénitales*. D'après les dernières études de M. Guérin sur ce sujet, elles sont très-nombreuses et beaucoup sont assez rares.

N'ayant eu occasion de rencontrer qu'un petit nombre de ces luxations, si ce n'est les pieds bots, les luxations congénitales de la cuisse, quelques cas de luxations de la clavicule, la luxation de la tête du radius, nous ne pouvons parler d'une manière pratique sur ce sujet, et nous ne dirons que fort peu de mots sur les cas que nous avons vus. Toutefois, plusieurs de ces luxations sont indiquées depuis très-longtemps, mais dans ces derniers temps, on en a constaté un plus grand nombre, et nous devons donner la liste des luxations congénitales observées sur le vivant et sur le cadavre par M. J. Guérin :

1° Les luxations occipito-atloïdiennes ;

2° Les luxations dans divers points de la colonne vertébrale ;

3° La luxation complète de la mâchoire dans la fosse zygomatique ;

4° Les luxations de la clavicule sur le sternum en dedans, en avant, en arrière ;

5° Les luxations de l'extrémité scapulaire de la clavicule en haut et en dehors ;

6° Les luxations scapulo-humérales en bas, en dedans, en haut et en dehors ;

7° La luxation cubito-humérale en arrière ;

8° La luxation de la tête du radius en haut et en avant ;

9° La luxation du poignet en avant, en arrière et en haut, en arrière et en dehors ;

10° La luxation sacro-iliaque en haut et en arrière, la diastase du pubis ;

11° Les luxations coxo-fémorales en haut et en dehors, directement en haut, en avant et en haut, en arrière et en haut ;

12° La luxation du genou incomplète en avant, incomplète en arrière, incomplète en dedans et en arrière, en arrière et en dehors ;

13° Les luxations du pied, tibio-astragalienne incomplète, calcanéo-astragalienne incomplète, astragalo-scaphoïdienne, calcanéo-cuboïdienne, phalango-métatarsienne.

Plusieurs de ces luxations congénitales ont été rencontrées chez des monstres anencéphales, d'autres chez des enfants à la naissance, ou bien chez des enfants de quatre, huit, dix et quinze ans, et même sur des individus plus âgés.

Nous nous bornerons dans cette notice à dire, d'une manière générale, que les luxations congénitales sont assez rares. Elles sont souvent multiples ; on les rencontre quelquefois sur les deux membres congénères ; elles s'observent avec d'autres anomalies, qui sont souvent des causes de non-viabilité.

L'examen cadavérique de ces luxations présente des différences suivant l'époque de la vie où on le fait. Il y a de grandes différences chez le fœtus, l'enfant ou l'adulte.

La dissection sur un fœtus nous présente les ligaments, les capsules articulaires relâchés, et non déchirés, comme le dit M. Guérin ; il n'y a pas de luxation complète : on peut seulement écarter très-facilement les surfaces articulaires, comme on ne peut le faire dans l'articulationnormale. A mesure que le sujet s'éloigne de la naissance, à deux ans, quatre ans et plus, on peut constater beaucoup mieux ce qui existe dans ces différentes difformités : ainsi, on voit des extrémités osseuses déformées, des cavités articulaires se combler, disparaître, de nouvelles se former dans le voisinage de celles-ci, de nouveaux ligaments se développer, enfin toutes ces altérations qu'on observe dans les luxations traumatiques non réduites.

On doit ajouter que le membre peut être amoindri, plus court, les muscles rétractés, et, de plus, atrophiés à cause du peu de mouvements, qui sont toujours plus bornés que dans les cas où le membre est dans son état normal.

Les *causes* de ces luxations congénitales sont très-obscures ; on a, comme pour les pieds bots, ne pouvant avoir des observations directes, suppléé par des théories.

Les uns disent : les luxations congénitales sont originelles ; les autres prétendent qu'elles sont héréditaires ; on a cité des cas d'hérédité.

Les maladies du système nerveux peuvent être cause de ces luxations : les convulsions, par exemple (opinion de M. Guérin) ; les arrêts de développement, peut-être aussi des malformations des surfaces.

On a dit aussi que des maladies articulaires pouvaient se développer dans le sein de la mère et qu'alors ces luxations reconnaissaient pour cause une arthrite survenue à différentes périodes de la grossesse, une hydarthrose, etc., opinion de Malgaigne, de Parise. On a attribué ces luxations à des lésions mécaniques produites sur l'utérus pendant la grossesse.

Enfin, on a dit : il peut arriver que, dans l'accouchement naturel, l'enfant se fasse une luxation, et, à plus forte raison, dans l'accouchement laborieux nécessitant des manœuvres et l'emploi d'instruments. Quoi qu'il en soit de toutes ces causes, on reconnaît ces luxations à la naissance, ou quelque temps après, aux symptômes analogues, aux luxations traumatiques. Mais, pour ne parler que des luxations congénitales que nous avons eu occasion d'observer, nous dirons que :

1° Pour la luxation de la clavicule, nous avons constaté les signes de cette luxation de l'extrémité sternale en avant ; à la naissance, comme plus tard, les bandages qu'il faudrait mettre pour maintenir cette luxation, qui se réduit assez facilement, gênent la poitrine de l'enfant et ne peuvent être continués. D'ailleurs aucun bandage ne maintient bien la luxation et ne peut empêcher la réduction d'être très-incomplète.

2° Pour la luxation de la tête du radius en avant, que nous avons vue deux ou trois fois, il en était de même que pour la luxation de la clavicule, peu marquée à la naissance et devenant plus appréciable avec le temps. La réduction était assez facile, mais ne pouvait être maintenue.

3° Enfin, dans les cas de luxations congénitales de l'articulation coxo-fémorale que nous avons vus plus souvent, je dirai que nous avons reconnu qu'elles étaient plus fréquentes chez les filles que chez les garçons, et qu'en général nous avons constaté les symptômes suivants :

Ordinairement nous avons rencontré la luxation en haut et en dehors, souvent des deux côtés d'une manière symétrique; quelquefois, cependant, nous avons vu les deux fémurs luxés différemment à droite et à gauche.

Comme l'attention des parents n'est éveillée, en général, que lorsque les enfants commencent à marcher, ce n'est qu'à l'époque d'un an au plus tôt que nous avons eu occasion de les voir; nous n'avons pas eu occasion d'en observer à la naissance, comme M. Verneuil, qui a eu l'avantage d'examiner un fœtus mort après avoir à peine respiré.

Ce petit sujet présentait une luxation du côté gauche; elle était incomplète, la hanche du côté gauche était plus élevée, la cuisse au quart fléchie sur le bassin. Dans une adduction marquée et combinée avec un mouvement de rotation en dedans, la partie supérieure du fémur formait en arrière, en dehors et en haut une saillie notable; les mouvements articulaires étaient gênés; la flexion, la rotation en dehors étaient restreintes, l'extension peu étendue et l'abduction était impossible.

Ce n'est que lorsqu'un enfant est arrivé à un an ou deux que nous avons observé ces phénomènes, qui constituent la luxation sur le vivant.

Lorsqu'elle n'existe que d'un côté, la différence de longueur des deux membres est notable, et, suivant le degré d'ascension de la tête fémorale dans la luxation bilatérale, on constate alors le raccourcissement des deux membres. Ils offrent une disproportion avec le tronc, les cuisses paraissent courtes relativement aux jambes, le grand trochanter est plus ou moins rapproché de la crête iliaque, il est projeté en dehors et rejeté en arrière; il y a écartement du grand trochanter de l'axe médian du corps; la fesse présente une saillie arrondie formée par la tête du fémur, plus ou moins appréciable quand la tête s'enfonce dans une cavité de réception nouvelle ou qu'on la rend plus apparente en plaçant le membre dans la rotation en dedans et dans la flexion. Comme le dit M. Bouvier, on doit chercher la tête du fémur en avant, près de l'épine iliaque, en imprimant au membre étendu des mouvements de rotation en dedans, puis en dehors.

Le fémur est oblique en dedans, et, dans la luxation double, le malade étant debout, on voit les deux genoux se toucher. La cuisse est volumineuse en haut, elle est grêle en bas; on reconnaît une dépression dans l'aine, et, quand on imprime des mouvements de rotation, en plaçant les doigts dans cet enfoncement, on ne sent pas tourner la tête du fémur; c'est d'ailleurs ce qu'on remarque souvent dans bien des cas où il n'y a pas luxation; du côté luxé, la fesse est aplatie, élargie transversalement, le pli de la fesse est plus élevé.

Dans la luxation double, si les malades sont debout, le bassin est renversé en avant, les épines antérieures iliaques rapprochées des aisselles. Il en résulte une concavité très-prononcée à la région lombaire, les malades sont comme ensellés. Dans la luxation unilatérale, le bassin est incliné latéralement, et la région lombaire et le rachis décrivent tout entiers une courbe à convexité tournée du côté du membre luxé.

Dans la luxation d'un côté, la progression se fait, le tronc d'abord infléchi sur le membre luxé, la hanche de ce côté étant alternativement abaissée et relevée, de sorte qu'il y a un balancement de tout le tronc. Dans la luxation double, le sujet se soulève sur la pointe des pieds, il détache avec effort successivement les membres du sol pour les porter l'un après l'autre en avant, de sorte qu'il marche le tronc cambré et oscillant à droite et à gauche.

Anatomie pathologique des luxations congénitales de l'articulation coxo-fémorale. — Le peu d'autopsies que nous avons faites dans ces cas nous ont montré des cavités cotyloïdes plus ou moins étendues sur la partie où glissait la tête du fémur.

Dans un cas, nous avons observé que la cavité cotyloïdienne était plus haut que dans l'état normal.

Une autre fois, nous l'avons trouvée très-peu profonde et plus étroite que dans l'état ordinaire. Nous avons vu aussi la tête ou fémur luxée en haut, appuyant sur le bord cotyloïdien usé, qui était comme éculé. La capsule était allongée et distendue. Nous avons eu occasion de voir la tête du fémur atrophiée, usée et privée de cartilage.

Traitement. — Nous devons dire que nous nous sommes abstenu de traitement, n'ayant pas de conviction sur l'extension, qui a donné, dit-on, des guérisons aux docteurs Humbert et Jacquier, à Pravaz, à Bonnet (de Lyon) et à M. Guérin. Nous sommes, comme M. Bouvier, dans le doute, sur ces succès qu'on a montrés comme des cas de guérison ; nous n'avons pas mis en usage les appareils à extension, et nous nous sommes contenté de faire porter par les malades, comme Dupuytren le conseillait, une ceinture entourant le bassin et comprimant les deux trochanters.

Nous pensons qu'on peut déplacer la tête du fémur luxé, mais qu'on ne peut la maintenir en place, et qu'elle glisse constamment sur le point où elle était, avant des tentatives faites avec persévérance et longtemps prolongées, quels que soient les appareils mis en usage.

LXXII

CORPS ÉTRANGERS DANS L'ŒSOPHAGE

C'est chez les enfants et chez les vieillards qu'on observe le plus souvent des corps étrangers dans l'œsophage. Chez les vieillards, c'est surtout le manque de dents qui ne permet pas une mastication complète, et de plus, chez quelques-uns, la faiblesse des muscles qui agissent dans la déglutition et qui sont atteints de paralysie plus ou moins notable.

Chez les enfants, c'est souvent le manque de dents chez les plus petits ; mais c'est plutôt l'inattention et la gloutonnerie, ou bien le besoin de parler ayant un corps étranger dans la bouche, qui causent ces accidents.

Le plus communément, ces corps étrangers sont des arêtes, des épingles, des petits fragments de bois, des noyaux de fruit, des dragées, du sucre, quelquefois des portions d'os, et même des petits os entiers, des rotules, des vertèbres de volatiles, des phalanges, des bouchées de pain ou de viande mal mâchée, des fruits avalés dans leur entier, olives, prunes, châtaignes, quelquefois des pièces de monnaie, des boutons, etc.

Tous ces corps étrangers agissent différemment, suivant leur forme ; ils peuvent fondre comme des dragées, des bonbons : ils diminuent ainsi de volume et passent sans s'arrêter longtemps. Mais les corps non fondants passent et arrivent dans la partie thoracique de l'œsophage, plus ou moins vite quand ils n'offrent pas d'aspérités ni un trop gros volume ; ou bien ils sont arrêtés par leur forme trop considérable, et d'autres fois retenus par des aspérités à leur surface, comme un morceau d'os, ou parce qu'ils sont piquants, comme les épingles, les aiguilles, les arêtes, etc. ; ils peuvent s'implanter en long ou obliquement, ou en travers dans la membrane muqueuse du pharynx, des piliers du voile du palais, ou bien dans l'œsophage. Si le corps étranger a un certain volume, comme une pièce de monnaie, un noyau, etc., il s'arrête à l'orifice inférieur du pharynx, puis il est comprimé par les contractions du conduit œsophagien ; les fibres musculaires, en agissant, s'opposent à ce qu'il puisse descendre ou remonter ; par sa présence, il détermine des mouvements convulsifs de déglutition ou de vomissement qui augmentent l'enclavement. Souvent, s'il descend plus bas, il pénètre dans la partie pectorale de l'œsophage plus facilement et se trouve moins gêné après avoir franchi le niveau correspondant à la partie supérieure du sternum et de la trachée. Enfin, il arrive vers la partie inférieure de l'œsophage qui entre dans l'orifice diaphragmatique ; là, si le corps étranger est d'un certain volume, il a de la peine à franchir le cardia, et cause de l'angoisse et une sensation pénible tout le temps qu'il met à passer dans l'estomac ; une fois passé, alors un soulagement se fait sentir et le calme renaît.

Symptômes. — Douleur continuelle ou rémittente à la région du cou, efforts violents et convulsifs de vomissement, déglutition des solides plus ou moins difficile. La respiration peut être gênée si c'est un corps volumineux qui presse sur l'ouverture du larynx avant d'arriver dans le pharynx. Si le corps arrive dans le pharynx ou l'œsophage, il peut encore entraver la respiration par compression latérale de la trachée.

Si le corps étranger est arrêté et séjourne, il y a des accidents inflammatoires, même pour les plus petits corps étrangers : une arête, une épingle, qui peuvent même, étant passés dans l'estomac ou expulsés par la bouche, laisser une sensation de douleur qui fait que le malade croit souvent ne pas être débarrassé, quoiqu'il en soit autrement.

Si le corps est expulsé, la légère irritation locale cesse d'elle-même ; mais si le corps étranger persiste, il peut se faire que de la suppuration se développe autour du corps fixé dans la muqueuse. Quelquefois la toux peut l'expulser, précédé de vomissements de sang mêlé à du pus plus ou moins promptement, ou bien passer dans l'estomac, entraînant le corps étranger.

Des accidents plus graves peuvent se développer : tuméfaction du visage, gêne de respiration, et, sur le trajet du cou, quelquefois une tumeur appréciable à la vue et au toucher, qui annonce la présence du corps étranger et souvent un abcès.

Dans ces cas, il faudra pratiquer le cathétérisme; il faut alors faire tenir l'enfant assis sur un aide qui le maintiendra la poitrine sur la sienne, en lui fixant les bras; un autre aide maintiendra la tête portée en arrière. Alors, armé d'une sonde œsophagienne proportionnée, le chirurgien dirige l'instrument par les fosses nasales, ce qui est plus facile chez les enfants qui ne veulent pas ouvrir la bouche et qui, d'ailleurs, mordent la sonde. Il faut conduire l'instrument, par une narine, jusqu'à la paroi postérieure du pharynx, qu'il ne faut pas quitter, pour éviter d'entrer dans le larynx. Alors, s'il n'y a ni anxiété ni toux rauque, on peut continuer à pousser la sonde et reconnaître la présence du corps étranger, qui se rencontre dans un point ou dans un autre.

Traitement. — Lorsqu'un enfant se présente, et cela se rencontre souvent, il se plaint d'avoir avalé un corps étranger. S'il éprouve une gêne dans l'arrière-bouche, dans le pharynx, l'examen avec un abaisse-langue peut faire reconnaître souvent une arête, une épingle, une petite portion d'os implantée dans un point à la portée de la vue : alors une pince peut servir à l'extraire. Dans ces cas faciles on ne doit nullement mettre en question le cathétérisme œsophagien; mais lorsqu'on ne voit rien et qu'on présume que le corps étranger est plus loin, il faut ne pas oublier, avant de faire un examen, que les corps étrangers se conduisent différemment suivant leur nature. Ils peuvent être expulsés par des efforts de toux ou de vomissement; ils peuvent être avalés et passer dans l'estomac, quelquefois peu de temps après leur introduction, par des efforts de déglutition, ou bien un peu plus tard, après une suppuration formée autour du corps étranger implanté dans la muqueuse : dans ces cas, la nature a fait les frais, la chirurgie n'a rien à faire. Arrivé dans l'estomac, le corps étranger peut être expulsé par le canal intestinal; ainsi, chez des enfants, nous avons vu des cailloux, des boutons, des pièces de monnaie, des noyaux et même des corps piquants comme une aiguille, après avoir parcouru tout l'intestin, sortir plus ou moins promptement par l'anus. Cependant il ne faut pas toujours compter sur des terminaisons aussi favorables. Il a été reconnu que le corps étranger peut s'ouvrir une voie et sortir par une ulcération; ou bien il tendra à sortir par la région cervicale de l'œsophage, en déterminant, comme nous l'avons dit, un abcès; ou bien il peut descendre dans les voies digestives et s'engager dans un autre conduit : les canaux biliaires, l'appendice cœcal ; il peut ulcérer la trachée-artère, passer dans de gros vaisseaux, etc., etc., et déterminer des accidents consécutifs mortels. Il faut donc, en bonne chirurgie pratique, connaissant les accidents redoutables qui peuvent arriver, et sans oublier les terminaisons heureuses qu'on observe souvent, sans être trop téméraire, agir cependant suivant les indications.

1° Il y a des cas où l'on peut agir par la bouche et faire l'extraction à l'aide de pinces de différentes formes, de diverses dimensions : les pinces à polypes, les pinces appelées bec-de-grue. En général, ces moyens nous ont été très-utiles, soit pour extraire des os engagés dans le pharynx ou dans la partie supérieure de l'œsophage, soit pour saisir un sou qu'une petite fille avait avalé et qui s'était arrêté au passage du pharynx et de l'œsophage. En général, après avoir exploré d'abord avec les yeux, puis avec le doigt, ou avec la sonde œsophagienne, il est indiqué de pratiquer certaines extractions avec la pince œsophagienne. Lorsque le corps étranger est appréciable au toucher dans la région cervicale, on devra tenir la partie du cou où on sent le corps étranger, avec les doigts de la main gauche qui le maintiennent et empêchent ainsi de le repousser avec la pince qu'on dirige de la main droite ; cette précaution est indispensable pour saisir facilement ce que l'on veut extraire.

2° Quelquefois il faut, avant de retirer les corps étrangers, les décrocher, sans cela on les enfoncerait davantage. Ainsi, quand on a avalé un hameçon, ce qui a été observé plusieurs fois, l'extraction doit être faite de la manière suivante : une balle de fusil est percée à son centre ; on y fait passer le fil qui tient l'hameçon ; on fait glisser sur le fil la balle ; puis, en se servant d'un roseau dont les nœuds sont perforés, on conduit ce dernier, à l'aide du fil, jusque sur la balle. On presse légèrement sur le roseau ; ainsi, on peut détacher l'hameçon et faire revenir, en tirant sur le fil, la balle, l'hameçon et le roseau.

Un autre moyen a été conseillé, c'est celui-ci : on tâche d'avoir un hameçon semblable à celui qui a été avalé ; on se procure une balle de plomb d'un diamètre double de l'hameçon avalé ; on la perce d'un trou dans lequel on engage le fil qui tient l'hameçon : le poids de la balle qui glisse sur le fil jusqu'à l'hameçon peut le décrocher, et le tout peut être retiré ensemble.

Ces deux moyens, qui se ressemblent, ont été mis en usage avec succès.

On a aussi employé des crochets ; le dernier inventé est le plus avantageux : c'est le double anneau-crochet de Græfe. Il représente un espèce de petit panier métallique, bivalve, au centre duquel est fixée une tige de baleine, de manière que les deux valves soient mobiles et se portent, par la plus faible pression, soit d'un côté soit d'un autre. Cet instrument, de volume à pouvoir passer par le pharynx et dans l'œsophage, est introduit profondément en dépassant le corps étranger ; puis, en le retirant, les valves mobiles, d'un côté ou d'un autre, accrochent le corps étranger, qui peut ainsi être extrait. Il a rendu des services à Dupuytren, à Blandin, à Bérard et à d'autres, pour des pièces de monnaie principalement.

On peut aussi se servir d'une éponge fixée sur une baleine ; on l'introduit non humectée entre les parois de l'œsophage et le corps étranger ; on laisse quelques minutes l'éponge au-dessous du corps étranger qu'on veut extraire, puis l'éponge augmente de volume ; on peut, en la retirant, ramener le corps étranger.

3° Lorsqu'on ne peut réussir par ces divers moyens d'extraction ou qu'il est indiqué de ne pas les employer, il faut en venir aux moyens de refoulement dans l'estomac. En effet, on peut souvent, sans de grands inconvénients, repousser une bouchée de viande mal mâchée, un noyau plus ou moins volumineux, etc.

Pour refouler ces corps étrangers, on peut successivement mettre en usage une grande quantité de boisson, ou bien du macaroni, des marmelades, des purées qui peuvent entraîner le corps étranger par en bas. Nous avons eu occasion, chez un malade qui avait avalé une aiguille en mangeant du vermicelle, après avoir échoué avec les vomitifs qu'on peut employer quelquefois, de lui conseiller de boire toute la nuit de l'eau gommée et de prendre des lavements ; il eut plusieurs évacuations alvines, et le lendemain on trouva l'aiguille dans les garde-robes.

On peut, pour entraîner un corps étranger, faire manger des pruneaux, des panades ; ou bien employer des poireaux (moyen conseillé par Paré).

Enfin, il est souvent utile de refouler le corps étranger avec une éponge fixée sur une baleine, etc.

4°.Si tous ces moyens échouent et que le corps étranger ne se déplace pas, il faut agir de deux manières : en incisant l'œsophage, ou bien sur la partie cervicale, en se servant pour conducteur du corps étranger, qu'on peut sentir sur tel ou tel point; ou bien, si on ne peut se guider par ce corps étranger et qu'il soit plus bas, il faut, en se rappelant bien les rapports anatomiques de la région cervicale du côté gauche, pratiquer l'œsophagotomie décrite dans les ouvrages de médecine opératoire. On peut quelquefois, si le corps étranger est sur le point correspondant au larynx et que le malade étouffe, être obligé de pratiquer avant tout la trachéotomie si on ne peut extraire de suite le corps étranger. On préviendra ainsi la mort par asphyxie, puis on avisera plus tard à l'extraction du corps étranger.

FIN.

TABLE ALPHABÉTIQUE DES MATIÈRES

H

Paris — Typographie HENNUYER ET FILS, rue du Boulevard, 7.

www.ingramcontent.com/pod-product-compliance
Ingram Content Group UK Ltd.
Pitfield, Milton Keynes, MK11 3LW, UK
UKHW022325190726
13856UKWH00001B/217